어깨 펴면
통증 없이
100세까지
살 수 있다

스스로 낫는 바른 자세 맵시운동

MAEPSI MOVEMENT

어깨 펴면 통증 없이 100세까지 살 수 있다

스스로 낫는 바른 자세 맵시운동

MAEPSI MOVEMENT

박희준 지음

아마존북스

어깨 펴면 통증 없이 100세까지 살 수 있다

스스로 낫는 바른 자세 맵시운동(Maepsi Movement)

초판 1쇄 인쇄 ㅣ 2019년 02월 25일
초판 2쇄 발행 ㅣ 2019년 12월 23일

지은이 ㅣ 박희준
삽　화 ㅣ 조운학 만화가
사진촬영 ㅣ 허　진 작가
그림 · 사진편집 ㅣ 김미선 작가
맵시모델 ㅣ 천지혜 트레이너
기　획 ㅣ 엔터스코리아(책쓰기 브랜딩스쿨)
펴낸이 ㅣ 최화숙
편집인 ㅣ 유창언
펴낸곳 ㅣ **아마존북스**

등록번호 ㅣ 제1994-000059호
출판등록 ㅣ 1994. 06. 09

주소 ㅣ 서울시 마포구 월드컵로8길 72, 3층-301호(서교동)
전화 ㅣ 02)335-7353~4
팩스 ㅣ 02)325-4305
이메일 ㅣ pub95@hanmail.net ㅣ pub95@naver.com

ⓒ 박희준 2019
ISBN 979-89-5775-195-4 93510
값 27,000원

감수를 마치고

덕화한의원 원장 한의학박사
이재태

　박희준 대한맵시무브먼트협회 회장은 어려서부터 전문 체육인으로 교육받고 생활해 오다가 자신이 평소 여러 병에 시달리면서 건강에도 관심을 가지기 시작했다. 건강한 인체를 만드는데 무엇보다도 균형 있는 몸이 중요함을 깨닫고 운동을 통한 균형 잡힌 몸을 만드는데 많은 연구와 실험을 해오면서 자신이 깨달은 방법으로 택견전수관 회원들의 생활과 자세를 지도하고 나서 큰 효과를 보기 시작했다. 이후 입소문으로 일반회원이 많아지면서 대한맵시무브먼트협회를 창립하여 운동 보급을 시작했다. 균형 있는 몸을 만드는데 척추가 중요하다는 것은 이미 잘 알려진 내용이지만 그 실행 방법에서 기존의 골반을 중심으로 했던 이론에서 탈피하여 어깨가 더 중요함을 깨닫고 이 내용을 여러 사람들에게 알리기 위해 책을 쓰기로 했으나 자신은 의료인도 아니고 혹시 의학적인 오류가 있지 않을까 또는 기존 의학이론과 달라 과연 이대로 책으로 출판해도 될지 염려하여 원고를 완성하고도 수년간 책으로 내지 못하고 있었다.

한의사들이 근골격계 질환을 치료할 때 침이나 한약 등으로 오장육부의 기능을 개선하고 피의 흐름을 좋게 하는 한편 구조적으로는 체형을 교정하여 전후좌우 균형을 잡아주면 병이 낫는다는 인식을 하는 것은 일상적인 일이다. 그러나 내과적인 질환에서는 침과 한약 등으로 오장육부의 기능을 개선시키는 데에만 치중할 뿐 인체 구조를 바르게 만들어 주어야 더욱 효과적인 치료가 되고 재발도 방지된다는 사실에 대해서는 소홀히 하고 있는 것이 현실이다.

나 자신도 오른쪽 어깨가 기울어진 상태로 수십 년을 살다가 어느 날 자신의 몸 상태를 깨닫고 이를 고치지 않으면 언젠가 큰 병이 올 수 있음을 느끼고 이를 고치기 위해 수년간 운동을 해서 좌우 균형이 많이 개선되었지만 아직도 미흡하여 운동을 꾸준히 해오고 있다. 평소 꾸준히 운동을 해왔는데도 최근 갑자기 혈압이 올라 측정해 보니 수축기혈압이 170 넘게 나왔다. 혈압 약부터 먹을 것이 아니라 혈압이 올라간 원인을 찾는 것이 원칙이라는 생각에 식생활이나 평소 자세 등을 돌아보았다. 컴퓨터가 책상 오른쪽에 있어 허리나 목을 오른쪽으로 돌린 불량한 자세에서 컴퓨터를 많이 사용하여 흉추나 경추에 문제가 많았음에도 평소 덜 풀린 골반 푸는 운동에만 신경을 쓰다 보니 흉추운동을 게을리 하였음을 자각하고 흉추를 풀고 나니 혈압은 정상으로 되었다.

실제 진료실에서 환자를 대하면서 환자들에게 운동을 가르쳐 주어 불균형된 체형을 고치려 노력하지만 꾸준히 따라 하는 경우를 많이 보지 못하였고, 그렇다고 한의원에서 계속 체형교정만 지도할 수도 없는 현실을 안타깝게 여겨 환자들이 쉽게 따라 할 수 있는 방법을 찾던 중 박희준 회장을 만나게 되어 좀 더 체계적인 체조라든지 공이나 베개를 이용한 방법을 알게 되었다. 이렇게 나와 인연이 되어 나에게 저자가 평소 지도자 양성과정에서 교재로 쓰던 원고를 보이고 감수를 부탁하였다. 원고를 받아보니 저자는 엘리트 체육인으로 교육받고 성장해왔으며 지금까지 꾸준히 체육과 관련된 건강지도와 강의를 하면서 현장에서 몸소 깨달은 사실을 쓴 것이라 내용이 허황되지 않았고, 의료인도 아닌 저자가 의료인들도 소홀하기 쉬운 인체구조로 인한 질병의 기본적인 원인을 정확하게 파악하고 있다는 사실에 놀라지 않을 수가 없었다. 또 내용이 한의학적 관점과 크게 다르지 않아 원석을 발견한 듯하여 기뻤으며 무엇보다 겸손한 저자의 성품에 흔쾌히 감수를 해 보겠다고 승낙하였다.

내용은 더할 나위 없이 좋으나 다만 독자들에게 전하고자 하는 마음이 간절하다 보니 글이 좀 산만하여 중복된 내용은 삭제하고, 표현하고자 하는 내용 중 빠뜨린 곳을 찾아 보충하고 의학적으로 부족한 면은 다듬고 부적절한 용어를 좀 바꾸고 운동 동작의 명칭이 운동 내용과 부합되지 않는 것은 좀 고쳐서 읽기 좋게 한 것뿐이다. 남의 글을 고치다 보면 나와 관점이 달라 저자의 의도를 왜곡할 수도 있고 꼭 넣고 싶은 내용을 삭제할 수도 있어 조심스럽긴 했지만 내 견해에 전적으로 따르겠다는 저자의 말에 용기를 가지고 원석을 가공하는 마음으로 원고를 다듬을 수 있었다. 물론 감수를 하면서 서로 여러 차례 대면하여 저자의 의도를 확인하고 나의 견해를 피력하여 좀 더 완성도를 높이려 했다. 독자들이 책만 보고도 동작을 이해하고 따라 하는데 무리가 없도록 하고자 하였고 최종적으로 전신 '순환 정렬 7영역 23종 77동작'의 명칭만 봐도 동작이 연상되어 스스로 할 수 있기를 희망하면서, 또 앞으로 보건 의료계통에서 일하게 될 나의 아들 딸 진행과 지은이도 이 책을 읽을 때 도움이 되었으면 하는 마음으로 감수를 하였다. 건강에 관심 있는 일반인뿐만 아니라 체육이나 보건 의료에 종사하시는 모든 분들도 일독하시면 시간이 아깝지 않을 것이라 생각한다.

'100세 시대'에 꼭 필요한
'맵시운동(Maepsi Movement)'

호주 시드니 연세척추병원 / 연세운동센터 원장
김연식

지난 100년간 지속적인 현대의학의 발달은 '100세 시대'라는 신조어를 창조해 냈다. 더불어 획기적인 현대과학과 문명의 발달은 인간을 육체 노동에서 정신적인 노동을 통해 경제활동을 하고 삶을 이어갈 수 있게 해주었다. 적은 노동량과 육체활동을 보완하기 위해서 현대사회는 구조적으로 현대를 살아가는 이들에게 어린 나이 때부터 다양한 스포츠를 접할 수 있는 기회를 제공하고 성인이 되면서부터는 다양한 채널을 통해 많은 종류의 운동방법을 접할 수 있게 되었다. 하지만 더욱 치열해지는 경쟁사회에서 점점 운동은 등한시하게 되고 정신적인 스트레스에 시달리는 시간이 많아지고 있다. 과도한 경쟁사회와 넘쳐나는 정보는 현대인으로 하여금 컴퓨터나 스마트폰에 많은 시간을 소비하게 되어 부적절한 자세, 반복적인 동작,

무리한 힘의 사용 등으로 인한 근골격계 질환에 노출되게 하여 점차 만성적인 근골격계 질환 환자가 늘어나고 있다. 예전에는 근골격계 질환은 중장년층에 자주 발생하는 것으로 알려져 있었으나 현재는 10대나 젊은 층에서도 증가 추세를 보이고 있다.

맵시운동(Maepsi Movement)은 근골격계의 질환을 소모적인 치료중심의 의료 문화에서 개인에 맞는 운동법을 통해 올바른 생활습관을 갖도록 유도해서 근본적인 치유가 될 수 있도록 하는 근본적인 원인설명과 해결방법을 제시하는 운동법이라는 것에 의미가 크다. 맵시운동은 과학적 · 경험적 근거를 토대로 맵시진단법, 맵시운동(Maepsi Exercise), 맵시 생활운동, 맵시 도움주기, 맵시 걷기를 통해 근골격계의 만성질환을 근본적으로 해결하는 방법을 모색하였으며 독자들로 하여금 쉬운 이해와 용이한 접근성과 가정과 직장에서 일상생활의 일부분으로 아주 쉽게 따라 할 수 있는 실용적이고 효과적인 운동법을 제공하고 있다.

나는 호주에서 대학교와 대학원을 졸업한 후 2003년부터 호주 시드니에서 카이로프랙터로 일해오고 있다. 한국인들에게는 다소 생소한 카이로프랙터는 정확한 의학적 진단을 통해 근골격계의 질환과 근골격계의 질환으로 발생되는 신경계의 질환을 치료하는 전문 분야에 종사하는 의료인을 의미한다.

만성질환 환자들은 대부분 통증이 발생한 후 치료의 의지를 가지며 약간의 통증이 완화되면 괜찮은 줄 알고 일상생활에서 잘못된 자세나 습관을 개선하지 않고 원래의 모습으로 살아간다. 대부분 통증의 원인이 무엇인지 병명은 무엇인지 잘 모르고 본인의 상태를 통증의 정도에 따라 판단하는 경우가 많다. 매번 환자들을 치료할 때마다 아쉬운 부분이라고 생각한다. 지금까지 수많은 환자들을 치료하고 있지만 늘 근본적인 해결방법에 대하여 고민하였고 최근에 카이로프랙틱 치료와 운동 치료를 접목해서 환자들을 치료하기에 이르렀다. 몇몇 종류의 운동과 카이로프랙틱 치료를 접목해서 보다 근본적인 치료를 해 보고자 시행착오를 거치며 진행해 오고 있는 중에 맵시운동이라는 운동을 최근에 접하게 되면서 만성통증으로 고통받는 일반인들도 이 책을 읽고 맵시운동을 하면 잘못된 습관을 개선하고 자세를 정렬시켜 근골격계의 질병을 미리 예방해서 건강한 삶을 누릴 수 있는 기회가 많이 주어지리라 생각된다.

이 책은 평소 간과되었던 잘못된 습관들을 확인하고 개선시킬 수 있도록 방법을 제시하고 올바른 자세 갖기부터 만성질환을 예방할 수 있는 운동요법까지 쉽게 설명하고 있다. 부디 이 책을 통해 근골격계 질환으로 만성통증에 시달리는 많은 사람들이 통증 없는 행복한 일상을 보내기를 기원한다.

'스스로 낫는 바른 자세
맵시운동(Maepsi Movement)'

용인대학교 체육학과 교수
이한경

호모 헌드레드(Homo Hundred)는 인간의 수명이 연장되면서 100세 시대가 도래되었음을 의미한다. 현대인들은 단순히 오래 사는 것을 원하는 것이 아니라 건강하게 잘 사는 것을 요구한다.

인간은 점차 신체기능이 저하되는 노화가 진행되면서 다양한 통증이 유발되고 생활의 제약을 받게 된다. 체육학에서는 이러한 점에 주목해서 기능의 저하를 예방하기 위한 다양한 방법을 통해 통증을 예방하고 건강을 증진하기 위한 가이드라인을 제시해 왔다.

저자인 박희준 회장의 오랜 연구를 통해 완성된 '맵시운동'은 통증의 원인을 이해하고 초보자도 쉽게 따라 할 수 있는 쉬운 운동 방법으로 부정렬된 몸을 바르게 정렬시켜 통증을 스스로 개선시키는 자연치유적 운동법을 제시하고 있다.

운동은 엘리트 선수의 경기력 증진뿐만 아니라 일반인들의 체력증진 및 환자들의 건강증진을 위해서 필연적으로 요구된다. 누구나 쉽게 배울 수 있는 맵시운동은 균형 잡힌 건강한 몸을 통해 건강 및 체력증진에 기여할 것이라 생각된다.

이미 다수의 체험자들이 효과를 얻고 있으니, 부디 이 운동이 모든 분들에게 균형 잡힌 건강한 몸을 통해 활력 넘치는 생활로 100세 시대를 맞이하기를 바라며 이 책을 추천해 드립니다.

들어가며

　현대사회의 인간은 과학문명의 발달과 함께 물질·정보의 홍수 속에 살고 있다. 하지만 생활의 풍요와 편리함 속에 인간 본래의 능력은 퇴화하고 각종 현대병에 노출되는 문제점이 발생하고 있다.

　대중에게 소개된 많은 건강법 중에는 선정적으로 효과가 부풀려지거나 일시적이어서 근본적인 치료에 접근하지 못한 것들이 많은데 어릴 때부터 잦은 병치레를 했던 필자도 예외는 아니었다.

"난 체질이 소음인이니 어쩔 수 없어."

"난 유전적으로 부모의 병을 이어받아서 그냥 적응하면서 살아가야 해."

"난 직업이 이러니까 이런 병이 오는 것은 당연해. 직업을 바꿀 수도 없고.”

“난 안 해 본 거 없이 다 해 봤는데 소용없어.”

치료를 받아도 낫지 않았을 때에는 이렇듯 다양한 마음가짐으로 체념하고 만다. 더 무서운 것은 그러한 체념은 어느 순간부터 질병과 통증을 나이, 체질, 유전, 환경을 탓하거나 경험주의에 빠져 운명처럼 순응하며 통증의 감옥에 갇혀 살아간다는 사실이다.

하지만 필자는 학생 때는 유도선수로, 사회에 나와서는 택견을 가르치는 직업을 가지고 있었기에 통증과 질병의 문제가 생존의 문제였으므로 “치료를 해도 왜 재발하는가?”, “체질은 바뀔 수 없는 것인가?”, “직업병은 바뀔 수 없는 운명인가?”라고 스스로에게 질문하고 연구를 거듭했다. 또한 통증과 질병의 증상에 대한 국소적 해결책만 찾는 기존 의학적 방법에 의문을 갖기 시작했고, 스스로를 실습 대상으로 삼거나 수련생들을 대상으로 다양한 지도와 시도를 통해 그 답을 찾아왔다. 그 결과 필자는 스스로 수십 년 지속됐던 근골격계 질환, 피부질환, 내과질환 등의 질병들을 해결했고 택견 수련생들 외 여러 교육현장에서 많은 이들에게서도 똑같이 증상이 호전되는 것을 확인할 수 있었다. 이러한 경험을 체계적으로 정리 개발한 것이 ‘맵시운동(Maepsi Movement)’이다.

맵시운동의 질병에 대한 인식과 해결방법을 정리하면 다음과 같다.

첫째, 병을 고치는 주체는 바로 나
병을 만드는 내 습관은 고치지 않고 의사나 약사, 값비싼 의료장비나 의

약품에만 의지해서는 내 문제를 해결할 수 없다. 맵시운동은 '내가 나의 질병을 만들기에 나만이 문제를 해결할 수 있다.'는 주장을 함으로써 치료의 주체를 '남'에게서 '나'에게로 인식전환을 제시하고 있다(단, 이 책은 잘못된 자세가 가져다주는 신체 문제만을 다루었다).

둘째, 인간의 정체성(직립보행하는 존재) 확립

인간은 '직립보행하는 존재'이다. 이 원리에 따라 몸을 사용하면 잘 먹고 잘 자고 잘 크고 건강하게 생활할 수 있다. 맵시운동은 '건강 측면에서 본 인류 역사의 3단계'와 '맵시 걷기' 인체성장발달 이론 '10 · 10 · 10 관점'을 통해 직립보행하는 인간 정체성을 이해하고 실천할 수 있도록 새로운 관점을 제시하였다.

셋째, 병의 원인과 해결방법에 대한 정확한 이해

건강하고자 아무리 열심히 노력해도 '자신이 믿고 있는 지식'이 정확하지 않으면 효과가 없다. 맵시운동은 독창적이고 정확한 '맵시진단법' 개발을 통해 누구나 쉽게 자신의 질병 원인을 알 수 있게 했으며, 진단법에 따라 스스로 몸을 치유하는 '맵시운동(Maepsi Exercise)법'과 가벼운 운동도 하기 힘들거나 만성질환에 시달리는 사람에게 운동과 같은 효과를 주는 '맵시 도움주기'를 개발하여 그 문제를 해결할 수 있는 방법을 제시하고 있다. 또한 인체 균형유지에 있어서 기존 '골반중심 이론'이 아닌 새로운 '어깨중심 신체이론'을 제시하여 운동효과를 지속적으로 유지시킴으로써 질병이 재발하지 않게 하는 확실한 대안을 제시하였다.

넷째, 질병을 부르는 생활습관과 환경의 개선

질병을 부르는 생활습관과 노동환경으로부터 발생된 질병은 그 습관과 환경을 바꾸지 않고서는 끊임없이 재발된다. 건강을 지키기 위한 개인의 노력은 일정한 한계가 있기에 생활문화와 작업환경의 중요성에 대한 사회적 인식 전환과 합의가 필요하다.

다섯째, 교육을 통한 꾸준한 실천

아무리 정확한 지식과 대안이 있어도 이를 배울 기회가 없거나 배웠어도 지속적이고 반복적인 실천이 없다면 변화는 일어나지 않는다. 맵시운동은 건강한 몸을 만들거나 유지하기 위해서 치료도 중요하지만 예방이 더 중요하고 그러기 위해서 인체에 대한 올바른 지식 습득과 실천이 중요함을 강조하여 왔다. '세 살 적 버릇이 여든까지 간다.'고 했다. 어릴 때부터 건강교육에 힘써서 좋은 습관이 자리 잡도록 각 가정과 학교, 직장, 사회의 문화 속에 맵시운동의 바람이 불기를 소망한다.

'몸을 바르게 정렬하면 건강해진다.'는 간단한 원리를 알면 누구나 건강하게 살 수 있다. 이 책이 건강에 관심을 갖고 있는 일반인들과 특히 필자와 같이 만성질환에 시달리며 살아왔던 모든 분들과 인체 건강과 관련된 상품을 판매하거나 건강교육과 치료를 하는 직업을 가진 분들에게 조금이나마 도움이 되기를 바란다. 맵시운동은 그동안의 현장경험을 통해 탄생했고, 수많은 사례를 통해 검증되었으므로 기존에 우리가 알았던 잘못된 상식과 정보로부터 벗어나는 새로운 이론과 정보가 될 것이라 확신한다.

차 례

Chapter 1   사람은 왜 **아플까?**

Chapter 3   <u>스스로 진단하고 고치는</u> **맵시운동**(Maepsi Movement)

chapter

1

사람은
왜
아플까?

01 부정렬된 몸 상태와 관절염

2011년 봄 필자에게 50대 초반의 주부로부터 울먹이는 목소리로 한 통의 전화가 왔다.

"선생님 제가 류마티스관절염 판정을 받았는데, 고칠 수 있을까요? 류마티스는 평생 약으로 살아야 한다는데……. 어떻게 하면 좋을까요? 선생님한테 가면 나을 수 있다고 하던데……."

"일단 오셔서 상담을 받아보시지요."

그분이 오셔서 진단을 해 보니 온몸의 근육이 매우 잘 발달된 상태였다. 그리고 오른쪽에 비해 왼쪽 종아리의 굵기가 매우 굵고 짧은 상태였다. 그것으로 그분의 진단은 끝났고, 두 달 만에 완전히 통증으로부터 벗어나게 되어 그 뒤로 그분의 소개로 많은 분들이 입회를 하기 시작했다.

그분께 필자가 질문 드렸다.

"어머님께서는 왜 그렇게 근육이 발달하셨습니까? 무슨 운동선수입니까?"

"아니에요. 제가 무릎이 조금 아파서 정형외과에 갔는데 의사선생님이 무릎 아픈 데는 수영이 좋다고 해서 한 3년간 아주 굉장히 열심히 했어요. 시키는 대로 했는데 무릎은 안 낫고 이런 몹쓸 병이 왔으니 어쩌면 좋아요?"

"그러시면 어머니는 우선 수영부터 중단하시고 병이 나으면 그때부터 다시 하시지요."

"왜요? 그나마 수영이라도 하니까 근육의 힘으로 버티는 거라는데……."

"아닙니다. 몸이 부정렬되어 있는 데에도 하루 3시간 이상씩 과도하게 운동하였기 때문에 관절의 지속적인 편마찰과 조직손상으로 류마티스가 온 것으로 보입니다. 원래 어머니는 왼쪽으로 한 다리로 짚고 서 있는 버릇이 있어서 그 다리의 허벅지 뒤쪽 근육이 경직되고 전방십자인대에 무리가 오면서 아래 무릎이 아팠던 겁니다. 한 다리로 짚고 서는 습관을 고쳐야 병이 낫습니다. 그런데 그런 습관은 고치지 않고 뼈가 뒤틀려 있는 부정렬된 상태에서 운동을 계속하니까 관절의 마찰이 매우 지속적이고 반복적으로 일어나면서 오랫동안 염증이 발생되어 생긴 병으로 보입니다. [p44, 그림4 참고] 어머님은 몸을 정렬시키는 것이 먼저이고 그 다음이 운동입니다."

실제로 수영이나 다른 잘못된 운동을 통해서 병을 얻은 경우를 우리는 많이 볼 수 있는데, 거의 대부분이 이 주부와 같은 경우이다. 아무리 좋은 운동도 자신의 몸 상태를 모르고 과도하게 운동을 하면 반드시 무리가 따르게 된다. 수영이 대표적으로 병을 키우는 회피운동 중 하나라고 필자가 자주 주장하는 이유가 여기에 있다.

인간은 육상 생활하는 존재이다. 중력의 영향을 받는 육상에서 걷기에 불편할 정도로 통증이 있다는 것은 몸이 부정렬 상태로 됐음을 알리는 경고일 가능성이 크다. 다시 편하게 움직이려면 부정렬된 몸을 정렬시키는 것이 먼저인 것이다. 그런데 부정렬 상태를 고치지 않고 중력의 영향이 덜한 물 속에서 몇 시간씩 운동을 한다고 하여 병이 낫는가? 아니다. 오히려 병을 키우는 결과를 가져오게 된다. 관절염환자들에게 수영이나 아쿠아로 빅이 좋다는 주장은 필자가 대학생 때인 1990년대부터 들어왔다. 이러한 주장의 근거는 크게 두 가지이다. 첫째는 '통증은 근육이 약하거나 운동부족에 의한 것'이라는 것과, 둘째는 '물속에서 운동하게 되면 무중력상태처럼 중력의 영향을 덜 받게 되니 육상에서보다 통증을 덜 느끼며 운동을 할 수 있다'는 것이다. 그러나 이런 발상은 출발부터 다른 측면에서의 오류를 갖고 있기 때문에 그 연구결과에 대한 검증이 과연 제대로 된 것인가에 대해서 필자는 매우 회의적이다. 그 이유는 통증은 근육이 약하거나 운동부족에 의해 생긴 것이 아니라 뼈의 부정렬로 근육이 경직되어서 생겼기 때문이다. 따라서 해결방법은 간단하다. 뼈를 정렬시키면 되는 것이다. 그렇게 하면 근육이 풀리면서 관절의 특정 부위에 마찰과 열이 집중되어 발생한 염증이 해결되고 통증으로부터 해방된다. 그런 후에야 수영을 하든 마라톤을 하든 운동요법이 가능하다.

흔히들 의학계에서 주장하는 말이 있다. '인간은 직립보행을 하면서 척추질환을 앓아왔다.' 이 말은 맞는 말일까? 필자는 그 주장이 틀렸다고 생각한다. 만약에 그 주장을 인정하게 되면 직립보행하는 인간은 필연적으로 척추질환을 앓을 수밖에 없는 존재라는 것이고, 척추질환을 운명처럼 받아들일 수밖에 없다는 결론에 이르게 된다. 이러한 주장은 "인류가 잘못 진화하거나 창조됐다"는 논리적 모순에 빠지는 것이기도 하다. 거기에 직립보행을 하는 것 자체가 인간과 동물을 구분하는 중요한 경계이니 이 말은 출발부터 잘못된 주장으로 보고 있다.

흔히들 네발짐승은 척추질환을 앓지 않는 것으로 알려져 있다. 하지만 척추질환에 시달리는 동물들이 있는데 바로 인간에 의해 인간처럼 걷기를 강요당하는 동물들이다. 네발짐승은 네발로 정상적인 걸음걸이를 하면 척추질환을 앓지 않는데 억지로 두 발로 서려고 하니까 척추에 무리가 오게 된다. 그 대표적인 동물이 바로 인간과 가장 친숙한 동물인 개다. 그런 훈련은 잔인한 사랑법이고, 개의 선하고 선천적인 충성심을 이용한 학대로 생각한다.

반대로 반듯하게 직립보행을 하는 인간이 짐승처럼 몸이 굽은 상태로 살아가면 어떻게 되는가? 당연히 척추질환을 앓게 된다. 인간과 동물의 척추는 다르게 배치되었으므로 각자에 맞게 사용되어야 한다. 직립보행하는 인간은 직립 자세가 바른 자세이고 네발짐승은 네발 자세가 바른 자세이다. 직립 보행하는 인간은 직립자세로 바르게 사용하지 않음으로 인해서 척추질환에 시달린다. 그러니 인간이 직립보행으로 척추질환을 앓는다는 말은 처음부터 잘못된 말이다. 척추질환을 예방하기 위한 걷기운동에 대한 구체적인 내용과 방법에 대해서는 '맵시 걷기'에서 다루도록 하겠다.

02 비뚤어진 자세가 통증과 질병을 부른다

1 자세와 오장육부의 관계

인간은 의지대로 움직일 수 있는 수의근인 팔 다리가 없어도 살 수 있지만, 불수의근인 오장육부에 병이 들면 항상성이 깨지고 생명을 다한다. 그런데 몸이 굽어서 가슴우리(흉강을 둘러싸며 팔을 지탱하는 역할을 하는, 뼈와 연골로 이루어진 골격계를 말하며, 흉곽이라고도 부름)가 좁아지면, 그 안에 있는 장기들이 서로 밀리고 눌러져 경직되면서 제 기능을 다하지 못해 병이 온다. 특히 어깨가 굽게 되면 등뼈와 목뼈가 굽게 되고 턱뼈에 부정렬이 진행되며, 골반과 허리뼈까지 연쇄적으로 부정렬이 진행되면서 그와 관련된 불수의근들이 협착되고 제 기능을 다하지 못하게 된다. 맵시운동에서 항상 어깨를 펴고 고개를 들라고 하는 이유가 바로 이 때문이다.

인체의 대부분은 근육과 내장기관 등으로 꽉 채워져 있는데 소장과 방광 사이 단 한 곳만이 아무것도 없이 비어 있는 공간이 있는데 흔히 말하는 단전이 이곳이다. 단전 위치를 확인할 때는 배꼽에서 손가락 세 개를 횡으로 포개 놓은 만큼 밑에 있다. 척추가 정렬되어서 내장기관에 아무런 문제가 없는 사람의 단전은 그 크기가 자기 주먹보다 조금 작다. '내장기관에 아무런 문제가 없는 사람'이라고 표현한 이유는 내장기관에 문제가 있는 사람은 단전 위에 있는 내장이 밀려 내려와(하수돼 있어) 단전이 작아지거나 심한 경우에는 아주 없는 사람이 있다. 그리고 '조금 작다'고 표현한 이유는 실제로 크기를 재 본 것이 아니라 일반적 해부도에 나와 있는 크기를 가지고 실제 크기를 유추해 본 것이기 때문이다.

　그렇다면 단전이 있고 없고는 왜 생기고 내장기관 그림은 [그림1]과 [그림2]처럼 다른 모양으로 그려진 것일까? 필자는 우리 '몸이 굽었는가?' 아니면 '펴져 있는가?'에 따라 달라진다고 보고 있다. 의학서에 나온 대부분의 해부도는 [그림2]와 같이 단전 부분을 장기로 꽉 채운 해부도다. 그 이유는 일반적 해부도가 몸이 굽고 병들어 죽은 사람들을 해부하여 나온 정보가 다수를 차지하기 때문인 것으로 추측한다. 반대로 몸이 펴지고 건강한 사람을 기준으로 그려진 해부도는 [그림1]처럼 내장이 밑으로 밀려 내려오지 않아 단전이 온전한 상태를 유지하게 된다.

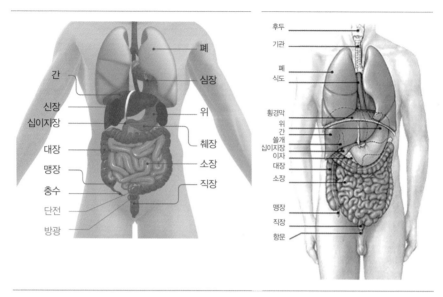

[그림1] 정렬된 몸, 단전 공간이 확보된 건강한 장기

[그림2] 부정렬된 몸, 장기가 하수되어 사라진 단전

　사람에게 있어서 단전이 있고 없고의 문제는 매우 중요하다. 왜냐하면 단전이 있는 사람은 몸이 펴진 사람이고 단전이 없는 사람은 몸이 굽은 사람을 뜻하기 때문이다. 몸이 굽은 사람은 장기 기능이 약해지면서 항상성 유지 기능이 떨어지고 그 결과 건강하게 장수하기 어려운 몸 상태를 갖게 된다. 반면 몸이 펴진 사람은 장기가 충분한 공간을 확보하여 왕성하게 활동할 수 있기 때문에 항상성 유지 기능이 높아져 건강하게 오래 살 수 있는 몸을 갖는다.

　참고로 흔히 단전을 호흡기관으로 오인하는 경우가 있다. 호흡기관은 해부학적으로 코, 기관지, 폐 외에는 없다. 단전은 별다른 기능이 있는 건 아니다. 방광에 부담을 주지 않으면서 오줌을 많이 담을 수 있게 하고, 과식을 하더라도 소장에 음식을 많이 담을 수 있는 여유 공간으로 비어 있는 공간으로 보면 된다. 하지만 이 공간이 온전히 확보되기 위해서는 몸이 펴져야 하고 그래야만 생명유지 기능이 향상된다는 것을 생각하면 단순히 기능적 가치로만 보면 안 된다는 것을 알 수 있다.

2 자세와 뼈 · 근육, 그리고 신경의 관계

우리 몸이 굽어 있어 근육이 경직되고 뼈대가 제자리를 벗어나 틀어지면서 스스로 바로 잡기 위해 근육은 더 경직되고 신경을 누르기 때문에 통증을 느낀다. 목 디스크, 두통, 허리 디스크, 견비통, 오십견, 요통 등이 그런 것들이다. 더욱이 우리 등에는 중요한 신경이 다 모여 있다. 구부리고 살면 등이 굽고 척추가 틀어지면서 척추에서 갈라져 나오는 신경과 연결되어 있는 해당 장기에 필요한 정보 전달이 원활하게 진행되지 못하게 되어서 병이 생긴다.

예를 들어 목뼈가 잘못되면 1, 2번은 눈, 혀, 귀, 이마 등과 3번은 뺨, 얼굴뼈, 치아에 질병이 발생된다. 4번은 코, 입술, 구씨관 등에 5번은 성대, 인두 등에 6번은 목근육, 어깨, 편도선 등에 7번은 갑상선, 어깨, 팔, 손 등에 질병이 발생한다. 또한 등뼈 1, 2번은 심장 관상동맥으로 연결되어 천식, 호흡곤란, 기관지, 팔, 손 등에 영향을 미치며 등뼈 3, 4번은 폐, 기관지, 늑막, 흉부에 영향을 미치면서 유행성감기, 늑막염, 기관지염, 폐렴을 유발하며 등뼈 7번은 췌장과 연결되어 혈당조절에 문제가 생기면 당뇨병, 위궤양에 주요 원인이 된다.

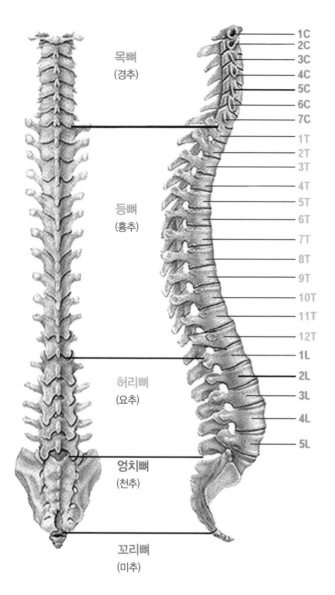

목뼈
(경추)

등뼈
(흉추)

허리뼈
(요추)

엉치뼈
(천추)

꼬리뼈
(미추)

1C
2C
3C
4C
5C
6C
7C
1T
2T
3T
4T
5T
6T
7T
8T
9T
10T
11T
12T
1L
2L
3L
4L
5L

[그림3] 척추 마디별 질병 관계

척추	부위		영향과 증상
1C	머리로의 혈액공급, 두피, 뇌하수체선, 내이와 중이, 뇌, 교감신경계, 얼굴뼈	목 부 위	신경과민, 불면증, 코감기, 고혈압, 편두통, 신경쇠약, 건망증, 현기증, 만성피로, 두통
2C	눈, 시신경, 청신경, 정맥, 혀, 이마		축농증, 알레르기, 귀앓이, 눈주위 통증, 시력장애, 사시, 귀먹음
3C	뺨, 외이, 얼굴뼈, 치아		신경통, 신경염, 여드름, 습진
4C	코, 입술, 입, 구씨관(유스타키씨관)		건초열, 콧물, 청력감퇴, 인후, 편도선증식, 비대증
5C	성대, 인두		후두염, 목쉼
6C	목근육, 어깨, 편도선		뻣뻣한 목, 팔 윗부분의 통증, 편도선염, 위막성, 후두염, 만성기침
7C	갑상선, 어깨의 활액낭, 팔꿈치		감기
1T	손, 손목, 손가락을 포함하는 팔꿈치 아래의 팔부분, 식도와 기관지	등 중 간 부 위	천식, 기침, 호흡곤란, 가파른 호흡, 손과 팔 아랫부분의 통증
2T	심장, 관상동맥		
3T	폐, 기관지, 늑막, 흉부		유행성감기, 늑막염, 기관지염, 폐렴, 충혈
4T	쓸개		황달, 대상포진
5T	간, 태양신경증, 혈액순환		발열, 혈압문제, 약한 혈액순환, 관절염
6T	위		위신경을 포함한 위장장애, 속쓰림, 소화불량
7T	췌장		위궤양
8T	비장		낮은 저항력
9T	신장과 부신선		알레르기, 발진, 두드러기
10T	신장		신장장애, 만성피로, 동맥경화, 신염, 신우염
11T	신장, 요관		여드름, 습진, 부스럼 등의 피부상태
12T	소장, 임파순환		류마티스, 가스로 인한 통증, 불임
1L	대장	등 아 래 허 리 부 위	변비, 대장염, 이질, 설사, 파열 또는 탈장
2L	충양돌기, 복부, 다리윗부분		경련(쥐), 호흡곤란
3L	생식기, 자궁, 방광, 무릎		방광에 생기는 질병, 심한 생리통, 생리불순, 수면시 식은땀, 무기력, 유산, 무릎통증
4L	전립선 아래등폭의 근육, 좌골신경		좌골신경통, 요통, 힘들고 통증을 수반하거나 찾은 비뇨, 등의 통증
5L	다리아랫부분, 발목, 발		다리의 약한 혈액순환, 부은 발목, 약한 발목, 약한 다리, 찬발, 다리의 경련(쥐)
천추	좌골, 엉덩이	골 반	굴곡척추
미추	직장, 항문		치칠 가려움증 꼬리뼈의 통증

그렇기 때문에 몸을 바르게 펴고 생활해야 하는 이유가 여기 있는 것이다. 하지만 우리가 꼭 인식해야 할 문제가 있다. 우리 몸은 206개의 분절로 이루어져 있다. 어느 한마디가 틀어지기 시작하면 온몸의 뼈가 중심을 잡기 위해 다 같이 연쇄적으로 뒤틀어진다는 사실이다. 그렇기 때문에 어느 한 곳만 바로잡는다고 건강해지는 것이 아니라 몸 전체를 바로잡는 습관을 갖는 것이 중요하다. 물론 체질이나 뒤틀림의 정도에 따라 더 심한 부분에 먼저 질병으로 나타나는 것은 사실이다. 하지만 그곳만 잡는다고 해서 다른 곳이 같이 잡히는 것은 아니다. 온몸을 하나로 봐야 제대로 바른 몸을 가질 수 있다. 그렇다면 바른 몸을 갖게 되면 어떻게 되나? 몸이 다 알아서 한다. 자연에는 자정작용이 있듯이 우리 몸도 정상적인 대사와 흐름이 이루어지면 대부분의 병은 자연적으로 치유된다. 필요 없는 군살이 없어져 균형 잡힌 아름다운 몸매가 되고, 뭉친 근육은 자연적으로 풀리면서 근골격계의 통증이 해결된다. 또한 눌렸던 장기가 각자 편안한 자리를 확보함으로써 항상성 유지에 필요한 작용을 정상적으로 할 수 있다.

내 몸의 주인은 누구인가? 바로 나 자신이다. 당연히 주인인 내가 내 몸에 관심을 가지고 사랑해야 한다. 내가 병을 만드는 습관을 고치지 않아 병이 오게 되었다. 반대로 내가 건강한 습관을 유지하면 건강해진다. 우선 내가 할 수 있는 일을 하면 어지간한 문제는 대부분 자연스럽게 해결되고, 만약 큰 병이 와서 병원치료를 받을 때에도 치료효과를 극대화할 수 있다. 내 몸의 위대한 능력을 믿고 당당하게 내 몸의 주인이 되자. 내 몸의 건강은 내 책임이다. '몸을 바르게 정렬하면 건강해진다.'라는 간단한 원리를 알면 얼마든지 건강하게 살 수 있다.

03 통증과 질병의 시작은 근육경직이다

본 단원에서 통증은 무엇이고 이를 유발시키는 근육경직은 어떠한 경로로 일어나고 해결할 수 있는지 배우고, 통증이 생기는 근육의 종류에는 어떤 근육이 있고 그 기능과 질병 유무는 어떤 의미가 있는지 알아보자.

1 통증(동통)이란?

'통증이란 실재적이거나 잠재적인 조직 손상과 관련되거나 혹은 그러한 손상으로 기인된 불쾌한 감각적이거나 감정적인 경험이다.'라고 국제통증학회에서 정의하고 있다. 그렇다면 통증은 왜 오는가? 이는 우리의 신체조직이 손상되거나 경직되면 오게 된다. 이러한 통증은 현상적으로는 나쁘게 느낄 수 있는 일이지만 본질적으로는 통증을 느끼지 못하면 큰일 나는 일이다. 이는 마치 화재경보기가 없는 건축물과 같은 이치이다. 가령 실수로 뜨거운 냄비에 손이 닿았을 경우 그 사람은 의식하기 전에 반사적으로 냄비에서 손을 뗄 것이다. 어떤 작용으로 이와 같은 일이 가능한 것일까? 인체의 내부와 외부에는 '통증수용체'라는 것이 존재한다. 이 수용체는 척수를 통해 뇌로 전기신호를 보내게 되는데 뇌가 이런 전기신호를 받아서 해독한 이후에 우리 몸은 비로소 통증을 인지할 수 있다. 뜨거운 냄비에 손이 닿는 사건 같은 경우에는 무슨 일이 일어나는지 뇌가 알기도 전에 신체가 방어 작용을 발휘할 수 있다. 그 이유는 척수에 도착한 통증신호가 자율반사반응을 일으켜 접촉 부위 근처에 있는 근육을 통증으로부터 멀어지도록 하기 때문이다. 통증은 이처럼 우리 몸에 위험요소를 미리 알려주는 역할을 하는 건강생활에 절대적인 기능이라 할 수 있겠다. 그래서 필자는 통증을 "신이 내린 축복이다."라고 주장해 왔다. 원인과 종류에 따라 다르지만 통증 자체를 병으로만 볼 수는 없는 일이다. 이 통증을 오랫동안 방치하게 되면 치명적인 병이 온다는 것이 일반적 견해이다. 통증이 병의 본질은 아니다.

2 통증의 종류

일반적으로 통증은 정신적 고통과 육체적 고통(신체조직 손상, 근육경직) 2가지로 분류되고 있다. 하지만 맵시운동(Maepsi Movement)에서는 이 두 가지 통증을 하나로 보고 있다. 왜냐하면 사고의 경직이 육체의 경직을 가져오기도 하고, 육체의 경직이 사고의 경직을 가져오기도 하므로 정신과 육체를 따로 분리해서 보기 힘들기 때문이다. 그래도 문제 해결을 위해서는 정신과 육체 두 가지로 나누어 보아야 한다. 이렇게 나누는 이유는 이 통증을 해결하기 위한 처방은 사람에 따라 다르겠지만, 무엇인가를 우선 선택하여 시작해야 하기 때문이다. 주된 통증이 어디에서부터 시작됐는지 또 무엇을 먼저 시작해야 문제 해결의 실마리를 풀 수 있는지 판단하고 처방해야 한다. 하지만 맵시운동이 다루는 것은 심리치료 영역이 아닌, 운동을 통한 자연치유의 영역이므로 심리치료 영역은 이 책에서는 다루지 않는다. 하지만 사람에 대한 애정과 이해와 위로는 아픈 사람을 대하는 기본임을 반드시 인지해야 하고, 누군가에게 도움을 주어야 한다면 반드시 이러한 부분을 기본에 두고 들어가야 한다.

01 | 정신적 고통

사람도 물질로 이루어져 있다. 화학적 반응과 대사가 원활하게 이루어지면서 인간은 육체를 보존하고 뇌라는 물질을 통해 실재적 존재를 인식하게 된다. 그러므로 정신적 고통도 육체적 고통의 한 영역으로 봐야 한다. 그리고 실제로도 정신적 고통이 육체적으로 나타나기에 통증의 시작은 정신적인 문제로 시작됐으나 맵시운동(Maepsi Exercise)을 통해 근육을 풀어주면 정신적 고통도 해결되는 것을 필자는 임상을 통해 수없이 경험할 수 있었다.

정신적 고통은 사회적인 문제일 뿐만 아니라 개인의 사고방식에 따라 다양한 원인이 있을 수 있으므로 개인적인 편차가 너무나 다르게 나타난다. 그에 따른 원인분석과 처방도 다양하게 연구되고 통용되고 있는데 맵시운동(Maepsi Exercise)도 육체적 통증 해결을 통해 정신적 고통을 해결하는 하나의 대안이 되기도 한다. 하지만 무엇보다도 중요한 것은 인간에 대한 진정한 사랑과 관심이라 할 수 있다.

02 | 육체적 고통

육체적 고통의 원인은 근육의 경직과 신체조직의 파괴로 나누어 볼 수 있다.

1) 근육의 경직으로 인한 통증

통증을 일으키는 근육경직의 원인은 다음 네 가지로 나누어 볼 수 있다.

첫째, 과부하에 의한 경직인데 이것은 말 그대로 자신이 가지고 있는 힘과 관절의 가동범위를 벗어나면서 나타날 조직의 손상을 막기 위해 척수에서 급격하게 취하는 인체의 안전장치 현상이다. 이러한 경우는 몸을 정렬시키고 충분한 휴식을 취하면 금방 나을 수 있는 경우다. 하지만 계속해서 몸을 무리하게 사용하면 만성질환이 되는 것이다. 여기서 매우 중요하게 봐야 할 문제가 있다. 자신의 운동수행 능력은 자신도 모르는 사이 평소 가지고 있던 능력 이하로 떨어져 있는 경우가 많다는 사실이다. 원래의 운동수행 능력을 100%로 볼 때 60%로 떨어진 상태에서 70%의 힘을 썼다면 과부하로 인한 경직이 온다. 그래서 준비운동으로 컨디션을 최상으로 만든후 본 운동을 해야 한다. 이렇게 운동능력이 떨어지는 이유는 과로와 스트레스, 약물중독 등 여러 가지가 있겠지만 가장 큰 원인은 인체의 부정렬에 의한 경우이다. 왜냐하면 과부하에 의한 경직도 본질적으로 보면 부정렬로 인해 근육이 경직되고 관절 가동범위가 좁아져 생긴 운동기능 제한으로 인한 경직으로 볼 수 있기 때문이다.

둘째, 몸의 부정렬에 의한 경직이다. 몸이 부정렬되면 근육은 왜 뭉치는가? 우리는 운동을 할 때뿐만 아니라 일상 생활 중에도 바른 자세를 취하려고 노력하지 않으면 중력이 잡아당기는 대로 몸이 굽거나 부정렬 상태가 된다. 부정렬된 몸은 질병의 원인이 되므로 우리 몸은 자신의 안전을 지키기 위해 자율신경이 길항근(대항근)의 힘을 발생시키는데 그 힘의 에너지인 글리코겐이 연소되면서 혈액이 산성화되고 근육이 뭉치게 된다. 뭉친 근육은 관절 가동범위를 제한하고, 피로해진 근육은 본래의 힘을 제대로 발휘하지 못한다. 별다른 운동을 하지 않았는데도 근육이 뭉치고 아픈 것이다. 그래서 과부하에 의한 경직에도 부정렬로 인한 것이 많다.

셋째, 무산소운동이든 유산소운동이든 젖산이 역치에 빨리 도달하는 경우이다. 젖산이 과다하게 축적되면 경직이 오는 데 젖산역치 수준은 유전적 원인과 개인의 신체단련 수준에 따라 달라진다. 하지만 같은 수준의 유전적 능력과 훈련량을 가진 경우라도 몸이 부정렬되면 이미 혈액이 산성화되어 있고 근육이 뭉쳐 있기 때문에 관절 가동범위는 좁아지고 피로한 상태가 되므로 자신이 가지고 있는 운동능력을 제대로 발휘할 수 없다. 반면 몸이 정렬된 사람은 최상의 컨디션으로 유산소운동을 한다면 자신이 할 수 있는 수준에 이른 다음부터 젖산이 쌓이기 시작하기 때문에 그 차이가 클 수밖에 없다.

넷째, 심리적 원인에 의한 근육경직이다. 때리는 남편과 사는 아내 또는 폭력적 상황에 노출된 상태에서 늘 긴장하면서 살아가는 사람은 설령 몸이 바르게 정렬되어 있고 특별한 과부하가 걸리지 않아도 몸이 경직되고 통증에 시달리게 된다.

2) 신체조직의 파괴로 인한 통증

신체조직의 파괴는 다양한 경우가 있지만 크게 두 가지로 나누어 볼 수 있다.

첫째, 외부적 충격에 의한 손상이다.

신체를 이루고 있는 조직인 뼈, 인대, 건, 근육 등과 같은 근골격계 조직의 파괴로 오는 경우인데 일상적으로 오는 것은 아니고 주로 사고에 의한 경우가 많다. 하지만 사고라는 것이 꼭 불가항력만은 아니다. 내 몸과 정신상태에 따라 사고가 날 수도 있고 안 날 수도 있다. 또 사고를 피할 수 없었다 하더라도 정렬된 몸 상태를 유지함으로써 유연하고 최상의 기초체력을 유지하고 있었더라면 별다른 부상을 당하지 않을 수 있다. 관리가 정상적이지 못한 사람은 작은 충격에도 큰 상해를 입을 수 있음을 알아야 한다.

둘째, 부정렬에 의한 내부 구조적 모순으로 생기는 조직 손상이다.

틀어진 상태로 오랫동안 몸을 쓰게 되면 관절 마디가 마모되고, 조직 파괴와 염증 증가로 더 큰 상해를 입게 된다. 또한 척추 자체가 굽게 되면 장기가 눌리고 경직되어 정상적인 대사와 분비가 원활하게 이뤄지지 않음으로써 자가면역질환, 즉 아군이 아군을 공격하는 일이 발생하게 된다. 예를 들어 등이 심하게 굽으면 위에서 십이지장으로 가는 길이 막히면서 정상적인 소화가 안 되어 위에 음식이 있는 상태가 지속되면서 위산이 과다하게 분비되고 위산 역류로 이어져 식도와 위벽을 헐게 만드는 것과 같은 이치이다. 또한 상처를 입은 장기에 세균이라도 감염되면 조직의 파괴는 더 가속화된다. 이러한 내부 근육이 지속적으로 경직되면 신진대사가 원활하게 이뤄지지 않음으로써 이상 세포가 자리 잡게 되는데 이러한 것이 바로 용종이 되고 암이 되어 인체조직을 파괴하고 종국에는 항상성이 유지되지 않아 생명을 다하게 된다.

3 통증과 갈등

사람이 아무리 고상한 이상과 철학을 가지고 있어도 몸이 아프면 그 신념을 지키기 어렵다는 것을 아파본 사람은 안다. 필자가 늘 주장해 왔지만 육체는 영혼을 담는 그릇이다. 육체라는 그릇이 깨어지면 영혼은 흘러내린다. 사람의 영혼은 육체라는 그릇을 통해서 자신의 존재가치를 인식하고 삶을 누리게 된다. 물론 정신력으로 육체의 한계를 뛰어넘는 드문 경우도 있지만 이것은 흔치 않은 일이고 그래서 그들은 존경받기도 한다. 그렇지만 대부분의 사람은 육체의 한계에 지배를 받는 것이 현실이다.

사람은 언제 분노하는가? 사람이 분노하고 화를 낼 때는 여러 가지 이유나 원인이 있지만, 자세히 살펴보면 컨디션이 나쁘거나 아플 때 순간 욱하고 화를 내는 경우가 많다. 육체를 '생각을 담는 그릇'으로 볼 때 화를 잘 내는 사람은 자기 생각을 담기도 힘들 만큼 그릇이 작다고 볼 수 있다. 그 그릇은 폐활량과 신진대사능력, 항스트레스지수 등 건강상태에 따라 달라지는데 이러한 신체적 정신적 한계는 남의 말을 끝까지 듣지 못하고 결론부터 듣고자 하는 입장을 취하게 된다. 문제는 이러한 사람들은 자신의 한계를 잘 보지 못하거나 본다 하더라도 체력적 한계를 극복하지 못하고 화부터 내는 경우가 많다.

가만히 보면 부부 사이에 있어서도 아플 때 배려하는 여유와 참을성이 부족해서 싸우게 되고, 아이가 투정을 부릴 때도 자신의 불편함을 잘 표현하지 못하기 때문에 비상식적으로 신경질을 부린다. 이러한 경우는 직장 내에서도 흔히 볼 수 있는 일인데 맞대응하여 화를 내는 것보다는 그 사람이 환자라는 생각으로 몸 관리를 잘 할 수 있도록 도와주면 의외의 관계 개선 효과를 볼 수 있다.

04 근육경직의 원인과 해결방법(힘의 3대 요소)

앞에서 통증의 종류와 원인을 통해서 정신적인 통증과 육체적인 통증은 결국 하나라는 것을 살펴보았다. 또한 통증은 외부적 요인보다는 내재적 요인이 주된 원인임을 알 수 있었다. 또 그 내재적 요인의 대부분은 인체의 부정렬인데 이것이 왜 근육을 뭉치게 하는지, 뭉친 근육은 어떠한 경로로 통증을 유발하는지, 또 어떻게 해야 그 뭉친 근육이 풀려 통증으로부터 벗어날 수 있는지를 몸에 미치는 '힘의 3대 요소'를 통해 구체적으로 알아보도록 하겠다.

뒤 페이지 [그림4]의 좌측 그림과 같이 뼈가 정렬상태에 있게 되면 양쪽 근육이 모두 편안해 지면서 부드러운 상태를 유지하게 되고 수축과 이완이 자유롭게 되어 신진대사가 원활해 지면서 면역체계가 좋아져 건강한 상태를 유지할 수 있게 된다. 하지만 우측의 그림을 보면 뼈가 부정렬, 즉 기울어진 상태로 있어 근육의 한쪽은 눌리고 반대쪽은 늘어나면서 혈액순환이 원활하지 못하고 산소 부족으로 인해 글리코겐이 불완전 연소되면서 젖산이 쌓이고 근육을 뭉치게 한다. 이렇게 젖산이 쌓여 경직된 근육은 통증을 유발하게 되고 그 통증을 방치하거나 진통제나 통증회피(좀 더 편안한 자세, 즉 중력에 순응하는 자세)를 하게 되면 신진대사가 원활하지 않음으로써 결국 큰 병이 된다.

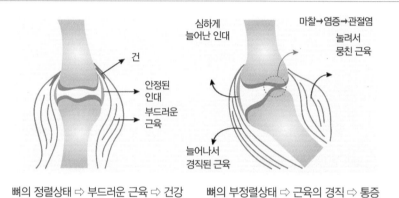

[그림4] 뼈의 정렬상태에 따른 주변상태 비교

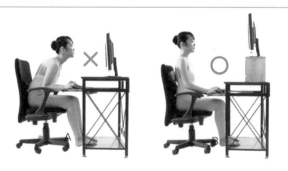

[사진1] 나쁜 자세(A)와 바른 자세(B)

근육을 뭉치게 하거나 풀리게 하는데 작용하는 힘은 세 가지로 분류할 수 있다. 그 첫 번째가 중력, 두 번째는 복원력, 세 번째가 자각실천능력이다. [사진1]에서 A와 같이 사람이 넋을 놓고 있으면 중력에 의해서 등이 굽는다. 이렇게 몸이 부정렬 상태가 되면 근육은 이완과 수축이 원활하게 되지 못해 경직되고 삐뚤어진 상태로 사용하는 관절은 마모로 인해 염증과 퇴행성 변화를 가져오게 된다.

[표1] 우리 몸에 미치는 힘의 3대 요소

※ 힘의 크기 : 자각실천능력 > 중력 > 복원력

3대 요소	내용	구분
중 력	지상에서 물체를 지구로 끌어당기는 힘 (혈액순환과 근육발달, 신진대사에 관여)	자연운동법칙
복원력	원래 상태(정렬)로 돌아가려는 힘 (건강의 내적인 역할–항상성 유지) 물리적 힘인 중력에 반하는 힘 생리적으로는 체온을 조절하는 역할	무조건 반사 (체성반사/내장반사)
자각실천능력	스스로 알아 깨닫고 실천하는 힘 (건강의 외적인 역할–운동이나 바른자세 유지)	중추신경 (의식적 반응)

중력(작용력)은 지구 중심에서 몸을 당겨 굽게 하는 힘이다. 몸이 굽게 되면 각 관절과 연결된 근육뿐만 아니라 장기들도 짓눌러 본래의 기능을 수행하지 못하게 된다. 그러므로 우리 몸은 스스로를 보호하기 위해서 복원력(저항력)이 발동한다. 그렇게 되면 중력은 작용력이 되고 늘어난 근육이 수축되면서 자기 위치로 돌아가려고 하거나 더 이상 늘어나지 않으려고

버티는 힘은 복원력(근육으로 보면 길항근)이 되는 셈이다.

예를 들어 등이 굽게 되면 겉으로는 가만히 편하게 있는 듯 보이지만 실제로는 자기 몸을 지키기 위해 자율신경을 통하여 필사적으로 근육을 운동시키고 있다. 그 운동이 바로 복원력이다. 목뼈 기립근은 머리가 바닥으로 떨어지지 않도록 끊임없이 등세모근(승모근)과 협력하여 머리를 잡아당겨 바른 근골격을 유지하려 힘을 쓰는 과정에서 혈액의 산성화와 근육의 경직을 초래한다. 여기에 근골격계의 부정렬로 인해 눌린 장기(불수의근)들은 자신의 활동공간을 충분히 확보하지 못해 자신의 역할인 항성성 유지 기능이 약해지게 된다. 이렇게 경직된 수의근(골격근)은 통증을 유발시키면서 노동과 투쟁기능을 감소시켜 의식주와 안전의 문제에 지장을 초래하고 삶의 질을 떨어뜨리게 하며 불수의근(내장근)의 경직은 항상성 유지 기능을 감소시키면서 몸 전체의 면역기능을 떨어뜨리면서 생명유지 기능에 지장을 초래한다. 특히 부정렬된 상태에서 신체운동까지 지속적으로 하게 되면 관절에 편마찰이 생기면서 발적, 국소부종, 열감, 통증이 생기는 염증과 관절조직이 파괴되면서 퇴행성관절염이 된다. 부정렬된 관절은 자체 관절의 문제뿐만 아니라 다른 관절에도 연쇄적으로 영향을 미치는데, 특히 척추의 부정렬은 우리 몸의 항상성을 유지시켜 주는 장기를 경직시켜 대사기능을 떨어뜨리면서 수명을 앞당기는 결과를 가져온다.

그렇다면 이러한 부정렬에 의한 근육의 경직은 어떠한 경로로 이루어지는가?

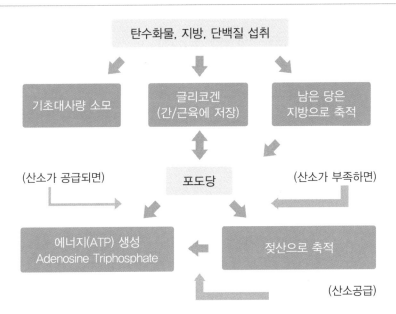

탄수화물, 지방, 단백질 섭취

기초대사량 소모

글리코겐
(간/근육에 저장)

남은 당은
지방으로 축적

(산소가 공급되면)

포도당

(산소가 부족하면)

에너지(ATP) 생성
Adenosine Triphosphate

젖산으로 축적

(산소공급)

아데노신삼인산 : 아데노신에 3분자의 인산이 결합한 뉴클레오타이드. 생체 에너지의 저장·공급·운반을 중개하고 있는 중요 물질로, 단백질의 합성·근육 수축·자극 전도·분비 따위에 쓰인다. 가수 분해를 하면 아데노신이인산이나 아데노신일인산이 생성되며 분해될 때에 생기는 에너지로 열이 발생하고 근육이 움직이고 빛이 나며 전기가 만들어지는 현상이 나타난다.

[그림5] 에너지 대사과정

인간은 항온동물로서 일정한 체온, 심박수, 수분함량 등을 유지해야만 생명이 보존된다. 이것을 모형으로 살펴보면 인간은 생명유지와 대사기능에 필요한 산소와 에너지를 공급받기 위해 외부로부터 호흡을 통해 산소를 공급받고, 입으로 음식물을 섭취한다. 만약 체내에 에너지원인 당이 떨어지게 되면 섭식과 관계된 아민계 호로몬이 분비되어 음식에 대한 욕구가 중추신경계를 통해 뇌에 전달되고 당(인체의 에너지원)의 부족을 인식한 인간은 음식을 섭취하게 된다.

입으로 섭취된 음식물은 침샘에 있는 소화효소와 섞이고 기계적 소화가 되어 식도를 통해 위로 내려가 화학적 소화가 이루어진다. 이렇게 분해된 음식물들은 십이지장을 통해 소장으로 전해지는데 이 과정에서 각종 소화효소와 장액에 의해 소화되고 영양분은 흡수되어 간으로 보내진다. 간으로 보내진 영양분(당류)은 에너지(ATP)의 재료가 되는 글리코겐으로 합성·저장된다. 운동 에너지원으로 쓰이기 위해서 간에 저장되어 있던 글리코겐이 포도당으로 분해되어 혈액을 통하여 근육 등 각 조직으로 전달되고 또 한편 근육에 저장되어 있던 글리코겐으로부터도 에너지(ATP)를 얻는다. 근육에서 분해된 글리코겐은 산소가 충분히 공급되면 에너지(ATP)를 만들고 산소 공급이 부족해지면 젖산이 만들어지는데 이 젖산이 축적되면 근육 수축 기전에서 칼슘과 트로포닌의 결합을 방해하여 근육의 수축과 이완에 장애가 생겨 근육이 뭉친다. 이때 통증을 느낀 인간은 자신에게 위험한 상황이 왔다는 것을 인식하게 된다.

이렇게 위험신호를 느끼고 위험한 상황을 극복하고자 하는 일련의 행동들을 맵시에서는 '자각실천능력'이라 정의를 내렸다. 다시 말해 느끼고 깨닫고 실천하는 것을 '자각실천능력'이라고 부른다. 자각한 인간이 어떠한 실천을 하느냐에 따라 병이 더 악화될 수도 있고, 그 순간부터 통증을 해결하려는 실천으로 이어질 수도 있다. 이 '자각실천능력'은 올바른 지식과 실천의 지를 가진 사람만이 올바로 자신의 문제를 해결할 수 있게 된다. 변화는 지속적이고 반복적인 실천에 의해서 일어난다. 병을 만드는 습관을 가지면 병을 키우고, 건강한 몸을 만드는 습관을 가진 사람은 건강한 몸을 소유한다.

그렇다면 어떻게 해야 뭉친 근육이 풀리고 통증으로부터 벗어나서 건강한 몸을 갖게 되는가? 그것은 간단하다. 뼈를 원래 자리로 되돌려 놓으면 근육은 자연적으로 풀리고 몸이 건강해진다. 여기서 병을 키울 것인가 아니면 병을 고칠 것인가에 대해서 실천력은 바로 올바른 지식과 자각실천능력에 의해 결정된다.

이렇듯 인간의 성장·발달과 유한성을 상징하는 중력은 우리 인간을 땅으로 끊임없이 잡아당기고, 우리 몸의 자연생명력은 복원력이 발동하여 그에 대항해서 스스로를 지키기 위해 근육을 경직시켜 저항한다. 이렇게 경직된 근육은 통증을 유발시키고 인간은 통증을 통해 위험상태를 인지하게 되어 스스로의 선택적 자각실천능력에 따라 자신의 건강상태가 달라진다는 것이 몸에 미치는 '힘의 3대 요소(자각실천능력>중력>복원력)'의 내용이다. 이 세 힘의 세력 균형에 따라 건강상태가 달라진다는 관점에서 맵시운동의 통증이론이 만들어졌다.

1 중력

중력은 땅(지구중심)에서 당기는 힘으로 자연운동법칙의 하나다. 이것은 인간의 유한성과 생명력을 의미한다. 흙에서 나온 인간이 흙으로 돌아가는 대자연의 순환적 의미이며, 우리 몸의 혈액순환의 원리와도 같다. 중력이 있어야 땅을 딛고 걸으며 살아갈 수 있고, 중력에 반하는 저항운동을 해야 근육량이 늘고 건강하게 생명활동을 영위할 수 있다.

만약 우리 생활에 중력이 없다면 우리 몸은 어떻게 될까?

화성500 프로젝트는 우주인에 대한 장기간 격리 생활을 실험했다. 실제 우주 환경에서 일어나는 변화는 우주정거장에서 상주하는 우주비행사를 통해 많이 밝혀졌는데, 단기적 변화는 주로 중력이 사라지는 환경에서 나온다. 중력이 있는 지구는 혈압이 머리에서 다리로 내려갈수록 높아지는 반면, 우주에서는 혈압이 머리에서나 다리에서나 똑같아지므로 자연히 머리에 피가 더 많이 몰려 얼굴이 부풀어 오르게 된다. 아래로는 피가 전보다 덜 전달되면서 허리둘레가 6~10cm 줄어들며 척추도 중력을 받지 않아 키도 5cm 증가한다.

뼈에서는 칼슘이 한달 평균 1% 줄어든다. 근육도 단백질이 빠져나가는데, 러시아의 우주정거장 미르에 탑승했던 우주인들은 1년 뒤 20%의 근육 단백질이 감소했다고 한다. 결국 영화에서 보는 우주인처럼 머리가 크고 하체는 부실한 모습이 되는 이유인 셈이다.

이를 방지하기 위해서는 영화처럼 우주선 내부에 인공 중력을 만드는 방안이 제시되었지만 현재 실현하기는 어렵다. 대신 국제우주정거장 우주비행사들은 중력과 같은 효과를 내기 위해 아래로 끌어당기는 번지점프용 밧줄을 몸에 매달고 러닝머신 위를 달리면서 근육을 유지하고 있다. 또한 최근에는 독일에서 물리치료사들이 개발한 전기자극 제품으로 근육의 수축과 이완을 촉진시켜 자동으로 근육운동이 되는 제품이 개발되어 사용되기도 한다.

2 복원력

복원력은 수의근과 불수의근의 유기적인 관계와 움직임을 통해서 우리 몸을 스스로 지키려는 생명유지 자동시스템이다. 불수의근은 자율신경계의 지배를 받으면서 내 의지와 관계없이 스스로 운동하는 근육으로서 우리 몸의 항상성을 유지시키는 것이 그 주요 기능이다. 인체의 항상성이 깨지게 되면 인간은 목숨을 다하게 된다.

자율신경은 내분비기관과 함께 인체의 적절한 내부환경 유지에 필요한 세밀한 내적 조절기능을 한다. 자율신경은 대뇌의 직접적인 영향을 받지 않으면서 우리 몸의 기능을 자율적으로 조절하는 신경계로 교감신경과 부교감신경으로 구성되고 그 말단이 한 쌍씩 각종 내장기관과 혈관에 분포되어 소화, 순환, 호흡, 운동, 호르몬 분비 등 생명유지에 필수적인 기능을 한다. 교감신경은 긴장, 흥분, 놀람 등 갑작스런 환경 변화에 대응할 수 있도록 조절하며 부교감신경은 신체를 이완시키고 소화기관의 반응을 빠르게 하며 몸을 안정감 있도록 조절한다. 즉, 긴장상태에 있던 몸을 평상시 상태로 되돌린다.

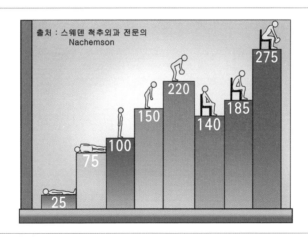

[그림6] 자세에 따른 허리압력

자세가 바르면 신진대사가 원활해져서 산소공급이 잘되고 혈액의 산성화를 막고 젖산이 잘 녹아 통증이 없는 부드러운 근육을 유지하게 되지만, 부정렬된 몸을 가진 사람은 끊임없이 복원력이 발동하여 근육의 과부하가 지속되어 여러 신체적 문제를 유발한다. 그리고 통증을 통해 위기의식을 느낀 몸은 통증이 유발되는 곳에 에너지를 집중시키게 됨으로써 그곳에 필요 이상 지방(비상식량)이 축적되게 된다. 또는 기초대사량과 활동 에너지로 사용하고 남은 당은 지방으로 축적된다. 이렇게 시작된 부분비만은 전신비만으로 발전하고, 비만은 각종 현대병의 원인으로 발전하여 항상성이 무너지면서 생을 다하게 된다.

3 자각실천능력

자각실천능력은 지식과 정보에 따라 스스로 느끼고 판단하고 실천하는 힘이다. 이때 올바른 정보와 실천을 하게 되면 좋은 결과가 나오겠지만, 잘못된 정보로 잘못된 실천이 수반됐을 때는 도리어 부정적 결과를 낳게 된다. 부정적 결과가 생겼다면 그 원인에 대한 정확한 진단에 의한 바른 실천을 해야 병은 자연스럽게 낫는다.

필자는 어려서부터 위산역류에 시달렸다. 운동신경은 타고났는데 늘 지구력이 부족했고, 전문적인 엘리트 유도선수로 활동한 시기인 고교시절부터 허리디스크와 목디스크, 오십견으로 30대 중후반까지 고생했다.

이러한 질병으로 늘 병원을 전전하며 살아왔지만 그 어떤 의사도 필자의 병을 고쳐주지 못했다. 나에게 현대의학에서는 유전이라는 말로, 동양

의학에서는 체질이라는 말로 병을 고치기보다는 그저 덜 아프게 진통제와 근육이완제, 국소적인 침과 뜸으로만 치료하여 통증을 운명으로 알고 적응하며 살게 했다. 전문지식이 없는 의료 소비자들은 의료 권위주의로 무장하고 인술이 사라진 경영중심의 병원운영시스템 하에 답답한 삶을 살아가고 있다. 마사지, 뜸, 침, 근육이완제, 진통제는 분명 효과가 있었다. 하지만 일시적이었다. 자신의 통증에 대한 근본적인 해결 방안에 대하여 기존의 방법에 의문을 가지게 되었다.

유전은 과학적으로 검증됐다. 예를 들어 유방암 유전자를 부모로부터 물려받은 사람은 유방암에 걸릴 가능성이 80%이다. 그렇다면 나머지 20%는 왜 암에 걸리지 않을까? 그것은 단순한 운이 아니라 암이 뿌리를 내리지 못하도록 신진대사가 원활하고 건강했다고 볼 수 있다.

이는 자기관리가 잘 되면 유전적 한계도 어느 정도 극복이 가능하다는 것을 보여준다. 체질도 의학적으로 검증된 결과가 많이 나온다. 그렇다면 체질에 따라 그 사람은 평생 몸에 맞는 것을 찾아서 그 음식만 먹고, 그 환경을 유지해야만 건강한 것일까? 필자는 그렇지 않다고 보고 있다. 대사기능이 원활하면 체질과 관계없이 무엇이든 먹고, 어떠한 환경에서든 상당한 건강을 유지할 수 있다고 본다. 필자는 우유를 먹으면 설사하고, 매운 음식이나 멸치를 먹으면 위산이 역류하고 알레르기성 피부로 고생했었지만 몸이 정렬되고 근육이 풀리고 나서는 좋아하는 멸치와 우유도 편하고 맛있게 즐길 수 있게 되었다.

인간은 육체적 한계와 중력으로 인해 끊임없이 부정렬을 만들고 또 한편 복원력을 통해 비상벨과 같은 통증을 유발하여 항상성을 지키라고 뇌에

신호를 보내고, 통증을 느낀 인간은 자각실천력을 통해 올바른 자세를 유지하게 되면 몸은 건강해진다는 것이 우리 몸에 미치는 '힘의 3대 요소'이다. 맵시운동은 이처럼 바른 정신, 바른 생활, 바른 습관을 통해 건강을 지킬 수 있다고 보는 운동이다.

4 건축으로 이해하는 바른 자세

가장 안정된 구조의 건축물은 피라미드이다.

현대에는 건축기술이 발전하여 다양한 건축형태를 보이고 있으나 고층건물은 피라미드의 변형된 형태라고 할 수 있다. 아래쪽이 넓고 위로 갈수록 작아지는 형태이다. 이런 형태는 시각디자인의 목적도 있지만 중력에 대한 구조적 안정성 때문이기도 하다. 탑도 같은 원리이다.

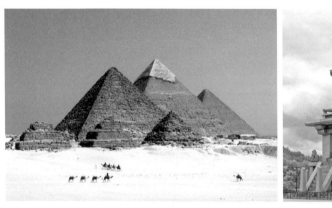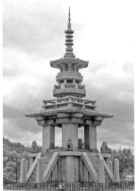

[사진2] 가장 안정된 구조물 피라미드와 탑

인체에 있어서도 바른 자세란 피라미드처럼 몸을 바로 세워 중력을 지면에 바로 전달할 수 있을 때 가장 안정된 자세가 된다. 그러나 현대의 건축물 중 시각적 긴장감을 표현하기 위해 한쪽으로 기울어진 새로운 유형이 등장했다.

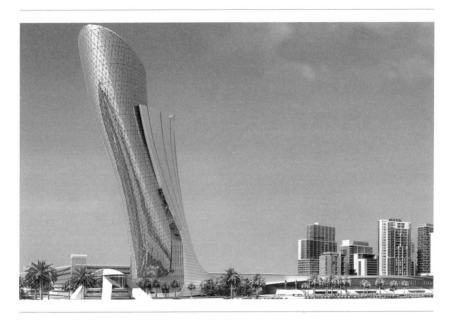

[사진3] 캐피탈 타워

가장 많이 기울어진 아랍에미리트 아부다비의 '캐피탈 타워'인 경우 위의 [사진3]처럼 우측과 우측 하단 부분에 강한 구조물을 설치하여 지탱하는 구조를 하고 있다. 건축에서는 강한 구조물을 설치하여 지탱할 수 있지만 인체에서는 어깨가 굽고 목이 앞으로 내밀어져 있다면 이를 지탱하기 위하여 뒷목과 어깨의 근육을 경직시켜 긴장된 상태가 되어야 한다. 건축에서는 디자인적 아름다움을 표현하기 위하여 구조물 설치로 해결할 수 있으나 인체에서 강한 구조물은 경직된 근육이 될 것이므로 바른 자세(피라미드형)로 살아야 중력의 작용 방향대로 힘이 작용하여 강한 구조물이 필요 없는, 즉 근육이 이완되어 에너지 소모가 덜 되는 안정한 상태가 되게 된다.

05 근육을 통해 본 통증과 질병의 이해

1 근육의 기능적 분류

01 | 수의근

수의근은 내 의지대로 움직이는 근육으로서 뇌와 척수로 구성된 중추신경계의 지배를 받으며 생명을 유지하기 위한 외적인 역할을 수행하는 근육이다. 생명유지 활동에는 첫째 먹고 자고 입을 수 있는 의식주 해결을 위한 노동과 둘째 적으로부터 내 생명을 지키는 투쟁적 활동, 셋째는 육체와 정신적 건강, 사회적 안녕을 위한 유희와 학습 등이 있다. 동물에게도 수의근과 불수의근이 있겠지만 인간의 수의근에 비해 의미가 없다고 본다. 왜냐하면 다른 동물은 자유의지가 아니라 본능이 이끄는 대로 살아가는 존재이므로 인간과 같은 진정한 이성적 판단을 하는 존재가 아니기 때문이다.

또 인간에게는 자신의 생명유지에 필요한 일만 하는 것이 아니라 자신에게 손해나 감당할 수 없는 어려움이 예상되더라도 자신이 가지고 있는 양심과 신념을 실천하는 용기가 있다. 물론 동물에서도 볼 수 있지만 동물의 경우는 대부분 새끼가 위험에 처한 상황에서 자신보다 먹이사슬 상위단계의 동물과도 일전을 불사하는 경우 외에는 별로 없다. 이런 경우는 결국 따지고 보면 종족번식 본능이라고 필자는 보고 있다.

그리고 인간과 동물은 매우 큰 차이점이 있다. 그것은 자살이다. 동물은 자살을 하는 경우가 거의 없다. 그들이 자살을 하는 예는 고래, 늑대, 염소 등 뉴스의 소재가 되는 경우는 있었으나 그들이 진짜 자살이라고 결론이 나온 연구는 아직 전무한 상태이다. 이러한 경우는 매우 특수한 경우로서 일반화하기에는 아직 어려움이 많다. 정치적 사상적 종교적 신념이나 애증관계, 경제문제 등 다양한 원인에 의해 다양한 방법으로 자신의 목숨을 버릴 수 있는 존재는 인간밖에 없다. 자살은 수의근 활동의 가장 극단적이고 슬픈 인간의 실천능력이다. 그래서 진정한 의미의 수의근은 자유의지를 가진 인간에게만 있는 것이라고 필자는 보고 있다.

02 | 불수의근

불수의근은 내 의지와 관계없이 움직이는 근육이다. 신경계로 보면 자율신경계로서 인체의 항상성 유지를 통한 생명유지의 내적인 역할을 수행한다. 노동이나 투쟁활동을 통해 생명유지에 필요한 먹는 활동까지는 수의근의 역할이지만, 음식물이 입을 통하여 목으로 넘어가는 순간부터 그 음식물에 대한 역할은 불수의근으로 넘어간다. 불수의근은 몸 속 각종 장기의 활동이나 순환, 호흡, 체온조절, 호르몬촉진, 신진대사 등의 임무를 수행하게 된다. 만약 이러한 불수의근마저 수의근으로 만들어졌다고 하면 인간은 먹은 음식을 의식적으로 소화를 시켜야 하므로 잠도 잘 수 없고, 늘 바쁘게 일을 해야만 생명을 유지할 수 있다.

만약에 심장이 수의근으로 만들어졌다고 하면 사람은 자살을 너무나 쉽게 할 수 있다. 그래서 조물주는 인간에게 자유의지는 주었지만, 생명을 함부로 다루지 못하도록 생명의 본질적 문제를 다루는 근육은 모두 불수의근으로 만들지 않았나 싶다.

[표2] 근육의 내용적 종류

기능적 분류	역 할
불수의근–자율신경계 (개인의 의지 X)	• 내적인 역할(항상성 유지)–몸 속 각종 장기나 순환, 호흡, 체온조절, 호르몬촉진, 신진대사 등 임무수행 • 본능적 생명유지
수의근–뇌와 척수로 구성된 중추신경(개인의 의지 O)	• 외적인 역할(노동, 투쟁)–생명유지에 필요한 자유의지의 운동임무 수행

2 근육의 질적 분류

01 연성근육

연성근육은 부드럽고 통증이 없으며 모든 신경전달과 대사기능을 수행할 수 있는 최상의 근육상태를 말한다. 많은 사람들은 근육이 단단하고 근육량이 많으면 건강한 것으로 잘못 알고 있는 경우가 많다. 청소년기와 20

대 초반에 선수생명이 끝나는 일명 반짝 선수들의 특징은 근육이 단단하고 유연성이 부족하다. 연성근육은 체질적으로 유연성을 타고난 사람도 있지만 몸을 정렬시킬 때 만들어진다. 자세가 부정렬되어 있으면 유전적으로 아무리 좋은 몸을 가지고 있어도 몸은 경직되게 되어 있다.

맵시이론이 정립된 이후 연성근육을 만들고 몸이 건강해진 이후 필자만큼 몸이 부드러운 사람을 딱 한 사람 보았다. 그는 필자의 10년 후배이며 제29회 베이징 올림픽 남자 유도 60kg급 금메달리스트인 최민호이다. 그가 유도선수로서는 퇴물로 취급받을 나이인 29살의 나이로 올림픽 금메달을 목에 걸 수 있었던 것은 자신의 투지와 노력의 결과였겠지만, 그 꿈을 가능케 했던 것은 바로 연성근육에 있었다고 필자는 믿고 있다. 굳이 올림픽 금메달리스트가 아니더라도 늦게까지 운동선수 생활을 하는 사람들의 근육은 연성근육의 소유자들이 대부분이다.

02 | 경직근육

근육의 경직은 혈액과 근육에 젖산이 축적되면 오게 되는데 그 원인은 근육의 과부하, 신체의 부정렬, 무산소운동 등 3가지이다. 근육이 경직된 사람은 늘 피곤하고 호흡, 소화, 생리, 대사 등의 기능이 원활하지 못하여 면역능력이 떨어지고 경직상태가 지속되면 큰 병이 생길 수 있다. 또한 필자의 경우와 현장지도 경험을 통해 경직된 근육은 운동능력 저하는 물론 성장기 아이들에게는 정상적인 성장을 방해하는 가장 큰 원인임을 알게 되었다. 이런 경직근육의 소유자들은 몸에 미치는 '힘의 3대 요소' 이론에 따라 몸을 정렬만 시켜도 경화근육에 비해 회복속도가 매우 빠르게 나타난다.

03 | 경화근육

경화근육이란 근육이 섬유화되어 정상적인 혈액공급과 신경전달물질의 작용이 용이하지 못한 근육이다. 그러므로 근육의 수축(작용근)과 이완(길항근)이 원활하지 않아 유연성 및 각종 운동수행 능력이 현저히 감소되고 감각이 무디며 통증을 느끼지 못하는 상태가 된다. 흔히 근육이 뼈처럼 단단하게 변화한다고 해서 '근육의 골화'라고도 말한다.

경화근육 소유자들의 문제는 단순히 운동수행 능력이라는 기능상의 문제뿐만 아니라 점점 몸이 굳어져서 몸에 큰 병이 시작되어도 잘 인지하지 못하게 되는 데에 있다. 근육은 경직으로 인해 장기간 사용하지 않으면 주변 조직과 유착이 되거나 골화가 진행된다. 또한 골격근이 아닌 잘 움직이지 않는 근육에 골화가 지속되거나 신체의 특정 부위에 지속적인 충격이 가해지면 근육이 점점 딱딱해지면서 감각을 잃게 되는 현상이 나타난다.

몇 년 전 울산에 40대 계모가 의붓딸을 지속적이고 잔혹하게 학대해 숨지게 한 사건이 발생했었다. 부검한 결과 대부분의 갈비뼈가 부러져 있는 잔인한 부분도 있지만 필자가 주목한 점은 사망자의 머리 몇 부분에 조직 섬유화 증상이 발견된 점이다. 이는 구타 후 파손된 조직이 다 아물기도 전에 재차 지속적으로 맞고 살았다는 증거이다.

예전에는 무도인들이 정권단련이라 해서 주먹의 감각을 무디게 하는 훈련을 하였다. 무에타이 선수들이 정강이뼈로 고통을 참으며 딱딱한 샌드백을 치는 과정이 이와 비슷한 경우다. 또는 자라목이 심하다 보니 목뼈 6, 7번과 등뼈 1, 2번 부위가 굽어 수년간 목에 심한 통증으로 시달리다가 나중에는 딱딱하게 굳어서 통증을 느끼지 못하는 현상이 나타나는데 이러한 경우도 근육이 경화된 때문이다.

특정 부위에 대한 끊임없는 외부 자극으로 인한 부분적 섬유화도 문제지만, 척추의 변형과 그 주변 근육의 섬유화는 더 큰 문제를 야기한다. 이것은 해당 척추뿐만 아니라 관련된 장기의 근육을 마비시키면서 관련 장기의 기능이 저하됨은 물론 기능저하 자체를 인식하지 못하는 경우가 발생하고, 몸 전체의 면역력을 떨어뜨리면서 또 다른 큰 병의 원인이 되기 때문이다.

[표3] 근육의 질적 종류

질적 종류	상 태
연성근육	부드럽고 통증이 없는 상태
경직근육	굳어 있고 통증과 피로도가 높은 상태
경화근육(섬유화된 근육)	근육의 섬유화로 감각이 무디고 통증을 느끼지 못하는 상태

3 근육의 구조에 따른 종류

01 | 골격근

손·발·팔·다리·가슴·배·등의 피부 바로 밑에 있으면서 뼈와 뼈 사이에 붙어 있는 근육을 골격근이라 한다. 보통 살이라든가 근육이라든가 할 때는 골격근을 말한다. 골격근은 '가로무늬근'이라고도 하며, 수의근에 속한다. 골격근은 의지에 관계가 있는 운동신경이 전달해 주는 자극에 의해 움직이는 근육이다.

02 | 심근

심장근도 가로무늬가 있으므로 가로무늬근의 일종이지만 의지에 따라 움직일 수 없는 불수의근이다. 심근이나 내장근은 의지와 관계가 없는 자율신경의 신호에 따라 움직인다. 또한 경우에 따라서는 아무런 신호를 받지 않아도 자동적으로 수축과 이완을 되풀이하는 성질을 가지고 있다. 심근에는 이런 성질이 있으므로 우리의 뇌나 신경이 쉬고 있는 수면 중에도 혈액을 순환시킬 수 있어서 생명을 유지할 수 있다.

03 | 내장근

심장 · 위 · 방광 · 자궁 등 내장이나 혈관 · 림프관 등의 벽을 이루고 있는 근육으로 심근 외의 내장근은 민무늬근으로 이것 역시 의지에 따라 움직일 수 없는 불수의근이다.

근육은 수축(오므라드는 현상)과 이완(늘어나는 현상)이 반복되면서 그 기능을 하는데 부피가 축소되거나 늘어나는 것이 아니라 수축되면 근육이 굵어지는 것이다. 모든 근육은 수축과 이완을 통해 기능하는데 수축 속도는 골격근이 제일 빠르며 다음은 심근이다. 내장근인 민무늬근은 매우 느리게 수축과 이완을 반복한다. 인체에는 크고 작은 약 400개의 골격근이 있어 빠르고 복잡한 운동을 할 수 있다. 심근이나 내장근은 뼈와는 관계없이 자루 모양인 장기 장간막에 부착되어 있기 때문에 이 근육들이 수축됨으로써 자루의 내용물이 밀려나간다. 예를 들면 심장은 혈액을, 방광은 오줌을 밀어낸다.

06 인류 역사를 통해 본 현대인의 건강 문제

1 노동량 보존의 법칙

필자가 그동안 건강 관련 강의와 지도를 통해 새롭게 느낀 것이 있다. 자연에는 질량보존의 법칙이 있듯이 인간의 노동에는 '노동량보존의 법칙'이 있다는 사실이다. 즉, 인간이 수행할 수 있는 노동 양은 어느 정도 정해져 있다는 의미이다. 그 이유는 남들보다 더 많은 시간 동안 공부와 일을 하여 일찍 성공의 길에 들어섰지만 그만큼 일찍 큰 병을 얻는 모습을 많이 봐 왔기 때문이다. 어느 한 지식노동자의 경우를 소개하고자 한다.

2 어느 지식노동자와의 만남

2011년 봄 키가 크고 당당한 체구의 사람이 몸을 가누지도 못한 채 세상의 고통을 혼자 짊어진 것 같은 표정으로 필자를 찾아왔다. 그는 멀리 제주도에서 누구보다도 열심히 공부하여 명문대에 진학하고 국내 대기업 H사에 평사원으로 입사했던 방00 씨였다. 입사 후 그는 밤낮을 가리지 않는 남다른 성실성과 승부욕으로 열심히 일을 하여 35세의 젊은 나이에 H식품개발연구소 소장으로 초고속 승진을 했다.

그리고 그는 몇 년 뒤 갑작스런 폐질환으로 큰 수술을 했지만 그 후유증으로 휴직과 복직을 반복하다가 결국 퇴사하기에 이르렀고 필자를 만나러 왔다. 수술은 잘 끝났지만 원인 모를 통증으로 정상생활이 불가능했기 때문이다. 국내 최고의 병원과 명의들을 찾아다녔지만 원인과 해결방법을 찾지 못하고 결국 필자를 찾아와 운동처방을 선택한 것이었다. 그의 카카오톡 말풍선에 자신의 상태를 나타내는 글을 보면 '지구의 종말이 오면 이 고통에서 벗어날 수 있을까?'라고 써져 있었다. 그의 고통이 얼마나 심각한 수준인가를 볼 수 있는 대목이다.

환자의 업무 자체가 식품과 건강관련 업무이다 보니 의학 지식이 매우 높았다. 그에게 맵시운동의 이론 배경(우리 몸에 미치는 힘의 3대 요소-중력, 복원력, 자각실천능력)과 맵시진단법으로 눌린 곳을 기준으로 통증의 원인과 해결방법을 설명하니 매우 논리적인 이론이고 '아직 받아보지 못한 진단'이라 기대가 크다는 말을 하고 열심히 운동을 했다. 그 뒤 매주 2회씩 지도를 받고, 스스로 낫기 위한 끊임없는 노력 끝에 그해 가을에 그룹 회장님의 면담을 통해 다시 복직하게 되었다. 7개월여 만에 만들어 낸 결과였다. 상담을 하면서 그가 말하길 "병원에서 폐수술은 성공적으로 이뤄졌다고 하고, 다른 문제가 없다는데 이렇게 통증이 심하다."고 하였다. 거기에 필자가 내린 진단과 해결방법은 이런 것이었다.

"소장님! 인간은 직립보행을 하는 존재입니다. 어깨가 뒤로 확 젖혀져 있고 가슴이 넓어지면 어깨와 골반의 균형이 바로잡히게 되는데, 이는 척추를 건강하게 만들게 됩니다. 척추 건강은 오장육부의 기능을 향상시키고, 온몸의 근육을 편안하게 만들어주기에 건강한 몸을 가지고 살 수 있는 것입니다. 그런데 소장님은 키가 커서 다른 사람들과 눈을 맞추려다 보면 평소 등이 굽기 쉬운 체형이십니다. 거기에 어릴 때부터 공부와 일을 열심히 하셨다 하니 더욱 등이 굽을 수밖에 없는 신체구조와 생활환경을 가지고 계십니다. 굽은 등은 오장육부의 기능저하로 인한 면역력 약화를 가져왔고, 가장 먼저 병이 찾아온 장부가 폐였던 것으로 판단됩니다. 그리고 가슴을 여는 큰 수술을 겪으면서 심리적 공포와 육체적 통증으로 인해 몸을 더욱 움츠리게 됐고, 움츠린 몸은 면역체계를 더욱 약하게 만들게 되었습니다. 온몸의 경직도 마찬가지입니다. 바른 직립보행을 위해 근육과 골격이 제자리에 있어야 하는데, 몸이 굽다 보니 우리 몸의 복원력(등척성운동)이 과도하게 커지고 이로 인해 근육에 젖산이 과잉 축적되고 근육은 지속적으로 경직되어 통증을 유발하게 된 것입니다. 제가 볼 때 소장님은 뭉친 근육을 풀면서 몸을 바르게 펴는 우리 운동을 하시게 되면 자연스럽게 통증이 해결될 것으로 보입니다. 병원에서도 별다른 질병이 없다고 하니 이 운동만 하셔도 충분히 효과를 보실 수 있을 것으로 보입니다."

방소장님이 지긋지긋했던 통증에서 벗어나 복직에 이르기까지 필자가 해준 것은 몸을 바르게 펴는 방법을 지도하고, 생활 속에서 몸을 굽게 만드는 환경적 요소들을 하나하나 제거하는 건강한 생활운동을 가르친 것밖에 없다. 직립보행을 하는 인간 본연의 정렬된 모습을 만드는 것이 최고의 치유방법이었던 셈이다.

③ 건강 측면에서 본 인류 역사의 3단계

필자는 건강 측면에서 인류의 역사를 크게 3단계로 나누었다. 그 기준은 첫째 최초의 인류로 기록되는 오스트랄로피테쿠스(390만 년 전~300만 년 전)의 탄생이다. 뇌의 용량은 지금 인류의 1/3에 불과하지만 골반이 발달하여 직립보행을 하게 됐고, 도구를 사용한다는 점과 유전적으로도 인류로 구분될 만큼 인간의 특징을 명확히 가지고 있었다. 둘째로는 농경시대(신석기-약 8000년 전)의 시작이고, 셋째가 산업사회(200년 전)의 시작과 전기의 발명으로 인한 노동시간 연장이다.

인류 역사 속에서 지금까지도 많은 갈등을 빚어온 것이 진화론과 창조론이다. 여기서 기술한 역사인식에 대해서는 "달을 보라고 하늘을 가리켰더니 손가락 손톱이 기네" 같은 우는 범하지 않았으면 좋겠다. 필자가 이야기하고자 하는 '인간은 오랫동안 직립보행을 해온 존재'라는 것에 의미를

두기 바란다. 진화론도 주장에 불과한 것이고 창조론도 과학적 해석을 주
장하는 분들에게는 비논리적 주장에 불과할 수 있기 때문이다. 어찌 됐든
'인간은 직립보행을 할 수 있는 이상적인 자세를 확립하는 것이 자기 정체
성을 확립하는 것이고, 자기 정체성에 맞게 살아가야 건강하다'는 이야기
를 하고 싶다.

또한 이동생활을 하다가 농경생활로 정착했다고 하는 주장과 반대로 기
후나 작물의 조건이 농사짓기에 좋았던 곳에 살았기 때문에 처음부터 이동
생활을 할 필요가 없었으므로 정착생활을 했다는 주장도 있다. 하지만 중
요한 것은 이러한 주장들이 아니라 이동생활을 하는 집단보다 농경 집단이
더 크고 과학문명이 발달하여 그들이 더 강했다는 사실이다. 이 책에서는
각급 학교 교과서에 나온 내용을 중심으로 다음과 같이 시대구분을 하였고
이에 따라 설명한다.

[표4] 건강 측면에서 본 인류 역사 3단계

시대구분	400만 년 전 (오스트랄로피테쿠스)	8,000년 전 (신석기시대)	18세기 ~ 현재 (산업사회–글로벌시대)
생 업	수렵과 채집 (이동생활)	농경시대의 시작 (정착생활)	산업사회(물질의 시대)~ 지식정보, 가치창조시대

노동형태	• 햇빛이 있을 때만 일함
	• 환경적 조건, 육체적
	  능력만큼 채취와 소비
		• 햇빛이 있을 때만 일함
		• 생산과 소비의 증가
			• 전기발명
			  –노동 시간 연장
			• 분업으로 대량생산
			  가능–단순 반복 작업

집단규모	소집단	소집단 VS 대집단	국가 VS 국가 ~ 글로벌화

분 배	원시공산제	소유 개념 형성	분배 갈등 증가
사회구조	평등사회	계급사회의 시작	개인의 자유증가
건 강	• 자연 환경에 맞서 생존하기 위한 강인한 체력이 요구됨 • 인간의 이상적 생활태도로 현대인들과 비교하면 통증을 덜 느끼며 살았을 것으로 예상	• 노동 생산성이 증가되어 영양 상태 개선과 수명연장, 인구증가 • 지배계급(편자–장수)과 피지배계급(굽은 자–단명)으로 구분	• 물질문명의 발달로 평균수명은 길어졌지만 과잉 영양과 굽은 생활의 확대로 건강생활의 질은 축소되고 있음

인류는 약 400만 년간 직립보행을 해오며 살아왔다. 거친 자연환경에 맞서 생존하기 위해 수렵과 채취가 용이하도록 가슴은 펴져 있고, 시선은 네발짐승보다 멀리 볼 수 있으며 척추는 적당한 만곡을 이루어 몸에 오는 충격이 뇌에 직접 가해지지 않도록 완충작용을 하고 골반에 받쳐져 당당한 인간의 모습을 유지해 오며 살아왔다. 수렵과 채집활동에 용이한 인간 본연의 자세는 인간을 자주적이고 창조적으로 발달시켜왔으며, 세상의 주인으로 만들게 하였다.

농경시대가 시작되면서 인간은 이동생활에서 정착생활로, 소집단에서 대집단화됐다. 노동 생산성이 증가되어 식량이 풍부해지면서 수명연장과 인구가 증가되었다. 많은 노동력이 필요했던 농경집단은 작은 이동집단을 공격해 노예화했고, 소유의 개념이 생기고 계급사회가 시작되었다. 이후 인간은 지배계급은 편자가 되고 노예계급은 굽은 자가 되었다. 몸을 편자는 건강하고 장수하게 됐지만, 굽은 자인 노예는 허리를 굽히고 일만 해야 했고 인간의 몸에 맞지 않는 굽은 자세는 만병의 원인이 되어 단명을 하게 되었다.

　수백만 년 동안 당당하게 펴져 있던 인간의 몸은 산업사회 이후 생산성 향상을 위해 건강을 무시한 육체노동 환경(즉, 굽은 자세로 노동)과 분업화에 따른 단순 반복노동으로 쓰는 근육은 지나치게 사용하여 과부하가 걸리고, 쓰지 않는 근육은 기능이 퇴화되는 신체 불균형이 초래되었다. 그래도 18세기 이전까지는 특별한 일이 없으면 해가 떴을 동안만 일을 했겠지만 산업사회가 시작되고 전기와 더불어 백열구가 발명되면서 인간은 밤낮 구분 없이 노동에 시달리는 나날로 변했다. 특히 현대에 와서는 과학문명의 발달로 많이 움직이지 않아도 살아갈 수 있는 기계화로 인하여 근육과 오장육부는 기능이 퇴화되고 경직되게 되었다. 신체 불균형이 심화되고 내부 장기가 압박되어 이는 결국 심혈관계 장애로 이어져 면역체계의 약화로 만병의 원인으로 작용했다. 이렇듯 자세의 문제는 건강과 직접적으로 관계된다.

4 888운동

　2012년 9월 매우 의미 있는 연구결과가 발표됐다. 마리아나 비르타넨 박사가 이끄는 연구진이 근무 시간과 심장병의 연관성에 대해 1958년부터 최근까지 발표된 연구결과 12건을 모아 정리한 내용이다. 동서양을 포함하여 조사 대상자만 22,000명에 이른다. 결론은 8시간 이상을 직장에서 보낼 경우 심장병 발병 확률이 40~80% 높게 나타났다.

　필자는 건강운동 강의를 하면서 사회문화운동의 하나로 888운동을 주장해 왔다. 8시간 자고, 8시간 일하고, 8시간 쉬자는 얘기이다. 가장 비인간적인 노예제에서도 인간은 해가 떴을 동안만 노동을 했던 것으로 보고 있다. 평균 8시간 노동이다. 쉬고 재충전해야 한다.

회사와 사회가 빼앗은 부모를 아이들에게 돌려보내야 한다. 교육에 있어서 가장 중요한 것은 가정교육이다. 건강한 가정 안에서 사랑받고 사랑하며 건강한 가족공동체의 의미를 배워야 사회가 건강해진다. 법과 단속으로 사람을 통제하고 가두는 데에는 한계가 있다. 사랑과 공동체의식을 높이는 것은 건강한 가정에서만 가능하다. 경제적으로 풍요로워도 부모로부터 사랑받지 못하는 아이, 보호받지 못하는 아이는 불행해진다. 사회는 그 다음이다.

건강을 지키기 위해 바른 자세를 유지하려는 각자의 노력은 필수적이다. 또한 작업환경을 개선해야 한다. 공장 작업환경부터 일반 사무직 작업환경까지 직립보행하는 인간의 가장 이상적인 자세를 유지하고 건강한 노동을 할 수 있는 환경으로 만들어야 한다. 그래서 맵시운동이 지향하는 운동은 개인의 신체운동을 넘어 생활문화 개선이라는 사회운동으로까지 확대하는 것을 목표로 하고 있다.

한글처럼
쉬운
'맵시진단법'

01 맵시진단법의 탄생

1 투병

    필자는 유년기부터 빈혈로 자주 쓰러지고, 위산역류로 가슴을 부여잡는 일이 많았다. 식재료에 따라 몸에 부작용을 일으키는 일이 잦았고, 배탈과 설사를 달고 살았다. 특히 좋아하는 꽁치, 멸치 등이 들어간 음식이나 떡볶이같이 매운 음식을 먹으면 바로 위산역류로 가슴을 부여잡았으며, 흰 우유를 마시면 배앓이와 설사를 각오해야 했다. 알레르기성 피부로 평생 가려움에 시달렸으며 발에 무좀이 너무 심하여 사타구니까지 올라와 정상적인 걸음을 걷기 힘들었고, 발톱무좀으로 인해 내 생애에 다시 내 발톱을 못 볼 것이라는 생각으로 살아왔다. 특히 계절별로 찾아오는 건선과 주부습진은 내 손의 지문을 볼 수 없게 만들었고 물건을 자주 떨어뜨리는 일도 많았다.

순발력은 좋은 데 지구력이 약했고, 늘 잦은 부상과 피로감에 시달려야만 했다. 기본 성품은 온화하고 배려심이 많았으나 내 기준에 맞지 않으면 짜증을 많이 내고 쉽게 분노했고, 몸은 타고난 근육질이었으나 유연성 부족으로 운동 동작 습득이 남들보다 늘 뒤처졌다. 무엇을 해도 자세가 나오지 않고 어색했으며 뭐든지 힘으로 해결하려는 경우가 많았다. 그래서 그런지 춤을 추면 차마 볼 수 없었던 것이 내 모습이었던지라 지금도 춤은 몸치다. 그래서 나는 춤을 잘 추는 사람이 가장 부러운 대상이며 언젠가는 방송댄스를 배우는 것이 로망이다.

고등학교 2학년 중반부터는 오십견으로 왼팔을 들 수 없는 상황으로 인해 왼팔은 거의 제대로 사용할 수 없었다. 목디스크와 허리디스크로 더 이상 정상적인 훈련을 소화할 수 없는 선수생활을 해야 했고 열심히 하는 다른 선수들에게 늘 미안한 마음이었다. 그래서 훈련은 늘 구경만 하는 경우가 많았는데, 특기생으로 고등학교에 입학한 상태여서 연습이 부족한 상태지만 경기에는 출전해야만 했다. 늘 힘들고 무기력한 내 삶에 허리통증과 더불어 하나의 혹처럼 나를 괴롭히는 것이 또 하나 있었는데 왼쪽 어깨뼈 주변의 담결림이었다.

지금 생각하면 눈물이 날 정도로 평생 나를 힘들게 했으며, 어떠한 치료와 처방을 해도 그때뿐이었다. 심지어는 조상신이 붙어서 그런 것이니 굿을 해 보라는 제안까지 들어왔다. 어려서는 절에 다니며 부처님께도 빌었고, 청소년기에는 교회를 다니며 하나님께도 빌어 봤다. 성인이 돼서 술을 배운 뒤로는 남들보다 술이 약했으며, 잘 토해서 늘 울렁증에 시달리며 살아왔다. 특히 소화기능이 너무 약해서 밥만 보면 한숨을 쉬어야 했다. "아!

이걸 또 먹어야 사는구나." 속으로 생각하며 한 그릇을 비우면 나는 그냥 바닥에 쓰러져야 했다. 그리고 바닥으로 한없이 꺼져 내려가는 나를 느껴야 했고, 비몽사몽간에 시간이 한참 흘러야 아픈 허리를 짚고 일어날 수 있었다. 그리고는 아무렇지도 않은 듯 표정관리를 하며 내 일을 해야 했다. 양방에서는 저혈압이라는 진단이 늘 따라다녔고, 한방에서는 "체질적으로 소화기, 폐기능이 약하고 기가 허하다."라는 얘기를 듣고 살았다.

나는 2009년 이전까지 연간 평균 의료비 지출이 기본 200~300만 원이 넘게 들어갔다. 양방으로는 늘 물리치료와 근육 이완제를, 한방으로는 침, 뜸, 부항, 사혈요법, 체질에 맞는 한약처방을, 민간요법으로는 각종 교정치료와 마사지 등을 번갈아가면서 찾아다니며 몸에 좋다는 것을 찾아 먹어야 했다. 그러다가 좀 좋아지면 참고 살다가 또 생활하기 어려운 수준으로 재발하면 병원과 여러 방법들을 찾아다녀야 했다. 이렇게 전국에서 유명하다는 곳은 다 찾아다니며 시간과 경비를 들였으나 내 병은 낫지 않았다. 특히 밥을 먹는 것이 제일 힘들었고 몸은 점점 말라갔으며 오십견과 담결림은 나를 더욱 지치게 만들었다.

2 의심

이렇게 어릴 때부터 20대 후반까지 난 실력이 있는 그 누군가가 내 병을 고쳐주기를 바라며 살아왔다. 하지만 잠시 좋아질 뿐 얼마 가지 않아 병은 반복해서 재발했고, 난 더 이상 그들이 내 병을 고칠 수 없다는 생각을 했다. 그래서 나는 기존 의학 지식에 대해 근본부터 다시 생각하기 시작했다.

왜냐하면 어디가 한 번 아프면 그곳은 평생 그 사람을 괴롭히며 쉽게 낫지 않기 때문이다. 세상에 완치는 없는가? 좋아졌다가 왜 재발하는가? 체질에 따른 처방을 했다고 하는데 왜 몸 상태는 바뀌지 않는가? 내 체질은 운명처럼 병을 달고 살아야 하는 것인가? 흔히 부모의 병은 자식에게 그대로 나타나는 경우를 보는데 그게 진짜 유전 때문인가? 병을 바라보는 근본 관점이 틀린 것은 아닌가? 이러한 생각을 하게 되면서 인간의 정체성과 병에 대한 나만의 생각을 정리하기 시작했다. '과연 우리 인간은 어떠한 존재이고 어떻게 살아야 건강하게 살 수 있는가?'라는 생각을 하기에 이르렀다.

필자는 어릴 때부터 꾸준히 치료경험을 쌓아왔다. 시골마을 의사 역할을 맡아 하시던 아버지를 도와 사람의 몸에 대한 관심을 가진 유년기를 빼고서도 몸을 만지기 시작한 것은 유도를 시작하던 15세 때부터이니 30년이 넘는 경험이 내 안에 축적이 되었고, 차츰 체계적으로 정리되어 갔다. 그래서 나온 것이 맵시진단법이다.

3 눌려서 뭉친 부위에 통증과 질병이 발생한다

그간의 치료경험을 토대로 필자는 매우 중요한 하나의 결론에 도달하게 됐다. '불가항력적 사고나 외부로부터 오는 특별한 스트레스 외에 통증이 발생하는 곳은 근육이 굳어 있으며 굳은 근육 중에서도 늘어나서 굳은 부위보다는 눌려서 수축과 이완이 되지 못해 뭉친 부위에서 나타나고 있다'는 것이었다. 이렇게 맵시진단법은 탄생하게 됐다.

필자는 어릴 때부터 등이 굽고 왼쪽 짝다리 짚기, 왼 팔꿈치를 괴고 앉는 습관이 있었다. 바로 이러한 습관이 모든 병의 원인이 되었다. 먼저 등이 굽음으로써 모든 장기가 짓눌려서 기능이 좋지 않았다. 당연히 어깨가 앞으로 쏠려 있어서 등이 굽게 되어 폐와 심장기능이 약했고, 그로 인해서 지구력이 약해졌다. 또 짓눌린 위장 때문에 늘 속쓰림과 위산역류로 고생했고 잦은 배탈과 설사를 달고 살았다. 특히 신장이 짓눌리면서 부종을 달고 살았으며 이로 인한 탁한 피와 뭉친 근육은 혈액순환 장애를 가져오며 기혈순환이 원활하지 않아 면역력이 약해졌고, 잔병치레를 달고 살았다. 얼굴색 또한 늘 누렇게 떠서 어디 아프냐는 말을 자주 들었으며 각종 알레르기성 피부질환에 시달렸다.

특히 양발 모두 무좀이 심했는데, 늘 디딤발이 되는 왼쪽 발의 무좀은 너무 심해서 맵시운동이 개발되기 전까지는 발톱이 거의 남아 있지 않았다. 왼쪽 목디스크, 편두통, 비염, 축농증, 안구건조증, 오십견, 손목터널증후군, 주부습진, 담결림, 허리디스크, 불면증, 아래무릎 시큰거림, 자주 삐는 발목, 잦은 장딴지 경련 등 모든 질병은 다 왼쪽에서 나타났는데 10대 때부터 있던 질병들이다. 필자는 이후 맵시이론을 정리하면서 삐뚤어진 몸을 정렬시키고, 평생 느껴보지 못한 건강한 몸과 맵시운동 지도사라는 직업으로 건강과 보람과 행복이라는 세 마리 토끼를 잡을 수 있었다.

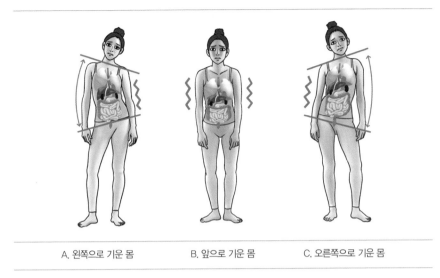

| A. 왼쪽으로 기운 몸 | B. 앞으로 기운 몸 | C. 오른쪽으로 기운 몸 |

[그림7] 몸의 기울어짐에 따라 눌려서 뭉치는 장기

몸은 그 사람의 역사이다. 어떤 습관을 가지고 어떻게 몸을 사용하느냐에 따라서 모양이 결정되고, 그 모양이 어느 방향으로 눌렸느냐에 따라 눌린 쪽으로 병이 생기게 되어 있다. 또 어느 장기가 오랫동안 눌려 있었느냐에 따라 그 장기의 기능이 약해지면서 굳어지게 되는데, 그 눌려 있던 장기의 기능이 무엇인지 알면 어느 기능이 약하고 그에 따른 어떤 현상이 나타나는지를 알게 되어 있다.

그래서 몸의 기울어짐을 보고 판단하는 맵시진단법은 매우 쉽고 누구나 몸을 진단하고 미래에 올 병을 예견할 수 있게 되어 있다. 이 진단법은 글자 모양을 따라 읽는 문자와 같아서 몸의 모양을 따라 책을 읽듯이 진단하게 된다. 그래서 한 번 글을 배워서 알면 틀리지 않게 읽는 것처럼 맵시진단법은 한 번 배우면 매우 정확하게 진단할 수 있는 진단법임을 필자는 임상경험과 배출된 맵시지도사들의 현장적용을 통해 확인해 왔다. 오죽하면 외부 특강에서 진단을 하면 수강하시는 분들이 "미리 짜고 들어왔나?"라는 말을 할 정도이다. 이렇게 맵시진단법을 통하면 통증과 질병의 원인을 정확히 알기에 해결방법도 명확해지면서 그 효과가 다른 운동치료법에 비해 놀라운 결과를 가져왔다. 이러한 결과는 별다른 홍보도 없이 입에서 입으로 퍼지며 해마다 맵시 인구가 늘어나고 있으며 2018년도에만 전국에 5,000여 명의 신규 회원이 가입할 정도로 빠르게 확산되고 있다.

하지만 한글을 읽을 수 있다고 해서 글의 내용을 모두 이해할 수 없듯이 기본적인 진단법을 배워도 직접 종합적으로 판단하는 것은 많은 임상경험과 자세한 교육을 통해서 그 정확성을 높여 나갈 수 있다. 몸이 부정렬되면서 지속적이고 반복적으로 눌러서 생활해왔던 쪽으로 병이 온다는 사실을 알게 되면서 바른 몸을 만드는 데 초점을 맞춰 '맵시운동'이라는 운동법이 만들어지고 그 이후 이 모든 병으로부터 자유로워질 수 있게 되었다.

02 진단에 앞서 이해해야 할 것들

1 질병은 갑자기 생긴 것이 아니라 있던 것이 확인되는 것이다

사람은 아프거나 체력이 예전과 같지 않다고 느낄 때 자신의 몸에 문제가 있다고 생각하게 된다. 평소 특별히 아픈 곳이 없거나 무리한 신체활동을 하지 않는 한 자신의 체력이 예전과 같지 않음을 알기는 쉽지 않다. 그래서 맵시진단법으로 문제가 있다고 설명을 해도 잘 인정하지 않는 경향이 많다. 하지만 맵시진단법을 통해 몸이 지속적으로 기울어졌다고 진단되었다면 당장은 아프지 않더라도 그곳에 문제가 있다고 봐야 옳다. 그리고 실제로 기울어진 쪽과 반대쪽의 근육을 눌러보면 특별한 통증을 느끼게 되어있고, 더 큰 통증을 느낀 쪽부터 질병을 확인하게 되어 있다.

[그림8]과 같이 가령 건강온도를 36도씨라고 할 때 A라는 사람은 36도

씨에서 쌀가마니를 한 번에 들어올릴 수 있다고 가정하자. A가 오래간만에 추수철이 되어 농사를 짓는 고향 어머니께 내려갔다. 한참 추수가 진행되는 논에서 A는 예전 생각으로 쌀가마니를 번쩍 들어올리다가 허리에 급성 통증이 유발되었다. A는 왜 허리통증 환자가 되었을까? 그는 자신도 모르는 사이에 건강온도가 내려가 있었지만 인식 못하고 있었던 셈이다. 별다른 통증도 없었고, 체력적으로도 문제를 느낄 수 없었기 때문이다. 그러나 잘못된 습관은 소리 없이 쌓이고 불편해진 몸은 자기도 모르게 서서히 적응하며 살아왔기에 특별한 계기가 없는 한 질병을 인식하기 힘들었다.

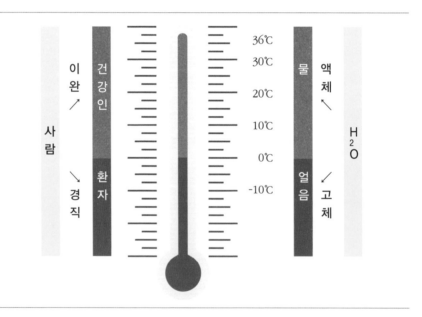

[그림8] 질적 변화 개념도(사람과 H_2O)

추수를 마치고 돌아오는 길에 어머니께서 김장김치를 주셔서 트렁크에 싣다가 허리통증이 유발되었다. 평소 같으면 일도 아닌 활동에 급성 허리통증이 유발된 셈이다. 그렇다면 김치통 때문에 통증이 발생된 것인가? 아니다! 그 사람의 건강온도가 20도씨까지 내려갔기 때문에 어느 지점에서 환자로 질적 변화가 일어났다.

집에 들어와서 예전 같지 않은 몸의 불편함을 느낀다. 머리를 감기 위해 고개를 숙이다가 급성 허리통증이 나타났다. 그렇다면 머리 감을 때 잡은 샤워꼭지 때문에 허리통증이 온 것인가? 아니다! 그전에 건강온도가 10℃ 이하로 내려가 있다가 불편한 자세를 취할 때 통증이 발생되자 질병을 확인하게 되었다.

질병은 자기도 모르는 사이에 잘못된 자세를 만드는 습관이 지속되고 반복되면서 오게 된다. 맵시진단법은 굽고 기울어지면서 만들어진 몸의 모양과 근육의 질을 통해서 자세를 평가한다. 자세만으로도 다가올 질병을 예견하고, 진행된 질병을 정확히 밝혀 낼 수 있는 진단법이다. 또한 어려운 의학적 지식 없이도 쉽고 간단하게 자신과 가족의 몸을 진단하고 예견할 수 있는 놀라운 진단법이다.

2 당신은 이렇게 환자가 되고 있다

물과 얼음은 수소원자 2개와 산소원자 1개가 만나 이루어진 것으로 구성요소는 같지만 그 질에 따라 액체와 고체로 나누어질 수 있다. 사람도 인간이라는 인격체로서의 본질은 같으나 건강인과 환자로 삶의 질이 달라질 수 있다. 이와 같이 어떤 변화가 사물에 대한 이름까지 변화하도록 했을 때 우리는 '질적 변화'라고 한다.

그렇다면 질적인 변화는 어떻게 오는가?

이는 지속적이고 반복적인 실천에 의해서 일어난다.

차가운 물이 순식간에 끓어오르거나 뜨거운 물이 한순간에 얼음이 되는 일은 없다. 만약 그럴 경우에는 인위적이거나 초자연적인 영향력이 가해졌을 때만이 가능한 일이다. 물이 서서히 온도가 올라가서 100도씨에서 끓고, 그 끓던 물이 차가워질 수 있는 환경에 노출되었을 때 서서히 내려가서 0도씨부터 얼음이 되듯이 질적 변화는 환경과 조건에 따라 서서히 변화하다가 어느 한계점에 다다르면서 질적 변화를 일으킨다.

사람의 몸도 마찬가지이다. 건강한 사람이 어느 한순간에 환자가 되거나 장애를 갖게 되는 것은 화학적, 물리적, 생물학적, 초자연적, 인위적 조작과 같은 사고 외에는 있을 수 없다. 생활환경, 건강관리 습관이 얼마나 오랫동안 지속 · 반복되었는가에 따라 건강은 달라진다. 따라서 사람은 태어나는 순서는 있지만 죽는 데에는 순서가 없다. 똑같이 건강하게 태어나도 건강한 환경과 습관을 가진 사람은 건강하게 살고, 병을 만드는 환경과 습관에 노출된 사람은 질병에 시달리며 단명한다. 이렇게 사람은 건강인(액체)에서 환자(고체)로 질적 변화를 가져오게 된다.

[표5] 지식정보 습관에 따른 삶의 질 1

건강한 출생	건강한 정보 · 습관○				무병장수 삶의 질 ⇧⇧		
	○ ⇨	○ ⇨	○ ⇨	○ ⇨	○		
건강한 출생	해로운 습관 ×		질병단명 삶의 질 ⇩⇩				
	× ⇨	× ⇨	×				
	0 10 20 30	40 50 60 70	80 90 100 110 120세				

　　사고가 유연한 사람은 대인관계가 원만하여 사회성이 좋지만 사고가 경직된 사람은 대인관계가 원만하지 못하다. 맑게 흐르는 물은 생명력이 넘쳐나지만 얼음 속에서는 모든 생명활동이 멈춰지듯이 사람의 몸도 근육이 부드러운 사람은 건강하고, 점점 경직되어 가는 근육을 가진 사람은 질병에 쉽게 노출되게 된다. 바꾸어 말하면 굳어간다는 것은 병들어가는 것이고 이는 죽음을 앞당기는 징조이다. 그래서 근육이 굳어가게 되면 통증을 통해서 미리 그 위험신호를 보내고, 그 통증의 원인을 본질적으로 해결해내지 못하면 끝내는 그 생명을 다하게 된다. 그래서 굳는다는 것은 곧 죽어가고 있다고 볼 수 있다.

　　그러나 몸이 아프고 고달픈데 어느 누가 그냥 아픈 대로 살고자 하겠는가? 그래서 사람은 끊임없이 질병치료와 건강생활을 위한 정보를 습득하고 실천하고자 노력하게 된다. 바로 이러한 노력이 지금의 의학을 발전시켰을 것이다. 하지만 아이러니하게도 예방의학도 병의 본질적 원인에 대한 예방보다는 치료중심의 의료문화와 경제논리에 밀려 예방주사제나 조기검진이라는 방법을 선택하고 있지만 발병 후에나 알 수 있는 의학적 진단에

머무르는 한계를 보이고 있다. 그러니 진정한 예방기능을 통한 국민건강 증진과 국민 총의료비 감축이라는 더 큰 가치를 놓치는 상황이 지속되고 있음에 안타까움을 금할 수가 없다.

우리는 흔히들 습관을 제2의 유전이라고도 한다. 유전은 아니지만 한 번 생긴 습관은 유전처럼 바꾸기 어려움을 비유한 말이다. 습관을 바꾸지 않는다면 자신의 건강도 개선시킬 수 없다. 습관은 유전이 아니다. 자신의 잘못된 습관이 무엇인지 정확히 알고 노력한다면 얼마든지 바꿀 수 있고 건강해질 수 있다. 문제는 '얼마나 정확한 정보인가?'이다. 만약 정확하고 올바른 정보를 통해 좋은 습관으로 삶을 지켜나간다면 건강을 회복할 수 있다.

[표6] 지식정보 습관에 따른 삶의 질 2

건강한 출생	해로운 정보 · 습관 × 건강한 정보 · 습관 ○		질병극복 삶의 질 ⇧	
	× ⇨ ○ × ⇨ ○ ⇨ ○ ⇨		△ ○	
건강한 출생	0 10 20 30 40 50 60	70 80 90 100 110 120세		

하지만 사람은 아프지 않으면 어느 순간 자신의 예전습관으로 돌아가게 된다. 그러면 여지없이 예전에 있었던 질병이 나타날 수밖에 없다. 끊임없이 이러한 악순환을 반복하는 사람은 천수는 누리지 못하겠지만 그럭저럭 나름 만족스러운 삶을 살게 될 것이고, 습관을 완전히 고쳐서 바른 생활을 하게 되면 천수를 누리며 건강하게 살 수 있다.

하지만 예전에 있었던 통증이 사라졌다고 해서 병이 다 나은 것은 아님을 명심해야 한다. 몸이 바르게 정렬되고 그러한 습관을 오랫동안 유지하고 지속시켜야만 건강인으로 질적인 변화가 일어난다. 오랫동안 해로운 정보와 습관 속에 살면서 질병이 발생했을 때 이에 대한 수정이 없다면 어떤 치료를 해도 100% 완치는 없다. 다만 현 상태를 유지할 뿐이다.

[표7] 지식정보 습관에 따른 삶의 질 3

건강한 출생	해로운 정보 · 습관 × 증상해결 정보 · 습관 △		질병생활 삶의 질 ⇩	
	× ⇨ △ × ⇨ △ × ⇨		× △	
건강한 출생	0 10 20 30 40 50	60 70	80 90 100 110 120세	

건강한 삶을 위해 환경과 습관을 바꾸고자 노력하더라도 현재 나타난 통증을 해결하는 데에만 집중된 정보나 잘못된 정보에 따라 노력한다면 병에 대한 증상은 어느 정도 해결할 수는 있으나 계속된 재발로 질병을 운명처럼 받아들이며 살아가게 될 수도 있다. 그러나 그 삶 또한 힘든 삶의 연속이고 노후에 경제적 손실과 건강하지 못한 삶으로 연명하는 데에만 급급한 초라한 최후를 보내게 될지도 모른다.

그래서 정확한 정보가 필요하다.

사람이 생명을 유지해 가는 요인은 크게 객관적인 요인과 주체적인 요인으로 나눠볼 수 있다. 우리가 흔히 말하는 의식주가 객관적인 요인이라면 섭취한 음식물과 수분, 산소를 잘 소화시켜서 내 몸의 피가 되고 살이 되게 하고 잘 순환되게 하는 것은 주체적인 요인이다. p167의 **5** 실패 없는 다이어트 '맵시활동'은 이러한 주체적인 요인을 개선시켜 객관적 생명활동을 균형 있는 삶으로 바꾸려는 실천을 목표로 하고, 맵시운동(Maepsi Exercise)은 진행된 질병과 그 원인인 부정렬된 몸을 정열시킴으로써 주체적인 문제를 해결하는 건강운동법이다.

맵시운동은 객관과 주변 환경에서만 찾던 병의 원인을 자신의 잘못된 자세에서 찾았고, 바른 자세를 확립하고 지속시켰더니 체질이나 유전적·환경적 유불리함에 관계 없이 건강한 몸으로 회복되는 것을 지켜봐 왔다. 물론 객관적 요인들을 무시하는 것은 아니다. 객관적 환경들은 자신의 의지로 극복되는 것도 있고 되지 않는 것도 있다. 하지만 바른 자세를 만드는 것은 자신의 의지만으로도 얼마든지 가능한 일이다.

맵시진단법 또한 몸이 바르고 기울어진 정도를 확인하여 지금까지의 생활습관을 유추하고, 현재의 질병을 찾아내며 또 다가올 질병을 예견하는 진단이 정확해야 해결방법도 명확하게 나온다. 그래서 진단이 제일 중요하다. 만약 진단이 잘못됐을 때 그에 따른 운동처방의 결과는 불을 보듯 뻔한 일이다.

3 현대의학적 진단의 문제점

요즘은 과학문명의 발달로 인하여 첨단의료기가 발명되고 기기의 도움을 얻어 사람의 몸을 정확히 진단하고 수술과 약물로 여러 질병을 직접 해결하는 시대에 살고 있다. 그래서 질병을 해결하는 방법은 점점 진화하여 인간의 생명연장의 꿈을 실현해 가고 있다. 과거에는 축적된 경험과 타고난 능력으로만 가늠할 수 있었던 병들을 현대에는 타고난 소질이 부족해도 기기 조작법과 의학 교육만 받으며 누구나 몸을 진단할 수 있으니 우리는 참으로 놀라운 시대에 살고 있는 셈이다.

그러나 이러한 첨단기기와 약물들은 연구·개발·운영 비용으로 인해 이를 이용하는데 많은 비용을 부담해야 하는 어려움이 있다. 뿐만 아니라 아무리 첨단기기에 의한 진단법이라고 하더라도 병이 발생되어야 문제를 인식하는 한계를 가지고 있다. 물론 사상의학과 같은 체질분별법에 따른 섭생을 통한 예방과 비만도나 혈압과 같은 여러 가지 기준에 따라 다가올 질병에 대한 경고와 예방법을 제시하고 있는 것도 사실이다. 하지만 그 질병의 원인을 바른 자세의 확립과 같은 주체적인 내적 원인에서 찾기보다는 체질, 유전, 생활환경(노동환경, 주거환경, 주변인 인적구성 등), 식습관, 인생관 등에 원인을 전가하고 있는 경우가 많다. 필자는 바른 자세의 확립과 습관을 유지하는 것만으로도 그동안 현대의학이 해결하지 못했던 수많은 질병들이 해결되는 것을 봐 왔고, 그러한 지도로 많은 사람들이 대형 병원에서도 해결하지 못하던 질병들이 해결되는 모습을 지켜봐 왔다.

현대의학은 조직이 손상되거나 용종이나 염증 등이 발견되거나 혈압이나 혈당·비만도의 수치가 일정 수준에 이르렀거나 통증이 유발됐을 때라야 '환자'라고 진단이 나온다. 하지만 맵시진단법은 자세가 기울이진 습관만 가지고 있어도 고쳐야 할 질병으로 보고 있다.

4 삶을 연명할 것인가? 누릴 것인가?

병을 증상 중심으로 보면 늘 쫓기고 연명하는 삶을 살게 된다. 아프면 병원 가고, 안 아프면 그냥 살고, 또 아프면 병원에 가기를 언제까지 반복하며 살 것인가? 평생 벌어놓은 것 누리지도 못하고 병원만 전전하며 살 것인가? 유병장수할 것인가 아니면 무병장수할 것인가? 이제는 '어떻게 늙을 것인가?'가 중요한 화두다. 건강한 노후야말로 노후준비의 핵심이다. 아프기 전에 자신의 건강을 진단하고 질병을 예방하는 것이 건강한 노후준비의 진정한 대안이다.

사람은 늙으나 젊으나, 남자나 여자나 멋지고 아름답기를 원하고 있다. 하지만 인생은 어깨가 굽으면서 등이 구부러지고 몸이 기울면 살이 찌거나 바짝 마르면서 피부건강이 나빠지고 외형적 아름다움도 볼품이 없어진다. 하지만 어깨를 펴고 바른 몸을 유지하면 각종 질병예방은 물론이고 적극적인 신체활동을 보장하는 건강한 몸과 멋지고 아름답던 자신의 원래 모습을 유지하면서 살아갈 수 있다. 바른 정신과 바른 습관을 유지하는데 큰 돈이 드는 것이 아니다. 몸을 바르게 정렬시켜 보라. 놀라운 변화가 생긴다.

병을 증상중심·치료중심으로 해결하려 해서는 절대 해결되지 않는다. 우리 몸은 각 분절로 되어 있고, 각 분절과 기관들은 모두 유기적으로 연결되어 있다. 그래서 어느 한 분절이 삐뚤어지게 되면 몸은 중심을 잡기 위해 모든 분절이 연쇄적으로 상호 기울어지게 되어 있다. 그 기울어진 곳에 병이 오고 모든 병은 순차적으로 또는 한꺼번에 찾아온다.

왼쪽 안구건조증이 있으면 안과, 왼쪽 코에 비염과 축농증이 생기면 이비인후과, 왼쪽 턱관절에 문제가 생기면 치과, 왼쪽 머리에 두통이 생기면 뇌 전문의, 왼쪽 목과 어깨통증과 팔저림이 있으면 정형외과, 왼쪽 얼굴에 화농성염증이나 피부질환이 생기면 피부과, 가슴이 아프면 흉부외과, 식도염과 위산역류가 생기면 내과, 왼쪽 가슴에 몽우리가 잡히면 암 전문의, 생리통이 심하거나 생리불순이 오면 산부인과, 왼쪽 허리가 아파도 정형외과, 치질이 오면 항문외과, 왼쪽 발에 무좀이 생기면 피부과, 족저근막염이 생기면 정형외과 등 이렇게 하나하나 치료가 가능하겠는가? 왼쪽으로 기울어진 몸을 바로 잡아보라. 모든 것이 한꺼번에 좋아지는 놀라운 결과가 만들어진다. 물론 오른쪽도 마찬가지고 앞뒤도 마찬가지이다. 바르게 정렬된 몸을 만들고 유지하면 놀라운 변화가 생긴다.

몸의 기울어진 모양에 따라 병을 미리 예견하는 '맵시진단법'과 기울어진 몸을 바로잡아 생활하는 '맵시운동(Maepsi Exercise)'과 펴진 몸을 바르게 유지하며 생활하게 하는 '어깨중심 신체이론'에 기반한 맵시 '생활운동'이 건강생활과 노후를 준비하는 진정한 대안이 될 것이라 생각한다.

03 맵시진단의 실제

　　맵시진단은 크게 수평적 진단과 수직적 진단으로 나누어 볼 수 있다. 수평적 진단은 엉덩뼈, 어깨뼈, 턱뼈 등 3단으로 나누어 엉덩뼈를 포함한 골반은 허리 아래의 질병을 결정하고, 턱뼈는 목뼈 위로의 질병을 결정하며, 어깨뼈는 위로는 턱뼈에 아래로는 골반에 영향을 미치면서 등뼈와 목뼈 6, 7번의 질병에 직접적으로 관계된다. 반면 수직적 진단은 몸의 좌우, 전후 기울어짐에 따라 4가지로 나누어 진단한다. 본 책에서는 정렬된 자세에 대한 이해가 선행될 때 전체 몸에 대한 이해가 쉬우므로 수직적 진단부터 논하도록 하겠다. (※참고 p138 척추건강은 골반보다 균형 잡힌 어깨가 절대 조건이다.)

1 서 있는 자세의 유형에 따른 수직적 진단

부정렬된 자세는 어깨뼈가 안으로 몰리면서 나타난다. 역으로 보면 어깨뼈가 바로 펴지면 양 어깨뼈 사이가 성인기준 5~8cm 정도 되면서 가슴이 펴지고, 등 뒤 어깨뼈 사이가 5~8cm 이상 벌어지지 않도록 생활하는 습관이 되면 몸의 부정렬은 오지 않는다.

01 | 정렬된 건강한 몸 진단

먼저 몸의 정렬상태를 스스로 진단해 보자. 수직의 벽에 등을 대고 발뒤꿈치, 종아리, 양 엉덩이, 등, 뒤통수, 양 어깨뼈가 벽에 닿은 상태에서 발뒤꿈치가 벽을 스치면서 제자리걸음을 걸어보자. 좌우 균형이 무너지거나 몸이 굽은 사람은 서 있는 것조차 힘들 것이고, 발을 떼는 순간 중심을 잡을 수 없다.

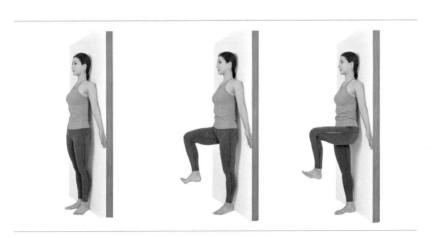

[사진4] 벽 걷기로 보는 진단

특히 몸이 많이 굽은 사람은 벽이 등을 떠미는 것처럼 벽에서 밀려나게 되어 있다. 하지만 벽 걷기가 잘 되어도 척추에 문제가 있는 사람도 있다. '굽은 등, 허리 과전만'을 가진 사람이다. 이런 사람들은 자라목이기 때문에 뒤통수가 벽에 닿게 되면 고개가 뒤로 꺾여서 시선이 전방보다는 높은 곳으로 향하게 되어 있다. 이렇게 특별한 경우만 아니면 몸 전체가 벽에 밀착된 상태에서 편하게 걸음을 걸을 수 있는 사람은 정렬된 몸의 소유자로 볼 수 있다.

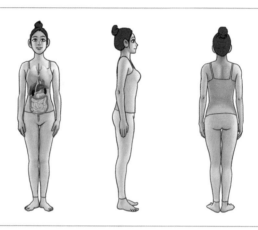

[그림 9] 바른 몸 건강한 장기

몸이 정렬된 사람은 모든 장기와 근·골격이 안정적으로 자리하고 있고, 부드러운 근육상태를 유지하기 때문에 심한 부담감을 주는 것을 먹지 않거나 사고를 당하지 않는 한 모든 장기나 근·골격의 건강상태가 좋을 수밖에 없는 몸이다. 물론 피부상태나 정신적으로도 건강한 상태를 유지하게 된다. 단, 여기서는 외부환경에 따른 화학적, 물리적, 정신적 스트레스는 염두에 두지 않는다.

<진단시 참고사항>
척추 좌측만(左側彎-왼쪽으로 만곡이 진행), 우측만(右側彎-오른쪽으로 만곡이 진행),
후만(後彎-뒤로 만곡이 진행), 전만(앞으로 만곡이 진행).
예컨데 허리뼈가 우측만이라고 하면 척추가 왼쪽으로 기울어졌다는 것이며 모양으로
는 오른쪽의 척추 각도가 볼록하게 넓어지고, 왼쪽의 척추 각도가 좁아져 눌러서 오목
하게 들어간 상태가 된다. 이때 통증은 눌린 왼쪽 부위에 나타난다. 허리뼈 전만이면
눌려 있는 허리 뒤 부위가, 허리뼈 후만이면 허리뼈 앞쪽으로 눌려 있는 엉덩허리근(장
요근)이 경직된다.

02 | 굽은 어깨에 좌우 짝다리를 짚는 유형

어깨뼈가 앞으로 굽게 되면 목뼈와 등뼈가 굽게 되고 굽은 어깨는 환
경과 습관에 따라 전후, 좌우 네 가지 방향으로 몸의 변위가 발생된다. 이
에 중심을 잃게 된 인체는 균형을 잡기 위해 골반이 전방, 후방으로 변위되
거나 좌우 측방으로 변위가 일어나면서 중심을 유지하게 된다. 이때 습관
에 따라 골반이 전방, 후방으로 변위가 되는 경우 어깨와 반대되는 방향으
로 골반과 턱이 동시에 이동을 하면서 서 있는 중심을 유지할 수밖에 없다.
어깨가 전방으로 굽을 때 몸의 중심을 잡기 위해서 뒤 페이지 [사진5] A, B
처럼 좌측 또는 우측으로 짝다리를 짚는 유형은 어깨부터 골반까지 동일
한 방향으로 기울면서 척추 후만과 좌 또는 우측만을 유발하게 된다. 여기
서는 골반의 좌 또는 우 측방으로 변형되는 과정에 대한 진단 내용이다. 어
깨가 굽음으로써 중심을 잡기 위해 몸 전체에 부정렬을 발생시키는 모습을
표현하였다.

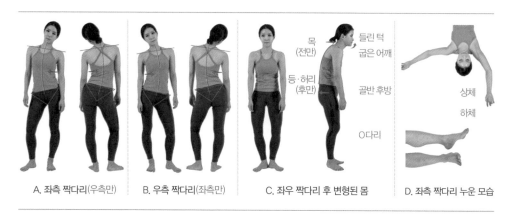

A. 좌측 짝다리(우측만)　　B. 우측 짝다리(좌측만)　　C. 좌우 짝다리 후 변형된 몸　　D. 좌측 짝다리 누운 모습

목
(전만)

들린 턱
굽은 어깨

등·허리
(후만)

골반 후방

상체

하체

O다리

[사진5] 굽은 어깨에 좌우 짝다리를 짚는 유형

1) [사진5] A 좌측 짝다리 – 왼쪽으로 기울어져 짓눌린 몸

(목뼈 · 등뼈 · 허리뼈 후만 · 우측만 또는 목뼈만 좌측만 / 어깨 좌하방 · 골
반 좌상방 · 턱 좌측방 또는 우측방)

앞에 '01 맵시진단법의 탄생'에서 필자의 경우를 적어 놓은 것처럼 서서
왼쪽으로 짝다리를 짚고, 앉아서 왼쪽 팔꿈치를 짚는 사람들은 왼쪽으로
모든 질병이 나타난다. 이러한 사람들의 특징은 측은지심이 많고, 의지력
이 매우 강한 사람들이다. 몸이 굽으면서 좌우에 위치한 모든 장기가 좋지
않게 되는데, 특히 왼쪽으로 몸이 기울면서 오른쪽은 상대적으로 덜 눌리
게 되어 오른쪽에 위치한 장기와 근골격계는 왼쪽에 비해 상대적으로 양호
한 상태이다. 따라서 오른쪽으로 기울어서 몸 우측에 있는 간의 기능이 약
한 사람들에 비해서 화학작용이 정상적으로 이뤄짐으로써 운동에너지 공
급이나 해독작용 등 간기능은 오른쪽으로 기운 사람들에 비해서 좋다. 따
라서 근골격계 질환은 오른쪽으로 기운 사람과 똑같이 나타나면서도 운동

에너지가 잘 나오기 때문에 의지만 강하다면 아파도 참고 일이나 운동수행이 가능하다. 예부터 '골골 팔십'이라는 말이 있다. 이런 말은 왼쪽으로 기울어진 사람들의 얘기가 아닌가 생각한다.

2) [사진5] B 우측 짝다리-오른쪽으로 기울어져 짓눌린 몸

(목뼈 · 등뼈 · 허리뼈 후만 · 좌측만 또는 목뼈만 우측만, 어깨 우하방 · 골반 우상방 · 턱 우측방 또는 좌측방)

오른쪽으로 기운 사람들은 간기능 저하로 전체적인 에너지가 부족하고 생명유지에 필요한 화학작용이 정상적이지 못하여서 대사기능이 원활하지 못하고 상대적으로 다양한 질병에 더 취약하다. 오랜 시간이 지날수록 오른쪽 편두통, 코막힘이나 비염, 축농증, 턱관절 염증, 목디스크, 오십견, 담 결림, 새끼손가락 쪽 손목, 주부습진, 건선, 오른쪽 폐, 간, 쓸개, 신장, 맹장, 허리, 고관절, 아랫무릎, 장딴지, 바깥 복숭아뼈와 발목통증, 무좀, 다리경련 등 종합적인 질병이 나타나게 된다. 이런 경우는 간기능 저하로 술에 약하거나 아예 못 먹을 가능성이 높으며, 글리코겐 공급이 원활하지 않음으로써 늘 만성피로감으로 활동성이 약한 사람일 가능성이 많다. 물론 스트레스나 과음, 과로 등의 원인이 있을 수 있겠지만 몸만 제대로 정렬시켜 보면 잘못된 자세가 주된 원인이었다는 것을 느낄 수 있게 된다. 또한 간이 안 좋으면 간에 붙은 쓸개도 굳어져서 그 기능이 약해진다. 쓸개(담낭)에서 분비되는 담즙은 지방을 분해하는 역할을 하는데 쓸개가 굳으면 지방을 분해하지 못함으로써 튀김과 같은 기름기가 많은 음식이 느끼하게 느껴져서 잘 먹지 못하게 되고 먹더라도 설사를 하게 된다.

또한 오른쪽 골반이 올라가면서 허리뼈(요추) 4, 5번의 좌측만으로 인한 디스크가 유발되고 눌린 오른쪽 허리뼈 4, 5번 통증의 원인이 된다. 또한 맹장, 방광, 자궁과 오른쪽 나팔관의 경직으로 맹장염, 방광염, 오줌소태, 요실금, 생리통, 생리불순, 변비 등의 원인으로 작용한다. 바꿔 말하면 바른 자세로 몸을 정렬시키지 않으면 아무리 여러 방법으로 치료를 한다고 하더라도 이러한 질병의 근본 원인은 해결되지 않는다.

또한 오른쪽으로 짝다리를 짚게 되면 골반은 오른쪽으로 이동하면서 올라오고 오른쪽 어깨가 과하게 내려가고 이동하면서 척추 전체가 좌측만을 가져오면서 눌린 오른쪽의 척추와 관련된 수의근·불수의근에 경직이 발생한다. 특히 간과 맹장, 신장기능의 저하와 오른쪽 다리 뒤 부위의 근육이 뭉치면서 혈액순환이 원활해지지 않아 오른쪽으로 하지정맥류, 무릎 아래 부위의 지속적인 시큰거림, 퇴행성관절염, 발목염좌, 족저근막염, 발뒤꿈치 갈라짐, 티눈 및 굳은 살, 무좀, 무지외반증 등 하지질환의 원인이 된다.

특히 하지불안증을 유발시켜 다리가 답답하여 '하지불안불면증'의 주된 원인이 되기도 한다. 이러한 사람들은 늘 피곤하기 때문에 잠은 금방 빠져들지만 답답한 다리로 인해 깊은 잠을 자지 못하고 좋지 않은 꿈에 시달린다. 발을 베개나 이불 같은 곳에 올려놓아야 그나마 마음이 안정되지만 그것도 금세 답답하여 벽에 발을 기대어 높이 올리기도 하고 이불을 걷어차는 행동을 밤새 반복하게 되는 경우가 많다. 특히 오른쪽으로 기운 사람은 전신의 근육기능을 주관하는 간이 눌려져 전신 관절질환과 피로감이 더 악화된다.

이러한 사람의 성격은 몸이 피곤한 관계로 짜증을 자주 내거나 타인과의 갈등을 아예 피하고자 하는 쪽이 많다. 또한 체력이 약하므로 상대적으로 두뇌회전이 빨라서 득실을 구분하는 능력이 탁월한 사람일 가능성이 높다. 남의 말을 끝까지 듣는 것을 힘들어하여 다른 사람의 말을 끊고 결론부터 듣고자 하는 일이 잦다.

3) [사진5] C 좌우측 짝다리 후 변형된 몸

예를 들어 왼쪽 짝다리를 짚는 습관이 오래된 사람들은 모든 질병이 왼쪽으로 진행되어 왼쪽에서 불편함을 느끼게 되고 자연스럽게 오른쪽 짝다리를 짚게 된다. 이렇게 시간이 흐르다 보면 오른쪽에서도 왼쪽과 같은 질병에 시달리게 되면서 기댈 곳이 없어진다. 이러한 사람은 조금이라도 통증이 덜한 곳으로 짝다리 짚기를 반복하게 되는데, 이렇게 시간이 흐르다 보면 척추 전반에 걸쳐서 후만과 복합적 측만이 발생한다. 이러한 경우를 흔히들 '꼬부랑할머니병'이라 하는데 허리가 심하게 굽고 무릎이 굴곡되면서 심한 'O'다리가 되기 쉽다. 처음에는 [사진6] A와 같이 어깨가 몸의 중심에서 앞으로 기울고 골반과 허리가 뒤로 빠진 만큼 고개가 뒤로 젖혀진 상태에서 보행이 가능하다.

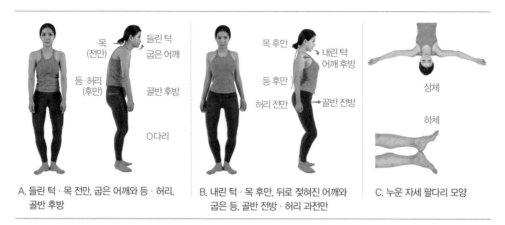

A. 들린 턱 · 목 전만, 굽은 어깨와 등 · 허리, 골반 후방

B. 내린 턱 · 목 후만, 뒤로 젖혀진 어깨와 굽은 등, 골반 전방 · 허리 과전만

C. 누운 자세 팔다리 모양

[사진6] 좌우 짝다리 후 변형된 몸

하지만 시간이 흐를수록 몸의 무게중심이 앞으로 몰리면서 넘어지려는 현상이 발생되어 걸음을 앞으로 쏠리듯이 불안하게 걷는 자세가 나타난다. 이렇게 시간이 흐르다 보면 사람은 스스로 중심을 유지하기 위하여 [사진6] A처럼 뒤로 빠졌던 골반을 [사진6] B처럼 과하게 앞으로 내밀고, 어깨는 뒤로 꺾인 닭의 날개처럼 과하게 뒤로 젖히게 된다. 이때 골반을 앞으로 내밀어서 상체의 전방 쏠림현상을 막으려 하나 단단하게 섬유화된 골반과 굽은 등뼈와 목뼈 6, 7번으로 인해 골반은 앞으로 가지 않고 허리만 과한 전만을 유발하기 시작한다. 여기에 뒤로 빠진 어깨뼈에 비해 턱은 골반과 같이 앞으로 향하게 되면서 턱이 내려가고 허리 전만 형태가 만들어진다. 그래서 현대의학에서는 그러한 사람들을 허리 전만 환자로 진단하는데 근본 원인은 굽고 섬유화된 등뼈와 목뼈 6, 7번에 있음으로 굽고 섬유화로 경직된 등만 꾸준히 펴주면 허리 과전만도 해결되고 바른 보행도 가능하게 된다.

이러한 [사진6] A와 같은 좌우측 짝다리로 인한 '들린 턱 · 목 전만, 굽은 어깨와 등·허리, 골반 후방의 체형'은 오랫동안 등과 허리를 구부리고 일하거나 생활하여 머리부터 골반까지 굽고 'O'다리가 된 노인들에게서 나타나는 자세이다. 이러한 자세는 아무리 바른 균형을 잡으려고 해도 좌우로 몸을 기울이는 습관을 가질 수밖에 없는 자세로서 좌우로 기울어질 때 오는 대부분의 증상을 모두 가지고 있다. 그래서 이러한 경우는 온몸의 만성 질환자가 됨으로 특정 부위만 치료하거나 운동을 해줘서는 끊임없이 재발하게 되어 있다. 제일 중요한 것은 몸을 앞으로 굽게 만들었던 어깨, 등, 목을 펴주는 것에 집중을 해줘야 다리에 무리가 오지 않고 몸을 펴서 모든 장기가 편안한 상태에 놓이게 되고 전신의 기능도 회복된다.

여기서 유의할 점이 있다. 바로 골반의 위치인데 몸의 중앙에서 골반이 뒤로 물러난 것은 [사진6] A와 뒤에 [사진7] 모두 같으나, [사진7]은 어깨뼈가 안으로 몰린 상태에서 허리와 등, 목이 어느 정도 펴지고 안짱다리를 유발하는 자세로서 짝다리가 거의 없으므로 다리 뒤 근육은 부드러우나 내측과 전방이 경직된 정상 다리이고, [사진6] A는 몸 상태에 따라 번갈아 짝다리를 짚음으로써 다리 뒤 근육이 경직되면서 짧아져서 O자 다리가 만들어진 형태이다.

하지만 앞으로 굽었다고 해서 모두 짝다리로 인한 변형이 아니며 좌우로 기우는 것도 아니다. [사진6] B와 같이 허리뼈(요추) 전만인 경우뿐만 아니라 [사진6] A와 같이 허리뼈(요추) 후만인 사람에게도 좌우 기울어짐 없이 몸이 굽은 사람이 있는데, 주로 젊은 사람들 중에 무엇인가에 집중하여 앞으로 굽은 자세로 생활하는 습관을 가진 사람에게 많이 나타난다. 이러한 사람들의 경우 성품이 강직하고 올곧으며 사리분별이 빠르고 남의 말에 흔들림 없이 자신의 판단과 소신을 믿는 경우를 많이 봐 왔다. 감성적인 성격보다는 이성적 판단을 중시하는 성격이어서 한 번 판단이 서면 가족에게도 예외 없는 비타협적 성격인 경우가 많다. 변화와 수용도 주체적으로 하고, 한 번 결정하면 잘 바꾸지 않는 유형들이다. 이런 사람의 경우 리더십이 강하고 일에 대한 성취도 또한 대단히 높다.

이런 사람들은 척추라인이 앞으로 굽었고 좌우 변화를 주지 않다 보니 척추를 둘러싸고 있는 근육과 뼈대가 다른 사람보다 강하게 굳어 있는 것이 특징이다. 척추가 앞으로 굽으면서 굳은 경우가 많은데 좌우로 기운 사람들에 비하여 좀 둔감하여 전문가의 진단과 경고에 동의하지 못하고 "내 몸은 내가 안다. 건강에는 자신 있다. 다른 병은 없고 다만 혈압이 좀 있을 뿐이다."라고 말을 하는 경우가 많다. 척추가 정렬된 사람은 몸의 상태가 뇌로 전달되기 때문에 포만감과 공복감을 정상적으로 느끼면서 식욕에 대한 자동통제가 가능하다. 반면 앞으로 굽은 유형의 사람들은 그렇지 못한 경우가 많다.

특히 목뼈 6번에서 등뼈 4번까지 심하게 툭 튀어나오고 그 자리에 살이 많이 올라온 사람들은 그 둔감함이 매우 심각하다. 술을 먹어도 잘 취하지 않고, 음식에 대해서도 포만감과 공복감을 잘 느끼지 못하면서 폭식과 절식을 반복하는 경우가 많다. 이런 자세에 비만까지 있는 경우는 장기의 기능이 저하되고 근골격계가 경직되고 면역력이 떨어지면서 요산 수치가 상승되어 통풍과 같은 질병이 온다. 이런 유형의 사람은 문제를 잘 의식하지 못하는 경우가 많기 때문에 더욱 위험한 것이고 남의 충고를 무시하는 일이 많아 더 안타까울 뿐이다. 자신이 건강에 문제가 생겼다고 느꼈을 때는 이미 늦은 경우가 바로 이런 자세를 가진 사람들의 특징이다. 또 이런 사람들은 대부분 비만이거나 혈압과 부정맥 같은 심장질환을 앓는 경우가 대부분이다. 맵시운동을 통해서 정렬이 이루어졌을 때 비만이 해소되고 혈압이 정상으로 돌아오고 부정맥이 해결되는 것을 많이 봐 왔다. 반드시 그 자리는 펴야 한다. 특히 코골이가 있으며, 심한 경우는 수면무호흡 증상까지 수반하는 경우가 자주 나타난다. 최근 연구결과 '치매환자의 90%가 코골이와 수면무호흡증을 앓고 있고 또 이것들은 중년 남성의 심장병 예측지표가 된다.'는 보고가 있는 것을 감안할 때 이 자리를 반드시 펴야만 한다. 이 자리가 펴지면 코골이와 수면무호흡증도 해결된다. 그렇다면 치매예방도 된다는 합리적인 예측이 가능해진다.

03 | 골반이 앞뒤로 부정렬된 몸

골반이 전방이나 후방으로 변형된 사람은 그 상태에서는 짝다리가 불편하기 때문에 짝다리를 짚지 않는 경향이 크다. 그래서 골반이 좌우로 틀어지는 일이 흔치 않다. 이러한 경우 대체적으로 골반을 포함하여 허리 이하의 불편함은 호소하지 않으나, 넙다리네갈래근(대퇴사두근)이나 앞정강이근(전경골근)이 경직되어 있는 경우가 많다. 이렇게 다리 앞 부위가 뭉치게 되면 계단을 오르거나 앞으로 나아가는 힘이 부족해지고 발목이 제대로 펴지지 않아서 무릎을 꿇고 앉는 자세가 힘들어진다. 하지만 오래 서 있게 되면 자기도 모르게 자신의 습관에 따라 간혹 짝다리를 짚게 되는데 짝다리를 짚는 습관이 얼마나 지속되었느냐에 따라 다르지만, 경험상 평균적으로 40대부터 짝다리를 짚는 쪽의 허리나 다리가 반대쪽에 비해 미세하게 더 통증을 느끼게 되는 것을 확인할 수 있었다.

1) 들린 턱 · 목 전만, 어깨뼈 전방 · 펴진 등, 골반 후방 · 펴진 허리

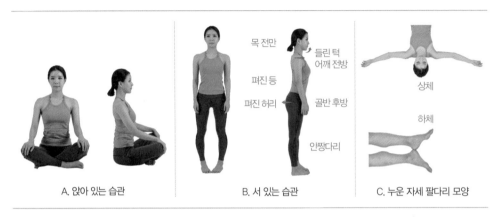

A. 앉아 있는 습관　　　　B. 서 있는 습관　　　　C. 누운 자세 팔다리 모양

목 전만
펴진 등
펴진 허리
들린 턱 어깨 전방
골반 후방
안짱다리
상체
하체

[사진7] 들린 턱 · 목 전만, 어깨뼈 전방 · 펴진 등, 골반 후방 · 펴진 허리

[사진7]의 체형은 주로 여성에게서 많이 나타나는데, 정면에서 보면 외견상 자세가 바르게 보이나 어깨뼈가 안으로 몰려 있고, 상체는 정상이나 하체비만인 경우가 많다. 이러한 자세는 어깨가 다소곳이 안으로 몰려 있고 자세를 바르게 펴려고 노력하는 사람에게 많이 나타나는데, 억지로 몸을 바르게 펴려 노력하다 보니 뒷목과 등 뒤쪽에 경직이 나타나며 몰린 어깨뼈로 인해 가슴과 어깨중심으로 경직과 통증이 유발된다. 또한 상체가 앞으로 쏠린 상태에서 중심을 잡기 위해 자연스럽게 골반이 뒤로 빠지게 되고 발끝에 무게중심이 실리면서 다리 앞 부위와 다리 안쪽 부위 근육에 경직을 가져온다. 다리 안쪽 부위의 경직은 안짱다리나 X자 다리를 유발하는 원인이 된다.

특히 어린 시절 안짱다리로 무릎 꿇는 자세로 앉는 습관이 쌓이면 요추(허리뼈) 전만의 원인이 되며 성장판에 균형 있는 자극이 이뤄지지 않으면서 성장에 장애가 된다. 이러한 자세는 [사진8]의 '등·목 후만·허리 전만, 어깨 후방·골반 전방·내린 턱'에 비해서 어깨뼈 사이가 덜 벌어져 있고 가슴우리 또한 완전히 좁아져 있지 않은 상태이다. 그래서 상대적으로 허리 전만이나 등이 굽은 정도는 정상인과 가까울 정도로 더 완만하다. 하지만 전체적인 균형 측면에서 어깨뼈가 전방에 위치하고 골반이 뒤로 빠지면서 몸의 균형을 유지하기 위해 자연스럽게 턱이 들리면서 상체는 뒷목, 등, 허리까지 경직이 발생하고 하체는 안짱다리가 발생되면서 다리 내측과 전방에 경직이 발생한다. 여기에 골반의 경직과 샅골 부위(서혜부)가 닫혀서 림프관 기능저하로 인해 만성부종이 와 다리가 무겁고 만성피로에 시달리는 경우가 많다.

이러한 경우는 특히 한국의 여성에게서 많이 나타나는데, 다소곳한 여성미를 강조하는 한국의 문화가 여성이 가슴을 펴고 다니는 것을 흉하게 보는 것도 한 영향으로 보인다. 어깨와 가슴은 움츠러들어 다소곳하지만 자세는 바로 해야 하니 억지로 척추를 세우다 보면 자연스럽게 전체적인 균형을 맞추기 위해 골반은 상대적으로 몸의 중심에서 뒤로 물러나는 현상에서 이러한 자세가 나오는 것으로 보인다. 이러한 여성들은 "바른 자세를 유지하는 데 왜 몸이 무겁고 아픈지 모르겠다."고 호소하는 경우가 많다.

2) 내린 턱·목 후만, 어깨 후방·굽은 등, 골반 전방·허리 전만

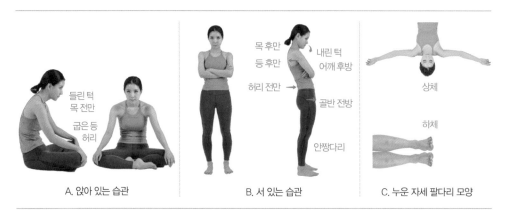

A. 앉아 있는 습관   B. 서 있는 습관   C. 누운 자세 팔다리 모양

[사진8] 내린 턱·목 후만, 어깨 후방·등 후만, 골반 전방·허리 전만

[사진8] B와 같이 팔짱을 끼거나 손으로 뒷짐지기, 바지주머니에 손을 넣고 배를 내민 자세가 주를 이루는 '등·목 후만·허리 전만, 어깨뼈 후방·골반 전방·내린 턱'은 어깨뼈 사이가 완전히 벌어져서 어깨와 가슴우리가 좁아져 있는 자세다. 앉아 있는 시간이 많을 경우 [사진8] A처럼 턱은 들리고 목은 1번~5번까지 전만을 유발하며 목뼈 6번 아래부터 엉치뼈까지는 굽은 상태가 된다. 이러한 상태에서 양쪽 팔꿈치를 괴거나 편안하게 팔을 내려놓는 습관을 가지고 생활하며, 서 있는 시간보다 앉아 있는 시간이 많을 경우 허리뼈 후만을 유발하여 엉치뼈와 엉덩뼈 사이의 섬유화가 진행이 됨으로써 골반 전체의 경직이 심하게 나타난다.

서 있는 시간이 많을 경우 [사진8] B와 같이 어깨뼈가 안으로 몰리고 목뼈와 등뼈가 굽으면서 후만을 만들어 내지만, 몸의 중심을 잡기 위해 골반이 몸의 전방에 위치하면서 허리뼈는 전만을 만들어 내는 자세가 된다.

이러한 자세는 짝다리를 짚는 것 자체가 잘 되지 않는다. 배가 심하게 나온 임산부나 비만환자에게 많으며 임신이라는 특수한 상황이 아니고서는 상대적으로 남성에게서 더 많이 나타나는 것을 볼 수 있다. 하지만 최근 스마트폰 보급률이 급격히 높아지면서 팔짱 낀 자세에서 양 팔꿈치를 아랫배에 대고 스마트폰을 사용하는 사람들이 많아지면서 남녀노소 구분 없이 다양하게 나타난다. 반대로 몸이 매우 마른 경우도 자주 발견된다.

필자가 이렇게 몸이 아픈 사람들을 지도해 오면서 체형 변화를 관찰해 볼 때 스마트폰이 대중적으로 보급되기 이전인 2010년도 이전까지는 허리뼈 전만과 후만을 비교했을 때 3:7의 비율로 후만이 많이 나타났었는데 몇 년 사이에 6:4로 전만 체형의 소유자들이 급격하게 늘었다. 특히 이러한 자세는 남성의 전유물처럼 느껴질 정도로 남성에게 많이 나타났던 자세인데, 스마트폰 대중화 이후 여성들에게도 급격히 늘어나는 것을 볼 수 있다.

우리는 이러한 자세에서 중요하게 염두에 둘 내용이 있다. 앉으나 서나 이러한 자세를 가진 사람의 특징은 목뼈 6번~등뼈 12번까지는 늘 굽어 있는 상태이고, 목뼈 1번~5번은 앉아 있을 때는 전만 서 있을 때는 후만이 되고, 허리뼈 1번~5번은 앉았을 때는 후만 서 있을 때는 전만이 번갈아 일어나기 때문에 의외로 허리가 부드럽고 아프지 않은 경우가 많다는 사실이다. 그래서 이러한 경우 젊은 시절에는 허리통증이 잘 발견되지 않는 경우가 많지만 중년에 접어들면서 통증이 발견되어 본인의 허리뼈가 전만이라는 것을 알게 되는 경우가 적지 않다. 또 척추 측만으로 인한 허리디스크에 비해 다리로는 통증이 잘 전달되지 않지만 다리 앞 부위의 경직으로 인해 잦은 피로를 느끼는 경우가 많다.

하지만 허리 위로는 어깨뼈가 안으로 몰리고 목, 등이 굽어서 잦은 통증과 심폐기능이 약해지고 가슴과 어깨 부위의 심한 경직으로 팔과 손의 경직이 심해지고 등이 굽게 되면서 생기는 대부분의 질병에 노출되게 된다. 그런데 이 자세를 가진 사람에게 근골격계의 통증보다 더 위험한 요소가 있다. 한의학에서 말하는 대추혈(大椎穴: 제7경추와 제1흉추 돌기 사이)자리가 돌출되어 생명과 직접 관계된 장기들의 건강을 위협하고 있는 점이다. 이러한 자세를 가진 사람들은 대추혈 주변인 목뼈 6번부터 시작하여 등뼈 3~4번까지 사과 반쪽을 얹어 놓은 것처럼 심하게 돌출되어 있는 것을 볼 수가 있다. 또 어떤 사람들은 같은 자세와 습관을 가졌어도 목뼈 6번부터 등뼈 12번까지 등 전체가 굽고 허리는 전만인 사람들도 있다.

이러한 자세를 가진 사람은 앉으나 서나 계속해서 척추가 굽고 굳어 있어서 점점 섬유화가 진행되는데 강직성 척추염은 이렇게 진행되는 경우가 대부분이다. 그렇게 되면 몸에서 나타나는 현상을 뇌로 전달하는 능력이 떨어지고 점점 몸이 둔감해지면서 질병 발생에 대한 자각능력이 떨어진다.

그래서 평소 건강하다고 생각하던 사람이 심혈관 질환으로 병원에 입원하거나 요절하는 경우가 이러한 자세를 가진 사람에게서 많이 나타난다. 문제는 이러한 자세를 가진 사람들은 자신이 건강하다고 착각하는 경우가 많다는 사실이다. 등뼈는 생명유지 기능의 핵심이다. 이 자리의 변형과 경직은 단명을 뜻한다고 봐도 과언은 아니다. 생명유지 기능의 핵심이 모아진 등뼈에서 시작한 갈비뼈 안에 있는 모든 장기의 기능은 결국 등뼈가 부드러워야 잘 유지될 수 있다. 이 자세는 심혈관 질환을 유발하는 대표적인 자세로서 현대인들이 반드시 바로잡아야 할 자세이다.

2 눕거나 엎드려서 보는 수평적 진단

01 | 허리 위 상체 진단

상체 진단으로 허리뼈(요추) 이상의 질병을 확인할 수 있다. 양 어깨가 움츠려 있어서 등이 굽은 경우 어느 쪽으로 기울었느냐에 따라 그 사람의 상체 건강을 확인할 수 있다. 상체 진단은 첫째 누운 자세에서 보는 방법, 둘째 피부상태로 보는 방법, 셋째 엎드린 자세에서 보는 방법 등이 있다.

1) 눕힌 자세에서 팔, 가슴, 갈비뼈, 어깨의 높이를 보는 방법

사람을 바로 눕게 해서 양팔을 머리 위로 잡아당겨서 놓았을 때 크게는 기본 3종류의 유형이 있다. 첫째 양팔 모두 고스란히 만세를 하고 있는 경우, 둘째 한 팔은 놓은 자리에 있는데 한 팔만 내려간 경우, 셋째 양팔 모두 내려간 경우가 있는데 굳이 더 자세히 나누자면 네 번째 두 팔 다 내려갔는데 한 팔이 조금 더 내려간 경우, 다섯 번째 양팔 모두 놓은 위치에 있지만 한 팔이 미세하게 조금 더 내려간 경우 등 다양하게 존재한다. 하지만 기본적으로 셋째 단계까지의 개념만 제대로 알고 있으면 나머지의 작은 차이에 대한 해석은 쉽게 내릴 수 있다.

가. 양팔 모두 고스란히 만세를 하고 있는 경우

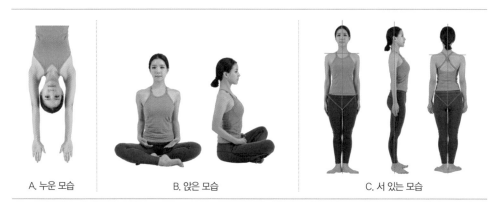

A. 누운 모습   B. 앉은 모습   C. 서 있는 모습

[사진9] 바른 자세의 일상 유형

요즘에는 보기 드문 정상 어깨와 몸 상태를 나타낸 모양이다. 이러한 사람은 가슴의 높이와 크기도 좌우 균형을 이루고 있고, 양쪽 어깨가 똑같이 바닥에 닿아 있어서 어깨 밑으로 손이 들어가지 않는다. 이는 어깨가 펴져서 흉곽이 열려 있으므로 오장육부가 편안하고, 어깨의 균형이 잘 잡혀 있어 등뼈와 목뼈가 바르게 정렬되어 머리, 목, 어깨에 통증이 없을 가능성이 매우 높다. 또한 오감(시각, 청각, 미각, 후각, 촉각)이 매우 잘 발달되어 허리 위로는 모두 건강할 가능성이 매우 높다.

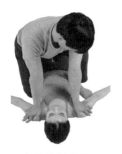
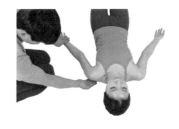

| A. 양 어깨 누르기 | B. 어깨뼈 아래로 손 넣어 보기 |

[사진10] 어깨 높이 진단방법

　어깨의 건강은 좌우 어깨뼈가 바닥에 편하게 닿아 있으면 [사진9] A의 누워서 만세 자세처럼 팔의 좌우 높이가 같고 만세 상태에서 제자리에 있게 되어 있다. 이러한 확인 방법에는 [사진10] A와 같이 양 어깨를 눌러보는 방법과 [사진10] B와 같이 누운 사람의 어깨뼈 아래로 손을 밀어 넣는 방법, 눈으로 좌우 높이를 비교하는 방법 등이 있다. [사진10] A와 같이 눌러보면 어깨가 더 높이 뜬 쪽이 가슴의 높이와 크기도 크고, 통증도 더 많이 느낀다. 당연히 팔의 높이도 아래로 더 내려가게 되어 있다. [사진10] B의 그림처럼 손을 넣었을 때도 어깨가 높게 솟은 쪽이 더 깊게 들어간다. 양쪽 모두 어깨가 높이 솟았고 그중 한쪽이 더 높다면 등이 많이 굽었고 더 높게 솟은 쪽으로 척추가 기울었다는 뜻이다.

나. 한 팔은 놓은 자리에 있는데 한 팔만 내려간 경우

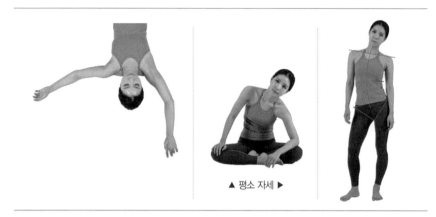

▲ 평소 자세 ▶

[사진11] 왼쪽 팔이 내려간 경우

[사진11]처럼 왼팔이 내려간 경우에는 기본적으로 왼쪽 어깨가 기울어져 있는 상태이고, 이는 당연히 목뼈와 등뼈의 어깨가 처진 방향으로 기울었다는 것을 나타낸다. 또한 여성의 경우 가슴의 크기나 높이가 기울어진 쪽이 더 크고 높다. 이러한 몸의 모양은 팔이 내려가고 기울어진 쪽의 어깨와 목, 등, 가슴이 심하게 경직되어 있다. 기울어 경직됐다는 것은 그 시간의 지속여부에 따라 통증과 질병의 진행 정도는 달라지지만 그쪽으로 문제가 있다는 것은 당연한 결과이다. 기울어진 쪽의 근육은 수축과 이완이 원활하게 이뤄지지 않음으로써 근육이 경직되고 통증과 질병의 원인이 된다.

또한 어깨의 경직은 그 하부 지체인 팔꿈치와 손목, 손까지 연쇄적으로 통증과 질병을 유발하게 된다. [그림11] 정도이면 이 사람은 이미 오십견이 왔다고 해도 과언이 아니다. 이러한 경우는 팔이 내려간 쪽으로 척추가 기울어지면서 기울어진 쪽으로의 어깨뼈 뒤쪽으로 잦은 결림이 나타난다.

또한 어깨가 기울어진 쪽으로 목이 기울면서 목의 근육통(목디스크)이 오게 되고, 그런 사람들의 경우 대부분 좌측 편두통에 시달린다. 감기가 걸려서 코가 막혀도 기운 쪽의 코가 더 막히고, 시력저하와 안구건조증이 와도 기울은 쪽의 눈이 더 심하다. 또한 눌린 쪽의 장기에 기능이 너무 떨어져서 그 장기와 관련된 기능에 문제를 겪게 된다. 예를 들면 왼쪽 폐와 심장, 췌장, 비장 등이 위험해지고 갑상선에 문제가 와도 기울어진 쪽에서부터 그 기능이 약해진다. 특히 기울어진 쪽인 가슴이 더 크고 경직되어 있어서 몽우리가 더 크게 잡히는데 만약 유방암이 생기게 되면 기울어진 쪽의 가슴에서 유방암이 될 가능성이 높다.

다. 양팔 모두 내려간 경우

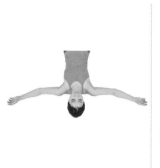 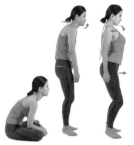 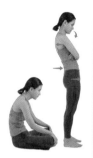 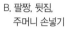 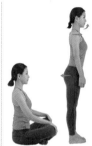

A. 좌우로 기대는 오랜 습관   B. 팔짱, 뒷짐,   C. 굽은 어깨 억지로
                                주머니 손넣기   바른 자세

[사진12] 양팔이 내려간 경우

　　[사진12]의 경우처럼 양쪽 팔이 모두 내려간 모습은 좌우 짝다리나 팔꿈치 괴기로 오랫동안 굽은 몸으로 인한 골반 후방, 팔짱이나 뒷짐을 지면서 골반 전방, 안짱다리면서 골반 후방 자세 등 다양한 습관에서 나타난다. 평소 앉은 자세가 사진처럼 어느 한쪽으로 치우치지 않고 나름의 바른 자세를 유지하는 것으로 보이나 어깨뼈 사이가 정상기준 이상 벌어진 상태로써 바른 자세는 아니다. 이런 자세를 오랫동안 유지하면 양 어깨의 경직은 물론 복강 속 내장의 기능저하 및 경직과 척추 후만이나 경직으로 인한 각종 질병에 시달리게 된다.

　　특히 [사진12] B의 경우는 목뼈 6번~등뼈 4번까지의 굽은 변형과 섬유화로 신경전달기능 저하로 이어져 오감기능이 떨어지게 된다. 자기도 모르게 자극적인 음식을 찾게 되고, 포만감과 공복감을 잘 느끼지 못하기도 하고 그로 인해 맛에 따라 폭식과 절식을 하는 경우가 많다. 술을 먹더라도 정상인에 비해 취기를 덜 느끼며 몸이 나빠져도 위기의식을 잘 느끼지 못하기 때문에 각종 질병의 전조증상을 덜 느끼면서 갑자기 큰 병이 찾아올 수 있게 된다. 더 위험한 것은 자신이 건강하다고 착각하는 경우가 많다는 사실이다.

2) 피부상태를 통해 보는 방법

진단 시 얼굴의 피부상태를 주목할 필요가 있다. 등이나 얼굴 등에 각종 피부질환이 많은 경우 오장육부의 경직으로 인한 교감신경계의 이상이 발생했다고 보면 타당한 판단이다. 결국 항상성 유지에 문제가 생긴 것이고, 피부질환을 넘어서 심폐기능 저하로 인한 무기력증과 짜증을 동반하게 된다. 뿐만 아니라 관대함이 사라지고 집중력 부족과 참을성 부족으로 조급성이 커지게 되고 끝내는 남 탓을 하는 경향까지 생겨난다. 체력의 저하는 개인의 고상한 이상과 철학을 무너뜨리기도 한다. 몸은 영혼을 담는 그릇이다. 그 그릇이 깨지면 영혼도 황폐해지게 된다. 결국 몸을 잘 보호하고 지켜내야 자신의 이념과 철학도 온전히 지키고 살 수 있다.

여기서 한 가지 더 주목해야 할 대목은 피부질환 역시 몸이 기운 쪽으로 더 심하게 나타난다는 점이다. 예를 들어 얼굴이나 등에 부스럼이 생겼다고 하면 기울어진 방향으로 더 심하게 생긴다. 또한 주부습진이나 건선, 무좀도 몸이 굽게 되면 양쪽 모두에게 나타나지만 몸이 기운 방향으로 더 심하게 나타나게 된다.

3) 엎드린 자세에서 보는 방법

[사진13] A의 등을 보면 등이 솟아 있다는 느낌을 주며, 눌러 보면 매우 강하게 경직되어 있어서 누르면 다칠까 걱정이 된다. 어깨가 안으로 몰리고 목뼈 등뼈가 굽은 사람들의 대표적인 모습이다. 여기서 어깨뼈 위에 손을 얹어 보면 좌우 높이가 다른 경우가 나타난다. 당연히 높은 쪽으로 목뼈 1번(때론 6, 7번)부터 등뼈까지 척추가 기울었다고 보면 된다. 또한 척추기립근을 보더라도 어깨뼈가 더 높게 솟은 쪽의 척추기립근이 더 굵고 강하게 굳어 있음을 알 수 있다. 이는 부정렬된 몸의 일반적 모습이다.

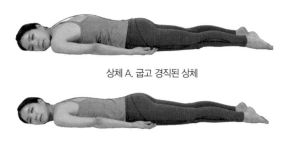

상체 A. 굽고 경직된 상체

상체 B. 정상의 부드럽고 반듯한 상체

[사진13] 엎드려서 보는 진단

[사진13] 상체 B 경우는 등을 손으로 눌러보면 등이 탄력있게 들어가고 근육 자체가 매우 부드러움을 확인할 수 있다. 이때도 역시 어깨뼈와 척추기립근에 손을 얹어 보면 좌우 높낮이가 다른 경우가 나타나기도 한다. 이러한 경우 상체 A처럼 심각하지는 않아도 어깨뼈와 근육이 더 높게 솟아 있는 쪽으로 척추가 기울어지고 강하게 굳어 있는 것이고 그쪽으로 통증과 질병에 노출되어 있다는 것을 알 수 있다.

02 | 허리 아래 진단

허리, 골반, 다리, 발의 건강은 골반에 달렸다. 골반의 위치에 따라서 허리뼈의 위치가 결정이 되므로 골반의 부정렬에 따른 허리뼈 질환이 일어난다. 또한 골반의 부정렬된 위치에 따라 다리에 실리는 무게가 달라지고 그에 따른 각 근육의 사용량과 경직성이 결정되기 때문에 하체질환의 근본 문제도 결국 골반 상태에 달려 있다. 골반의 변형은 다리의 변형을 가져오고 그러한 변형은 각 관절에 연결된 근육의 상태를 결정짓게 한다. 그래서 허리 아래의 질병들은 골반 자체에 대한 정렬이 수반되지 않으면 어떤 치료를 하더라도 근본 원인은 해결되지 않는다. 필자가 거듭 강조하지만 그 골반의 부정렬은 결국 어깨뼈가 안으로 몰렸을 때 나타나고, 그에 영향을 받는 골반은 자신의 생활습관에 따라 4가지 방향으로 골반의 부정렬을 가져온다. 그래서 골반이 영향을 주는 허리 아래 질병도 결국 어깨뼈의 위치에 따라 달라진다는 것을 잊으면 안 된다.

그래서 질병은 구조적 모순을 해결하지 않고 증상 하나하나를 해결하려고 하면 끊임없이 재발하게 되어 있어서, 겉으로 드러난 증상을 해결하는 것도 중요하지만 전체적인 몸의 정렬이 우선되어야 드러난 증상도 서서히 해결된다는 것을 잊으면 안 된다. 재차 강조하지만 우리 몸 전체의 정렬을 좌우하는 것은 어깨뼈의 위치임을 꼭 잊지 말자.

1) 발의 피부상태 확인

발의 피부상태를 보면 발의 건강상태만 아니라 허리 아래의 건강을 가늠할 수 있다. 무좀이 있거나 뒤꿈치가 갈라지면 발의 혈액순환이 안 된다는 것이며 한쪽이 더 심하게 되면 그쪽이 짝다리를 짚는 다리이다. 무좀은 균에 의한 질병이지만 그 균이 번식할 수 있는 조건을 만든 것은 결국 나의 잘못된 자세로 인해 근육이 경직되고 혈액순환이 원활하지 못함으로써 면역체계가 무너져 생기는 질병이라 할 수 있다. 그러니 무좀균을 약으로 아무리 죽여도 근육의 경직이라는 서식환경이 사라지지 않는 이상 끊임없이 재발하게 된다. 게다가 약은 우리 몸에 이로운 균까지 죽게 함으로써 면역력을 떨어뜨려 더욱 허약하게 만든다. 빈대를 잡으려다가 초가삼간 태우는 일을 만들 수도 있다. 결국 무좀은 골반의 부정렬로 인해서 허리 이하 근골격이 부정렬되고 이로 인해 근육이 경직되면서 생긴 병이라고 볼 수 있다. 그러니 구조적으로 몸을 바른 자세로 만들면 근육의 경직이 풀리고 혈액순환이 잘 되어 무좀이라든가 각종 피부질환이 해결된다. 그렇다고 해서 필자가 약이 나쁘다고 말하는 것은 아니다. 몸의 정렬은 약의 효과를 높여주거나 수술이나 각종 치료 효과를 지속적으로 유지시켜 주는 절대적 조건의 하나라는 사실이다.

발뒤꿈치가 갈라지는 것 또한 마른 논이 갈라지는 이치와 같다. 혈액순환이 잘 되면 해결되는 문제이다. 굳은살이 박인 발이나 티눈의 경우에도 혈액순환장애와 발에 실리는 체중의 부조화로 인해 생기는 현상 중에 하나이다. 결국 조화롭고 맵시 있는 몸매를 갖게 되면 해결될 수 있는 문제라고 보면 된다. 하지정맥류의 원인도 따지고 보면 척추의 부정렬이 신장기능을 떨어뜨려서 피를 탁하게 만들고, 골반의 부정렬로 허리부터 다리까지 근육이 경직되어 원활한 혈액순환이 안 되면서 생기는 병이라 할 수 있다.

여기서 질문 하나를 던져보자. 무좀균은 나쁜 것인가?

필자는 세상에 존재하는 모든 것은 하나도 나쁜 것이 없다고 주장해 왔다. 무좀균은 그들의 서식환경이 만들어지면 그 자리에서 자신의 역할을 다하는 셈이다. 각종 균은 우리 몸을 이롭게도 하지만 병을 가져다 주기도 한다.

이롭게 한다는 것은 비피더스균과 같은 유산균은 우리의 생명력을 증가시켜 주는 역할을 하고, 해로운 균이라도 몸의 면역력을 증가시키는 역할도 한다. 물론 유해균이 과하면 우리 몸에 치명적일 수 있다.

사람의 몸에 유해균이 들어오면 자신이 가지고 있는 면역력에 따라 자연치유가 될 수도 있고 병이 들어 사망할 수도 있다. 사람이 질병에 노출되는 것은 우리 인간의 유한성을 나타내는 것이고 자연으로 돌아가게 하는 자연스럽고 순리적인 일이다. 이처럼 무좀균은 자신의 서식환경이 조성된 곳에서 자신의 일을 다 하며 인간을 흙으로 돌려보내는 역할을 하는 것일 뿐 나쁜 것이 아니라는 사실이다.

암세포도 마찬가지이다. 암세포가 좋아하는 곳은 어디인가? 무좀균이 좋아하는 곳과 같다. 혈액순환이 원활하지 않아 몸이 차갑고 산소와 영양공급이 부족한 곳이다. 그곳은 근육이 뭉쳐 있고, 자세로 보면 눌려 있는 곳이다. 이렇듯 질병을 치유하거나 재발하지 않게 하고자 한다면 몸을 정렬시키고 생활하면 된다. 그리하면 항상성을 유지시켜 주는 모든 장기가 정상적인 기능을 하게 되는 것이고, 무좀균과 같은 각종 유해균이나 암세포가 뿌리 내리지 못하도록 여건이 만들어지게 된다.

그런데 현대의학은 발전된 과학기술에 힘입어 척추의 구조적인 문제점에 대해서는 잘 밝혀내고는 있지만 해결에 대한 답은 제시하지 못하고 있다. 그 가장 큰 이유는 건강의 절대조건이라 할 수 있는 척추에 대하여 골반중심으로 바라보는 잘못된 인체관이 중요한 요인 중 하나라고 생각한다. 지금까지 골반중심으로 바라보던 고정관념에 사로잡혀 어깨의 정렬이 골반의 정렬을 결정짓는다는 사실에 대해 발상의 전환을 못하는 것 같다.

그 다음으로는 치료중심의 의료문화이다. 병이라는 것은 물리적 사고나 유해하고 과도한 생화학적 환경에 노출되지 않고서는 갑자기 오는 경우는 거의 없다. 그래서 예방의학이 중요하다. 예방의학은 거시경제적 관점으로는 사회적 의료비용 절감이라는 큰 경제적 가치가 있으나, 자본주의가 발달된 시장경제하에서는 효과가 떨어지는 것이 사실이다. 의료정책이 공공의료정책으로 전환되어야 하는 것도 이러한 이유가 크다. 평소 건강에 대한 올바른 지식 전달과 실천에 대한 교육이 지속적이고 반복적으로 이루어져 사회 전반에 걸쳐서 일정한 문화가 형성되어야 효과적인 질병예방이 가능할 수 있다.

이렇듯 우리 몸은 부정렬이 지속되면 서서히 병이 발생되고, 정렬되면 서서히 자연치유력이 높아져서 병이 치유된다. 필자 역시 평생을 괴롭히던 극심한 무좀과 알레르기 피부염을 자세교정으로 해결했을 뿐만 아니라 그동안 맵시운동을 통해서 화농성 염증이나 모낭염, 아토피 피부염 같은 피부질환이 해결되는 것을 수없이 봐 왔다.

맵시운동은 치료중심의 의료문화가 관리하지 못하는 개인의 건강한 생활습관과 노동환경에 대한 연구와 교육을 통해 사회문화를 만들어가는 한편, 건강한 몸을 만드는 운동법을 연구개발하여 보급하는 일을 해가고 있다.

2) 종아리 굵기로 확인하는 진단

종아리 굵기의 판단은 근육의 양을 보거나 실질적인 종아리의 경직성과 굵기를 확인하는 두 가지의 방법이 있다.

종아리 근육의 양을 진단하는 방법은 첫째 눈으로 보는 방법, 둘째 양손으로 느슨하게 쥐어보는 방법, 셋째 줄자로 느슨하게 재는 방법 등 3가지가 있다. 종아리의 근육량이 많은 다리가 그 사람이 전통적으로 오랫동안 짝다리를 짚어 온 다리이다.

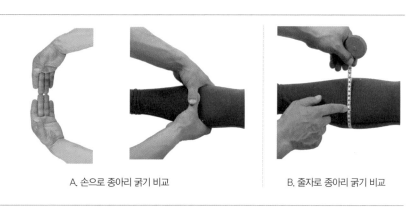

A. 손으로 종아리 굵기 비교   B. 줄자로 종아리 굵기 비교

[사진14] 종아리 굵기를 통해 보는 하체진단

종아리의 경직성과 굵기를 확인하는 방법은 손의 감으로 확인하는 것이 가장 좋다. 왜냐하면 아직까지 꽉 쥐어서 잴 만한 도구가 개발되지 않은 것도 있지만, 손의 감각으로 느끼면서 진단을 하다 보면 경직성과 굵기 말고도 몸에서 전해지는 다양한 정보들을 이해하는데 큰 도움이 되기 때문이다. 참고로 오랫동안 이러한 진단을 하다 보면 종아리에 손을 대는 순간 몸 상태를 이해할 수 있고, 더 숙련되면 보기만 해도 그러한 것을 느낄 수가 있다.

짝다리를 짚는 다리의 근육은 다리 뒤 부위의 경직이 반대쪽 다리보다 심하게 나타난다. 그래서 짝다리를 짚는 다리에 무좀이나 발뒤꿈치 갈라짐이 더 심하거나 엄지발가락이 몸 바깥쪽으로 돌아가는 무지외반증이 나타나는 것을 외견상 쉽게 볼 수 있다. 또한 보행에 불편함을 주는 족저근막염이나 수면장애, 불면증의 원인이 되는 하지불안증 같은 질환들이 나타난다. 이러한 질환들은 다리 뒤 부위의 근육이 경직되면서 나타나는 증상들이다.

▶ 한쪽이 근육량도 많고 경직성도 높지만, 반대쪽은 근육량이 적고 경직성도 낮은 경우.

이러한 경우는 근육량도 많고 경직성도 높은 다리가 전통적으로 짝다리를 짚는 다리이다. 진단 당시까지 통증이나 별다른 증상이 없었더라도 이미 그쪽으로 골반은 올라가고 허리뼈 4, 5번은 측만이 진행된 상태로 봐야 한다.

짝다리를 짚는 다리는 엉덩이와 넓적다리와 장딴지의 근육이 짧아지면서 반대쪽에 비하여 다리가 더 굽어 있고, 다리 길이 또한 짧아진 상태이다. 아래 무릎이 시큰거리는 통증으로 인해 계단을 오를 때보다 내려갈 때 통증을 더 느낀다.

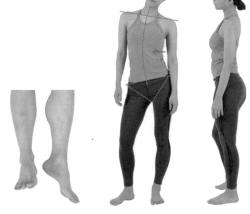

좌측 짝다리   평소 선자세(척추 우측만)

[사진15] 짝다리에 따른 다리의 모양변화와 굵기

다리근육의 앞 부위는 주로 계단을 오르는 것같이 앞으로 나아가는 힘으로 사용되고, 뒤 부위는 계단을 내려갈 때처럼 버티는 데 주되게 사용된다. 그래서 짝다리를 짚는 다리는 계단을 내려갈 때 무릎 앞 아래 부위에 통증이 발생하게 된다. 바깥쪽 복숭아뼈 아래 부위의 경직으로 인해서 발목을 자주 삐게 되는데 이렇게 잦은 부상이 지속적으로 반복되게 되면, 약해진 발목으로 인해 급격한 방향전환과 같은 적극적이거나 역동적인 신체 활동에 대한 자신감을 잃게 된다.

한쪽으로만 짝다리를 짚는 습관이 지속되면 앞서 언급한 것과 같은 질병이 유발되면서 더 이상 그 다리로 짝다리를 짚을 수 없다. 이러한 경우는 근육의 질과 모양이 아직 반대쪽 다리에 질병 상태로까지 진행되지 않은 비교적 젊은 10대에서 20대 후반의 사람들에게 많이 나타난다. 여기서 더 진행되어 질병이 심해지게 되면 더 이상 그 다리로 짝다리를 짚을 수 없는 상황이 되면서 반대쪽으로 짝다리를 짚게 되면 다음과 같은 질과 모양을 갖추게 된다. 이러한 자세는 등과 허리가 굽은 자세로 시작되는데 O자형 다리의 주된 원인이다.

▶ 한쪽이 근육량은 많으나 경직성이 낮고 , 반대쪽은 근육량은 적으나
경직성이 높은 경우

원래 전통적으로 짚어왔던 짝다리가 발목, 무릎, 허리 등의 통증으로 더이상 짝다리를 짚을 수 없게 된 사람은 반대쪽 다리로 지탱하게 되어 있다. 물론 예외는 있다. 이는 짝다리를 짚는 쪽이 사고나 여러 질환으로 인해 디딜 수 없는 상태에서 건강한 한쪽 다리로 임시로 짚어서 생긴 급성변형의

경우이다.

이렇게 반대쪽으로 짝다리를 짚게 되면 원래 짚었던 다리의 부담이 줄어들면서 평소 경직되었던 근육은 시간이 지나면 어느 정도 풀리게 되고, 대신 새로 짝다리를 짚는 다리가 근육량은 적으나 경직성이 높아지면서 꽉 쥐어서 굵기를 재보면 근육이 더 굵은 것처럼 느껴질 수 있다. 이렇게 되면 처음부터 짝다리 짚던 근육량이 많은 쪽은 통증은 감소될 수 있으나 어깨와 등이 펴지지 않는 이상 반대쪽으로 새로 짚게 되는 짝다리로 인해서 반대쪽까지 질병이 생기게 되어 있다. 이 정도면 통상적으로 30대 초반에서 후반대의 연령대에서 많이 나타난다. 이 자세를 지속하게 될 경우 결국 근육량이 작은 쪽에도 질병이 생기고 통증이 증가하면서 상대적으로 통증이 감소했던 원래 짝다리인 근육량이 많은 다리로 짝다리를 짚게 된다. 그러면 아래와 같이 근육량은 차이가 있으나 양쪽 모두 근육이 뭉치게 된다.

▶ 근육량이 한쪽은 많고 반대쪽은 적으나 양쪽 모두 경직성이 높은 경우

이렇게 되면 통증과 질병이 양쪽 모두에서 나타나는 단계에 이르게 된다. 이 정도면 통상적으로 30대 후반에서 40대 초중반의 연령대에서 많이 나타난다. 이 정도 수준에 이르게 되면 부정렬된 상태에서 지속적으로 몸을 사용하면서 퇴행성관절염이 상당한 수준으로 진행되어 있는 것으로 볼 수 있다. 그 순서는 당연히 근육량이 많은 다리부터 시작하여 반대쪽 다리에까지 진행된 것이다.

▶ 양쪽 모두 근육량이 같고 경직성도 높고 같은 경우

양쪽 다리의 지속적인 통증이 유발되면 짝다리 짚는 습관을 가진 사람은 양쪽으로 번갈아 가며 지속적으로 짝다리를 짚게 되는데, 오랜 시간이 지나면 양쪽 종아리의 두께나 경직성이 비슷해지게 된다.

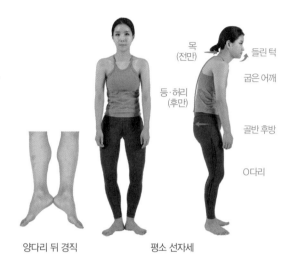

양다리 뒤 경직   평소 선자세

[사진16] 허리가 굽은 사람의 다리 모양과 서 있는 모습

이러한 다리를 가진 사람은 외형적으로는 허리가 굽고 심한 O자형 다리의 소유자로서 50대 이상의 고령의 나이에서 많이 발견된다. 이쯤 되면 양쪽 모두 퇴행성관절염을 의심해 볼 만하다.

3) 다리 · 발 모양과 각도로 보는 진단

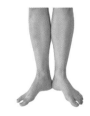 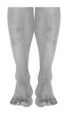 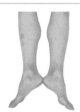 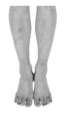 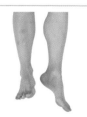

A. 건강한 다리   B. 좌우   C. 좌우   D. 좌우 앞뒤 경직   E. 좌 뒤 경직, 앞 이완
좌우 앞뒤 이완   앞 경직, 뒤 이완   뒤 경직, 앞 이완   우 앞 경직, 뒤 이완

[사진17] 다리의 모양과 각도에 따른 하체진단

발의 모양과 각도는 두 가지만 보면 다리 건강을 이해할 수 있다.

첫째, [사진17] B나 D처럼 "발이 세워졌는가? 아니면 [사진17] A나 C처럼 바깥방향으로 누워 있는가?"이다. 발이 세워진 다리는 앞 부위 근육이 경직된 것을 나타낸다. 둘째는 [사진17] C나 D처럼 "다리와 발의 각도가 1자처럼 뻗어졌는가? 아니면 [사진17] A나 B처럼 서서 차렷 자세로 섰을 때 모양의 다리와 발의 각도가 선명하게 나타나는가?"이다. 발목 각도가 1자로 뻗은 발은 해당 다리 뒤 근육이 뭉친 것을 나타낸다.

가. 좌우 건강한 다리: 앞뒤 이완

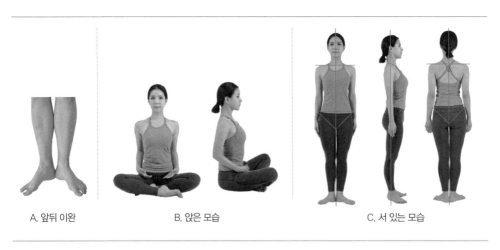

A. 앞뒤 이완   B. 앉은 모습   C. 서 있는 모습

[사진17-가] 정렬되어 건강한 몸의 다리와 발의 각도

[사진17-가]는 정렬된 몸의 발과 다리의 모양으로 [사진17-나, 다]처럼 발이 뻗지도 세워지지도 않았다. 발은 적당히 바깥 방향으로 눕고, 다리와 발 사이의 발목의 각도가 선명하며 발목이 1자로 뻗어 있지 않다. 기

존의 일반적인 진단법에서는 이렇게 발이 바깥으로 벌어진 모양은 바깥 근육이 수축되어 벌어진 것으로 판단해서 부정적인 발 모양으로 보는 경향이 많았다. 하지만 그것은 잘못된 판단이다. 이는 환자들만 상대하다 보니 다리가 완전히 풀려 있는 건강한 다리를 접해 보지 못함인 것으로 보인다. 다리 앞 부위의 근육이 잘 풀려 있는 사람을 눕혀 보면 발 바깥 부위가 바닥에 닿으려 한다. 이러한 사람들은 근육이 완벽하게 풀려 있어서 다리와 발의 피부 상태도 좋고, 통증도 거의 느끼지 않는 건강한 다리임을 확인할 수 있다. 이는 필자의 경우도 마찬가지이고, 특히 발레나 요가를 하는 사람들처럼 몸이 유연한 사람들 속에서 가끔 찾아볼 수가 있다.

나. 좌우 다리: 앞 경직, 뒤 이완

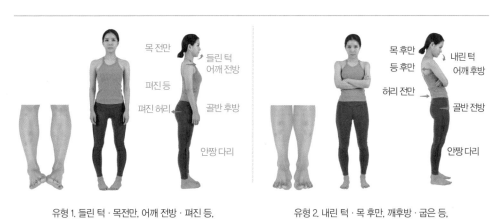

유형 1. 들린 턱 · 목전만, 어깨 전방 · 펴진 등,
골반 후방 펴진허리

유형 2. 내린 턱 · 목 후만, 깨후방 · 굽은 등,
골반 전방 · 허리 전만

[사진17-나] 좌우 앞 경직, 뒤 이완된 다리의 두 가지 유형

[사진17-가]처럼 발이 밖으로 눕지 않고 [사진17-나]처럼 세워져 있다

면 이는 발등, 정강이근, 넙다리네갈래근(대퇴4두근)이 경직됐다는 증거이다. 이러한 경우는 발목이 펴져서 1자로 뻗어 있든 세워져 있든 간에 관계없이 다리 앞 부위의 경직을 의미한다. 이렇게 되면 계단을 오르거나 앞으로 나아가는 힘이 약해지고, 무릎 위의 부분과 정강이 발등에 여러 형태의 통증과 질병을 유발한다. 이러한 다리의 모양은 짝다리를 거의 짚지 않는 경향이 크다. 그래서 골반의 좌우 균형은 잘 맞지만 골반이 몸의 중앙에서 전방 또는 후방으로의 변형이 이루어진 모습을 볼 수 있는데 이러한 자세는 다리 앞 부위 경직의 원인이다. 여기서도 우리가 꼭 인식하고 있어야 하는 것은 이러한 골반의 변형은 어깨가 안으로 몰린 것이 더 근본적인 원인이라는 사실이다. 이러한 다리와 발은 안짱다리, X자 다리의 사람들에게서 볼 수 있는 모양들이다.

다. 좌우 다리: 뒤 경직, 앞 이완

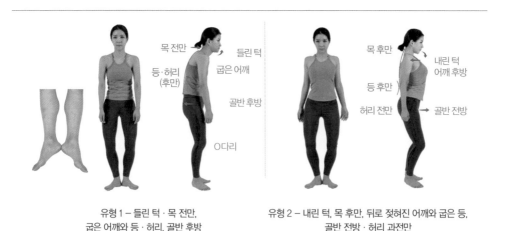

유형 1 – 들린 턱 · 목 전만,
굽은 어깨와 등 · 허리, 골반 후방

유형 2 – 내린 턱, 목 후만, 뒤로 젖혀진 어깨와 굽은 등,
골반 전방 · 허리 과전만

[사진17-다] 다리 좌우: 뒤 경직, 앞 이완

차렷 자세로 서 있을 때 발과 다리의 각도가 [사진17] A, B처럼 선명하지 않고, [사진17] C, D처럼 정강이와 발등이 1자로 뻗었다면 다리 뒤 부위인 넙다리두갈래근(대퇴이두근)과 장딴지, 발바닥이 수축·경직됐다는 증거이다. 이러한 경우 전방십자인대와 무릎 구조물들에 부담을 주어 내리막길, 특히 계단을 내려갈 때 무릎뼈 아래 부위가 아프다. 오히려 오르막길 보행 시나 계단을 오를 때는 양호하다. 또한 등이 굽은 관계로 신장기능 약화와 장딴지의 경직으로 하지정맥류가 생길 수 있고, 하지불안으로 깊은 잠을 자지 못하거나 불면증의 원인이 된다. 또 뒤꿈치와 발바닥의 경직으로 뒤꿈치가 갈라지거나 족저근막염, 무좀의 원인이 된다.

이런 사람들은 누웠을 때 팔의 높이를 보면 양팔 모두 똑같이 내려간 경우인데 어느 한쪽으로 기대지 않고 앞으로만 몸이 굽어서 척추가 후만인 경우다. 즉, 굽은 등의 소유자라는 점이다. 이렇게 등이 굽게 되면 위하수와 장기가 아래로 눌리게 되면서 엉덩허리근(장요근)이 뭉쳐 허리통증, 생식기능의 저하, 생리통, 생리불순, 심하게는 조기폐경과 불임의 원인이 되기도 한다. 이러한 경우 허리통증은 가장 흔한 질병이며 변비를 수반하고, 장기능 저하를 유발하게 되고 'O'자 다리의 원인이 된다.

라. 좌우 다리 앞뒤 경직

앞서 언급된 [사진17] B, C의 개념으로 [사진17] D를 보면 정강이와 발등이 1자로 뻗었고 바깥으로 눕지도 않았다. 이러한 경우는 최악의 경우인데 다리의 앞뒤 부위 모두 경직되어 계단을 오르거나 내려갈 때 무릎이 아프고 온몸이 경직되고 매우 아픈 상태이다.

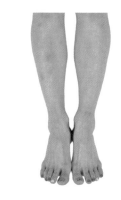

[사진17-라] 좌우 다리 앞뒤 경직

외출에 대한 부담감이 있을 수 있고 생활과 삶에 대한 자신감을 상실하고, 심리적으로 위축되고 고립되며 우울증의 원인이 된다. 심리적 정신적 위안이 필요하다. 이런 경우 무엇보다도 통증의 문제를 먼저 해결해야 하는데 굽은 등과 어깨, 가슴을 풀어주고 몸을 펴주면 호흡이 편해지고 몸 전체가 이완되며 마음이 안정을 찾는다.

이러한 경우는 일어서거나 앉아서도 몸을 제대로 가누기 불편한 사람들이라서 항상 어딘가에 기대고 앉고 싶고 일어선 자세에서 특징적인 대표 자세는 예를 들기가 힘들다.

마. 좌 다리 : 뒤 경직, 앞 이완 / 우 다리 : 앞 경직, 뒤 이완

이러한 자세는 평소 짝다리를 짚는 습관의 소유자이다. 거기에 왼발을 축으로 하고 오른 다리의 앞 부위 근육을 많이 사용하는 사람에게 나타난다. 예를 들어 왼발을 축으로 해서 오른발로 샌드백을 반복적으로 찬다거나 오른발로 반복적으로 공을 강하게 찬다거나 할 때 나타나는 현상이다.

태권도선수나 축구선수 등에서 많이 나타난다.

오른 다리는 발등과 정강이와 넙다리네갈래근에 피로도가 많이 쌓인다. 그렇게 되면 무릎뼈 위에 부분이 아프고 계단을 오를 때 통증이 유발된다.

이러한 경우는 쥐가 나더라도 정강이와 발등, 발가락에 생기는데 이 역시도 역으로 어깨와 골반이 바로잡히고, 뭉친 근육을 풀어주면 해결된다.

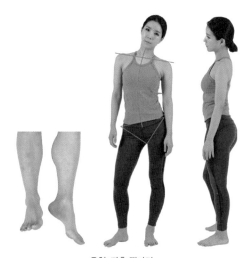

유형: 좌측 짝다리

[사진17-마] 좌 뒤 경직, 앞 이완, 우 앞 경직, 뒤 이완

왼쪽 다리는 넙다리두갈래근이 뭉친 상태로써 계단을 내려갈 때나 무릎을 구부리고 힘을 주는 동작에서 무릎 아래 부위가 아프거나 부담이 생긴다. 또한 왼쪽 골반이 위로 올라가면서 허리 우측만으로 인한 좌측 허리통증이 유발된다. 엉덩허리근의 경직으로 절구관절인 고관절이 부드럽지 못하게 되면서 왼쪽 다리 뒤 근육 전체의 경직을 유발시키면서 하지불안증과 하지정맥류의 원인이 될 뿐만 아니라 쥐가 나는 주된 원인으로 작용한다. 넙다리두갈래근과 장딴지 근육 등 다리 뒤의 근육이 뭉치면서 하지불안증으로 인한 수면장애, 하지정맥류, 발목을 자주 삐고 발뒤꿈치가 아프며 족저근막염과 무지외반증이 진행되는 등 대부분의 고질병이 왼쪽으로 나타난다.

흔히들 쥐가 자주 나면 하지정맥류를 의심해야 한다고 한다. 현대의학에서 쥐가 나는 이유를 다양한 원인에서 찾고 있는데, 필자의 경험상 이는 매우 간단한 문제이다. 굽고 측만이 된 척추가 펴지면 신장과 모든 장기의 기능이 좋아진다. 어깨뼈가 바른 위치에 있으면 골반이 몸의 중앙에 자리를 잡게 되고, 엉덩허리근이 부드러워지면서 허리통증도 사라지고 고관절이 부드러운 상태를 유지하게 되는데, 이런 자세를 유지하면 쥐는 자연스럽게 해결되고 하지정맥류의 주된 원인도 해결된다.

3 애기자세로 한눈에 보는 수평·수직적 진단

이 진단법은 꼼꼼하게 진단하기는 어렵지만 짧은 시간에 몸 전체에 대한 현 상태를 종합적으로 진단하기에 제일 적합한 진단법이다. 여기서 핵심은 어깨뼈의 모양은 허리 위의 상태를, 엉덩뼈의 모양은 허리 아래의 상태를 나타낸다는 사실이다.

01 | 어깨뼈, 등뼈 기립근의 좌우 높이로 보는 진단

먼저 눈으로 보았을 때 한쪽의 어깨뼈가 높게 솟아 올라왔다면 그쪽으로 등뼈와 목뼈가 기울었다는 증거이다. 눈으로 정확한 진단이 어렵다면 손으로 감싸듯이 좌우 번갈아가면서 엎어 보면 감으로 높은 쪽을 찾을 수 있다.

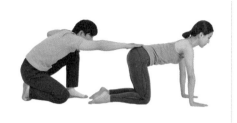
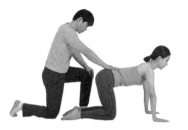

눈으로 높낮이 측만 진단   손으로 높낮이 측만 진단

[사진18] 어깨뼈, 척추기립근, 엉덩뼈의 좌우 높이로 보는 진단

만약 왼쪽 어깨가 높으면 목뼈 6번에서 등뼈 12번까지는 왼쪽으로 기울었다는 뜻이다. 앉았을 때 한쪽으로 팔꿈치를 괴는 습관이나 짝다리를 짚는 습관을 가진 사람들이 이러한 모양이 만들어진다. 다만 목뼈 1번에서 5번까지도 왼쪽으로 기울었을 가능성이 높지만 개인의 습관에 따라 반대편으로 기울어 있을 수도 있다. 그렇다면 팔과 손을 포함해 머리끝에서 등뼈 12번까지 왼쪽으로 통증과 질병이 나타나게 되어 있다. 또한 척추기립근의 좌우 높이를 살펴보거나 기립근에 손을 얹어 보면 어느 쪽이 높은지를 알 수 있다. 물론 어깨뼈가 높게 솟은 쪽의 기립근이 높을 것이다. 하지만 과부하에 의한 급성경직으로 반대쪽도 경직이 높을 수도 있다.

흔한 경우는 아니지만 간혹 목뼈 6, 7번까지만 어깨뼈가 솟아 있는 쪽으로 기울고, 목뼈 1번~5번까지는 반대쪽으로 기운 경우도 있다. 이런 경우를 정확히 알려면 목뼈 뒤쪽 밧줄근육(경추기립근)이 좌우 어느 쪽이 더 높게 솟아 올라와 경직되어 있는가와 기울어짐을 보면 섬세하게 진단할 수 있다. 물론 솟아 올라온 쪽으로 목뼈가 기울고, 목뼈 5번 위로 머리까지 통증과 질병은 기운 쪽으로 나타난다.

02 | 엉덩뼈, 허리기립근의 좌우 높이로 보는 진단

엉덩뼈 역시 눈으로 보았을 때 한쪽이 높게 솟아 올라왔다면 그쪽으로 허리뼈가 기울었다는 증거이다. 원인은 짝다리이다. 당연히 허리 뒤쪽 밧줄근육(요추기립근)도 반대쪽보다 높게 솟아 올라왔을 것이다. 눈으로 정확한 진단이 어렵다면 손으로 감싸듯이 좌우 번갈아가면서 얹어 보면 감으로 높은 쪽을 찾을 수 있다. 그리고 눈에는 안 보이지만 앞쪽 엉덩허리근(장요근) 또한 기운 쪽으로 더 심하게 경직되어 있다. 이것은 허리통증의 주된 요인으로 작용한다. 만약 왼쪽이 높다면 적어도 현재로선 허리뼈 이하로는 골반과 다리, 발까지 왼쪽으로 통증과 질병이 더 심하게 나타나게 되어 있다. 다만 다리의 경우는 원래 짝다리를 짚는 쪽이 많이 아파서 반대쪽으로 짝다리를 짚으면서 급성으로 그러한 현상이 나타날 수 있기 때문에 진단은 종아리의 굵기와 경직성까지 종합적으로 판단해야 한다. 하지만 어느 쪽이 더 아프든 간에 좌우 균형을 맞추고 일정 시간이 지나면 양쪽 모두 서서히 좋아지게 되어 있다.

03 | 등뼈와 허리뼈의 만곡 높낮이

[사진19]과 같이 애기자세를 했는데 고개를 들지 못하고 등이 산처럼 높게 솟아 있고, 허리는 만곡이 매우 심한 사람이 있다. 이런 사람들은 흔히 말하는 강직성척추염 진단이 나올 가능성이 높다. 겉으로 볼 때는 자세가 좋아 보이나 목과 등이 심하게 굽고 경직되었으며, 골반 전방형으로 허리뼈는 앞으로 심한 만곡이 이뤄진다. 이러한 경우에 골반의 좌우 높이는 같을 가능성이 높다.

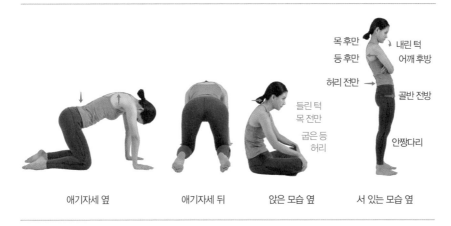

목 후만
등 후만

허리 전만 →

들린 턱
목 전만

굽은 등
허리

내린 턱
어깨 후방

골반 전방

안짱다리

| 애기자세 옆 | 애기자세 뒤 | 앉은 모습 옆 | 서 있는 모습 옆 |

[사진19] 내린 턱 · 목 후만, 어깨 후방 · 굽은 등, 골반 전방 · 허리 전만

　[사진20]과 같은 자세를 가진 사람은 평소에는 구부정하게 앉아 있다가 사람들 앞에만 서면 억지로 바른 자세를 하는 사람이 많다. 등은 굽었는데 억지로 몸을 펴려고 하니 허리는 안 들어가고, 등뼈 10번~허리뼈 2번까지 사이가 심하게 전만이 되는 경우다. 등과 허리가 앞으로 만곡이 이뤄져서 자주 체하는 경우가 많으며, 등이 항상 무겁고 상체는 표준인데 허리 이하 하체비만이 많다. 수직적 진단에서 중복된 내용이니 참고하길 바란다.

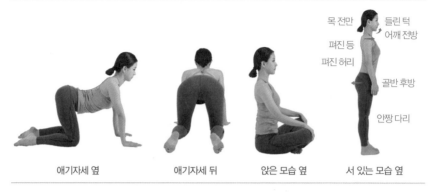

애기자세 옆   애기자세 뒤   앉은 모습 옆   서 있는 모습 옆

[사진20] 들린 턱 · 목 전만, 어깨 전방 · 펴진 등, 골반 후방 · 펴진 허리

　[사진21]과 같이 평소에 앉는 습관이 등이 굽고, 좌우 번갈아 가며 짝다리를 오랫동안 짚는 습관을 가진 사람은 머리부터 발끝까지 모두 굽게 되어 있다. 그래서 애기자세를 해도 허리나 등이 만곡을 이루지 못한다. 이러한 사람은 대부분 오랜 짝다리가 주 원인이기 때문에 좌우 척추기립근의 경직도나 높이가 다르게 나타나는 경우가 대부분이다. 당연히 기립근의 높이가 높은 쪽으로 척추가 기울었다고 보면 된다.

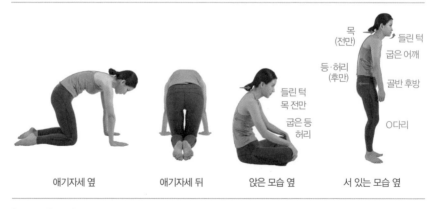

애기자세 옆   애기자세 뒤   앉은 모습 옆   서 있는 모습 옆

[사진21] 들린 턱 · 목 전만, 어깨 전방 · 굽은 등 · 허리, 골반 후방

[표8] 인체 부위별 질병 원인 맵시관점 개념도

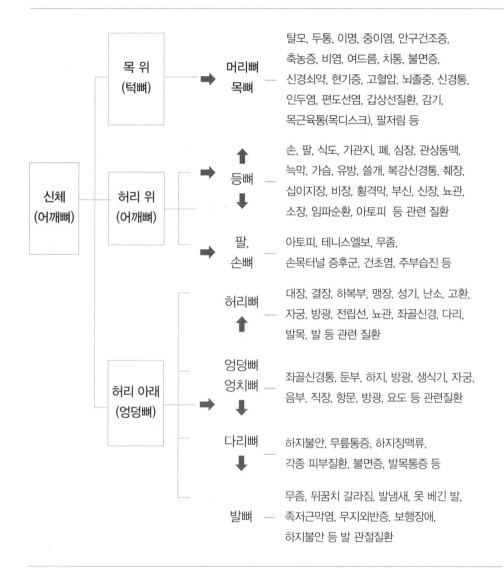

신체 **(어깨뼈)**	**목 위** **(턱뼈)**	**머리뼈** **목뼈**	탈모, 두통, 이명, 중이염, 안구건조증, 축농증, 비염, 여드름, 치통, 불면증, 신경쇠약, 현기증, 고혈압, 뇌졸중, 신경통, 인두염, 편도선염, 갑상선질환, 감기, 목근육통(목디스크), 팔저림 등
	허리 위 **(어깨뼈)**	**등뼈**	손, 팔, 식도, 기관지, 폐, 심장, 관상동맥, 늑막, 가슴, 유방, 쓸개, 복강신경통, 췌장, 십이지장, 비장, 횡격막, 부신, 신장, 뇨관, 소장, 임파순환, 아토피 등 관련 질환
		팔, **손뼈**	아토피, 테니스엘보, 무좀, 손목터널 증후군, 건초염, 주부습진 등
	허리 아래 **(엉덩뼈)**	**허리뼈**	대장, 결장, 하복부, 맹장, 성기, 난소, 고환, 자궁, 방광, 전립선, 뇨관, 좌골신경, 다리, 발목, 발 등 관련 질환
		엉덩뼈 **엉치뼈**	좌골신경통, 둔부, 하지, 방광, 생식기, 자궁, 음부, 직장, 항문, 방광, 요도 등 관련질환
		다리뼈	하지불안, 무릎통증, 하지정맥류, 각종 피부질환, 불면증, 발목통증 등
		발뼈	무좀, 뒤꿈치 갈라짐, 발냄새, 못 베긴 발, 족저근막염, 무지외반증, 보행장애, 하지불안 등 발 관절질환

04 척추건강은 골반보다 균형 잡힌 어깨가 절대조건이다

1 맵시운동 CI를 통해 본 어깨중심의 신체이론

지금까지 척추가 굽으면 병이 들고, 펴지면 건강해진다는 내용을 확인할 수 있었다. 그중에서 사람은 팔 다리가 없어도 살 수 있지만, 척추건강에 문제가 발생하면 생명을 유지하기 힘들다는 것을 이해하였다. 그렇다면 무엇에 의해 척추건강이 결정되는가?

병이라는 것은 원인을 명확히 진단하고 본질을 이해해야 해결방법도 분명해진다. 기존 의학계에서는 골반이 모든 척추를 주춧돌처럼 받치고 있기 때문에 척추의 건강은 골반의 상태에 달렸다고 주장하고 있다. 즉, 골반의 건강이 전반적인 척추건강의 중심이라고 인식하고 있다. 그러나 이러한 골반교정과 척추교정은 끊임없는 재발로 이어질 수밖에 없는 것이 현실이다.

왜냐하면 그 이론은 출발부터 잘못됐기 때문이다. 일부 의학계에서는 어깨의 중요성도 강조하지만 절대적 가치를 두고 있지는 않다.

균형 잡힌 신체의 모든 중심은 어깨에 있다.

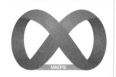

어깨뼈의 위치가 등뼈의 위치를 결정짓고
어깨뼈의 위치가 엉덩뼈와 턱뼈의 위치를 결정지으면서
엉덩뼈는 엉치·허리뼈의 위치, 턱뼈는 목뼈의 위치를 결정짓는다
는 새로운 이론을 주장(단, 어깨뼈는 목뼈에까지도 영향을 미친다.)

[그림10] 맵시운동(Maepsi Movement) 로고

맵시운동은 "균형 잡힌 척추건강은 어깨의 위치에 의해 결정된다."고 보고 있다. 맵시로고에서 ∞는 인간의 몸에서 어깨뼈를 의미하고, ___는 수평을 의미한다. 어깨가 직립보행을 하는 인간의 이상적인 위치에서 수평에 놓이게 되면 온몸이 정렬되어 건강한 몸을 갖게 된다는 의미이다. 어깨뼈(견갑골)의 위치가 등뼈(흉추)의 위치를 결정짓고, 어깨뼈의 위치가 엉덩뼈(장골)와 턱뼈의 위치를 결정지으면서, 엉덩뼈는 엉치뼈(천골)·허리뼈의 위치를, 턱뼈는 목뼈의 위치를 결정짓는다는 새로운 이론이다.

사람은 턱관절, 어깨관절, 엉덩관절(고관절) 등 세 곳에 절구관절이 있다. 이 세 곳의 절구관절은 전후좌우 균형을 유지하는 기능을 가지고 있다. 턱뼈가 기울어지면 목뼈가 기울어지고, 어깨뼈가 기울어지면 등뼈가 기울어지고, 엉덩뼈가 기울어지면 허리뼈가 기울어지는데 서로 유기적 관계를 가졌다. 그런데 머리뼈의 턱관절과 골반의 엉덩관절은 그 사이에 있는 어깨관절의 위치에 따라 유기적으로 움직이며 우리 몸의 균형과 체형을 결정

한다. 신장에 따라 다르지만 어깨관절의 양 어깨뼈 사이가 등 뒤에서 볼 때 성인기준 5~8cm 이상 더 벌어지면 어깨가 몸의 앞 부위로 위치를 이동하게 된다. 이때 그 굽은 어깨의 위치에 따라 엉덩관절은 전후좌우 4방향으로 변위가 발생하면서 허리뼈의 만곡에 변형을 가져오고, 턱관절은 골반과 더불어 개인의 습관과 상황에 따라 위치변화가 발생하며, 그 턱관절의 위치에 따라 목뼈의 변위가 발생된다. 어깨가 제자리에 있지 않고 앞으로 굽었을 때 골반은 네 가지 방향으로 몸의 변위를 가져온다.

어깨뼈가 바른 자리에 있으면 골반의 엉덩관절(고관절)과 턱관절은 앉으나 서나 몸의 무게중심의 가운데인 정 위치에 좌우 수평을 유지하며 정렬되게 되어 있다. 반면 등 뒤에서 볼 때 양 어깨뼈 사이가 벌어지면서 몸의 앞 부위로 몰리게 되면 각각 엉덩뼈·턱뼈도 전후좌우 4가지 방향으로 몸의 중심에서 벗어나게 되어 척추변형을 가져오면서 몸 전체에 연쇄적으로 부정렬이 발생하게 된다. 어깨뼈의 위치와 습관에 따라 등뼈와 목뼈는 4가지 방향 중 한 방향으로의 변형을 가져오고, 그에 따른 골반의 4방향 변위는 허리뼈의 변위를, 턱뼈의 4가지 변위는 목뼈의 변위를 가져온다. 그래서 어깨뼈의 위치변화는 등뼈에 관련된 질병, 골반의 위치변화는 허리 아래의 질병, 턱뼈의 위치변화는 목뼈 위의 질병의 원인이 되며 이들은 서로 유기적으로 영향을 미치면서 여러 질병의 원인이 되기도 하고 치유의 요건이 되기도 한다.

어깨가 펴져 제자리에 있는 바른 자세의 경우에는 온몸이 바르게 정렬되어 있다. 반면 어깨가 앞으로 몰릴 경우에는 크게 두 경우(한 다리 짚기, 양다리 짚기)로 일제히 부정렬된 변이가 일어난다.

바른 자세	한 다리 짚기		양다리 짚기	
어깨뼈 원위치−변이 없는 정렬상태	1. 오른 짝다리 짚기	2. 왼 짝다리 짚기	3. 굽은 등 골반 전방, 내린 턱	4. 굽은 등 골반 후방, 들린 턱

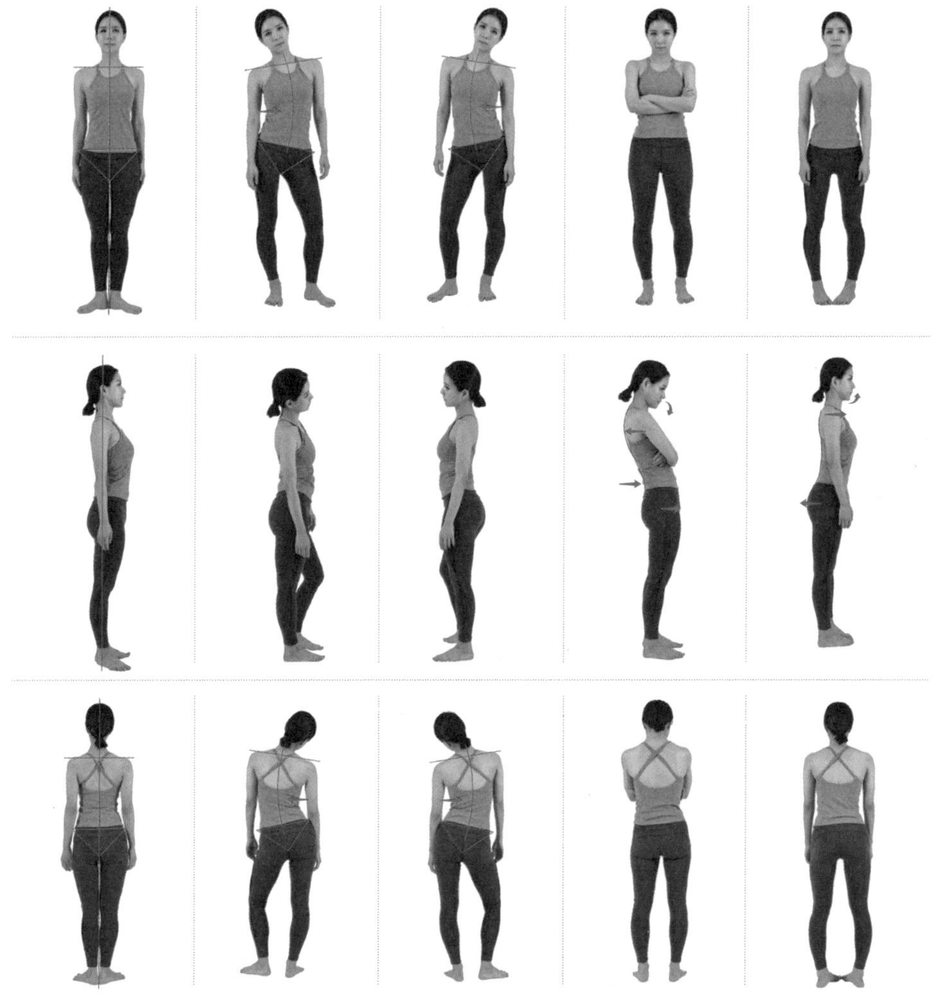

[사진22] 어깨뼈의 위치에 따른 몸의 부정렬

이는 또다시 각각 두 가지 부정렬된 변이가 발생하는데, 한 다리 짚기는 좌 또는 우 한 다리 짚기로, 양다리 짚기는 골반 전방과 후방의 두 가지 부정렬된 변이가 발생을 한다. 이렇게 인체의 모든 부정렬은 등 뒤에 어깨뼈 사이가 신장에 따라 다르지만 정상 간격(5~8cm) 이상으로 벌어지면서 어깨의 잘못된 위치로부터 시작됨을 알 수 있다.

어깨뼈가 제대로 수평을 잡은 상태에서 뒤로 바르게 펴져 있게 되면 목뼈와 등뼈는 앞으로 굽거나 왼쪽과 오른쪽으로 측만이 생길 수 없게 된다. 이렇게 되면 어깨뼈가 왼쪽이나 오른쪽으로 기울어져서 오십견 등 그에 수반된 각종 질병의 원인이 생기는 것을 예방할 수 있다. 굽은 등이나 등뼈 측만과 자라목이 생기는 것은 어깨가 앞으로 숙여져 있을 때 가능하게 된다. 어깨뼈를 뒤로 젖혀서 제자리에 갖다 놓게 되면 어깨가 좌우로 기울어지는 것을 예방하고, 자동적으로 자라목과 등뼈 측만을 예방할 수 있다. 목뼈와 등뼈는 스스로 자기 뼈를 바로잡기 힘들고 결국 어깨의 위치가 이들의 정렬상태를 보장해 준다.

골반의 건강 또한 골반 스스로가 바른 위치를 잡을 수 없다. 오직 어깨의 위치에 따라 골반의 운명이 결정되고, 그러한 골반의 위치로 허리뼈(요추)와 엉치뼈(천추), 꼬리뼈(미추)의 정렬상태가 결정되어진다. 어깨가 굽게 되면 골반의 위치는 4가지 방향으로 부정렬된다. 어깨가 앞으로 굽은 상태에서 딛고 있는 다리의 형태는 크게 한쪽 짝다리 짚기와 양쪽 다리 짚기 두 가지로 정리된다. 한쪽 짝다리를 짚게 되면 좌 또는 우측의 짝다리 짚는 쪽 골반이 올라가고 이는 허리뼈(요추) 측만과 후만을 수반하게 된다. 또한 어깨가 앞으로 굽은 상태에서 골반이 앞으로 가거나 뒤로 가는 2가지 변위가 생기게 되는데, 이는 허리뼈(요추)의 전만과 후만을 불러온다. 어깨뼈를 제 자리로 갖다 놓게 되면 4방향으로의 골반 이동을 방지할 수 있게 된다.

턱관절 또한 스스로 바른 위치를 잡을 수 없다. 어깨가 굽으면 등뼈가 굽게 되고 그에 따라 어깨가 좌우로 기울면 골반이 좌우 같은 방향으로 올라가면서 턱뼈도 좌우로 기울어져 목뼈 측만을 일으키고, 어깨뼈의 전후방에 따라 골반이 앞으로 가면 턱관절은 내려가면서 목뼈가 굽게 되고, 골반이 뒤로 가면 턱은 들리면서 목뼈는 5번과 6번 사이를 기준으로 뒤로 꺾이게 된다. 이렇듯 어깨의 위치에 따라 골반과 그에 연결된 허리뼈 아래의 상태가 달라진다고 맵시이론에서는 보고 있다.

결국 어깨뼈만 바로잡으면 등뼈·목뼈를 바로 세울 수 있게 되고, 엉덩뼈가 몸의 중앙에 올바로 위치하게 되어 엉치뼈(천골)와 허리뼈의 변이를 바로잡을 수 있고, 턱뼈가 몸의 중앙으로 오면서 목뼈가 바르게 된다는 것이 맵시운동의 어깨중심 신체이론이다. 이 이론은 치료를 해도 계속 재발되는 원인에 대한 의구심으로 필자가 20여 년간 체험·연구하고 교육현장에서 적용하여 치유·재발되지 않는 효과를 확인하면서 얻은 확신이다.

그동안 체육계는 의학자들의 이론을 차용하며 건강 문제를 해결해 왔고, 그들의 이론적 한계로 인해 체육계 역시 그 한계를 가질 수밖에 없었다. 이 이론은 세계적으로 일반화되어 있는 척추건강에서 골반중심의 의학적 관점(이론)에서, 어깨중심의 새로운 관점(이론)으로의 변화를 가져오는 코페르니쿠스적 전환이 될 것이라 본다.

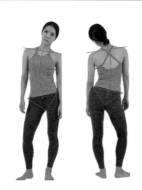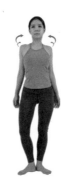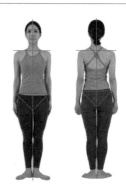

A. 어깨뼈 사이가 벌어져 좌하방, 골반   B. 어깨뼈가 모아지면   C. 어깨뼈가 제자리로 돌아가서 좌측 어
   좌상방, 척추 우측만   짝다리가 불편함   깨는 올라가고 우측 골반은 내려가
                                                                           서 척추가 정렬된 모습

[사진23] 짝다리를 짚는 사람이 어깨를 폈을 때 나타나는 현상

O다리는 짝다리를 짚는 사람들이 다리 뒤근육이 짧아지면서 오는 체형이다. 어깨가 앞으로 굽으면 자라목과 굽은 등이 되는데 짝다리를 짚는 습관을 가진 사람은 디딤발이 되는 다리의 뒤근육이 경직되면서 다리가 굽게되고 무릎 아래 부위에 통증이 오고 짧아진 종아리 때문에 발목을 자주 삐게 될 수 있다. 게다가 발뒤꿈치가 아프고, 족저근막염이 생기는 등으로 인해 그 다리로는 더 이상 짝다리를 짚기가 불편하게 된다.

그래서 반대쪽 다리로 짝다리를 짚게 되는 습관이 축적되면 반대쪽 다리도 굽게 되어 O다리가 만들어진다. [사진23]과 같이 짝다리를 짚는 사람의 어깨를 제자리에 갖다 놓게 되면 짝다리가 불편해지므로 부정렬로 인한 질병발생 원인이 사라지고 O다리 원인도 자연스럽게 해결된다.

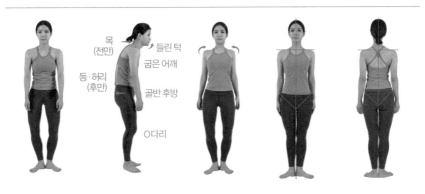

A. 들린 턱·목 전만, 어깨가 굽어서 어깨뼈 사이가 벌어지고 등과 허리가 굽고 골반은 뒤로 빠짐

B. 어깨뼈가 뒤로 모아지면 굽은 등, O다리가 불편함

C. 어깨뼈가 제자리로 돌아가면 굽은 등이 펴지고 다리 뒤근육이 풀리면서 O다리가 펴지고 온몸이 정렬됨

[사진24] 몸이 굽은 O다리 체형이 어깨를 폈을 때 나타나는 현상

[사진24]와 같이 O다리에서 어깨를 뒤로 젖히고 펴면 몸이 매우 불편해지면서 짝다리 짚기나 굽은 등을 유지할 수 없으므로 자연스럽게 교정된다. 그래서 어깨를 펴서 목뼈, 등뼈, 허리뼈가 제자리로 돌아가고 골반이 제 위치를 찾으면 다리 근육이 풀리고 O다리는 바르게 펴지게 되어 있다. 하지만 목뼈와 등뼈가 굽은 상태에서 억지로 어깨를 펴게 되면 몸이 부자연스러워질 뿐만 아니라 허리 과전만이 될 수 있다. 가슴근육과 어깨근육이 제대로 풀려야 어깨뼈가 편하게 원위치로 돌아갈 수 있고, 등뼈가 제대로 펴져야만 바른 자세가 편안해지면서 골반이 몸의 중앙으로 돌아오고, 다리 뒤근육이 풀리면서 O다리가 해결된다. 그래서 맵시운동을 통해 뭉친 근육과 부정렬된 뼈대를 바로잡고 생활해야만 제반 문제점들이 해결될 수 있다.

안짱다리도 마찬가지이다. [사진25]와 같이 안짱다리는 '들린 턱·목 전만, 어깨 전방·펴진 등, 골반 후방·펴진 허리'의 체형에서 나타나는 자세이다. 이러한 자세는 등 뒤 양 어깨뼈 사이가 벌어지면서 어깨가 다소곳이 앞으로 쏠려 있는 상태에서 허리를 펴려고 노력하는 사람들에게 나타나는 자세이다. 상체의 무게중심이 앞으로 쏠린 상태에서 허리를 펴려고 힘을 쓰다 보면 골반은 자연스럽게 뒤로 빠지고 몸의 중심을 잡기 위해 턱은 들리게 된다.

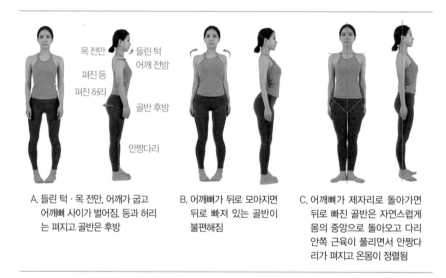

A. 들린 턱·목 전만, 어깨가 굽고 어깨뼈 사이가 벌어짐. 등과 허리는 펴지고 골반은 후방

B. 어깨뼈가 뒤로 모아지면 뒤로 빠져 있는 골반이 불편해짐

C. 어깨뼈가 제자리로 돌아가면 뒤로 빠진 골반은 자연스럽게 몸의 중앙으로 돌아오고 다리 안쪽 근육이 풀리면서 안짱다리가 펴지고 온몸이 정렬됨

[사진25] 골반 후방 안짱다리의 사람이 어깨를 억지로 폈을 때 나타나는 현상

그렇게 되면 뒤로 빠진 골반으로 인해 샅골 부위(서혜부)가 접히고 다리 내측면과 앞 부위가 경직되면서 발끝에 무게중심이 실리고 안짱다리 체형이 만들어진다. 이 역시도 벌어졌던 양 어깨뼈 사이가 정상위치로 모아지게 되면 들린 턱은 내려가고 뒤로 빠졌던 골반이 몸의 중앙으로 오게 되면서 다리 내측과 전면에 집중됐던 경직이 풀리고 안짱다리가 해결된다.

지금까지 확인한 바와 같이 O자 다리나 안짱다리는 어깨가 안으로 몰리면서 몸의 부정렬을 통해 자연스럽게 몸의 중심을 잡기 위해 발생된 결과이다. 그런데 어깨는 잡지 않고 O다리를 억지로 펴거나 안짱다리를 억지로 벌리는 교정을 하게 되면 몸의 각 분절마다 더 큰 편마찰과 근골격계에 무리를 줄 수밖에 없다. 시중에 여러 교정용품들이 많이 나오는데 어깨를 바로잡지 않고 억지로 다리를 교정하는 제품들은 효과도 미약할뿐더러 어깨가 굽는 습관을 고치지 않는다면 역학적으로 더 큰 문제를 일으킬 위험을 가지고 있다.

3 온몸의 균형을 잡아주는 맵시밴드의 효과 및 착용

맵시밴드를 착용하여 어깨뼈를 제자리에 위치하게 하면 자라목, 굽은 등, 등뼈 측만, 골반의 부정렬, 허리뼈 부정렬, O다리, 안짱다리 등 모든 신체는 정상위치로 돌아가게 되어 있다. 이러한 어깨중심 관점과 신체관을 바탕으로 맵시밴드가 탄생했다.

01 | 착용 방법

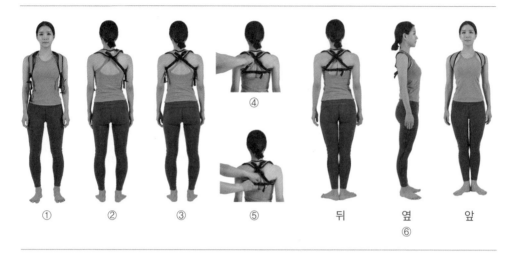

① ② ③ ④ ⑤ 뒤 옆 앞
⑥

[사진26] 맵시밴드 착용 방법

a. 사진 ①번과 같이 맵시밴드를 어깨에 얹는다.

b. 사진 ②번과 같이 교차라인Ⓐ를 교차라인Ⓐ 버클에 끼운다.

c. 사진 ③번과 같이 교차라인Ⓑ를 교차라인Ⓑ 버클에 끼운다.

d. 사진 ④번과 같이 수평라인을 수평라인 버클에 끼운다.

e. 사진 ⑤번과 같이 착용자의 신체 사이즈에 맞도록 어깨뼈가 몸 뒤로 모아지게 교차라인과 수평라인의 길이를 조절하여 착용을 완결한다.

f. 맵시밴드 착용을 마친 착용자의 뒤, 옆, 앞에서 본 바른 자세 모습은 사진 ⑥번과 같다.

02 | 맵시밴드 사용사례

[사진27]과 같이 맵시밴드를 착용하기 전에는 평소 습관대로 잘못된 자

세로 생활이 가능하지만 [사진28]과 같이 맵시밴드(비탄력성)를 착용하게 되면 옆으로 잘 수도 없고, 구부정한 자세로 생활하는 것 자체가 불가능하다.

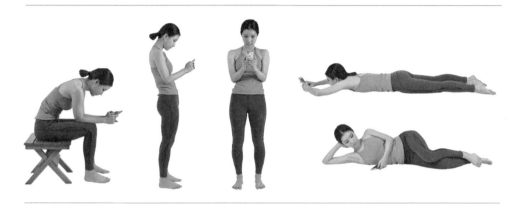

[사진27] 맵시밴드 착용 전 바르지 못한 생활습관

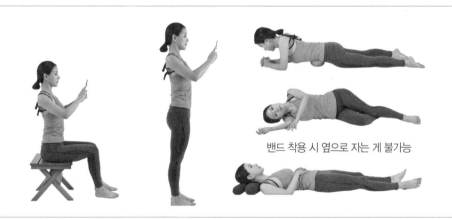

밴드 착용 시 옆으로 자는 게 불가능

[사진28] 맵시밴드 착용 후 굽은 자세가 불가능한 생활

03 | 맵시밴드의 종류

1) 맵시고정밴드(비탄력성)

맵시밴드의 재질은 등산용 배낭의 통기성과 편안함을 확보하여 착용 시 불편함을 최소화하였으나, 자세가 틀어질 경우 활동성을 제한하여 바른 자세를 유지하도록 하는 목적으로 만들어졌다. 이것은 마치 골절상해를 입었을 경우 깁스를 하는 원리와 같은 방식이다. 골절된 뼈는 붙으면 그만이지만 척추의 부정렬은 항상성 유지와 밀접하게 관련된 불수의근의 기능을 저하시키기 때문에 골절보다 더 심각한 병임을 인식해야 한다.

옆으로 누워서 자는 사람은 단 한 사람도 건강할 수가 없다. 등이 펴진 사람만이 바른 자세로 잘 수 있다. 깁스를 하여 고정시키면 어쩔 수 없이 바른 자세를 유지할 수밖에 없듯이 맵시밴드는 잠자리에서도 착용하고 자야 한다. 만약 바르게 눕는 것이 도저히 불편하면 맵시밴드를 착용하고 눕게 되면 맵시밴드는 전혀 불편함을 주지 않는다. 하지만 등이 굽은 사람은 바르게 잘 수가 없다.

맵시고정밴드 착용의 주된 목적은 신체교정이다. 따라서 비탄력성 재질로 제작되어 밴드를 착용하면 어깨를 안으로 움츠릴 수 없다. 만약 안으로 움츠리게 되면 어깨와 팔에 혈액순환 장애를 겪게 되므로 거북목이나 굽은 등을 지속할 수 없게 되어 있다. 그래서 맵시고정밴드는 잘 때나 특별한 일을 하지 않는 휴식을 취할 때 사용하는 것이 좋다. 물론 다른 업무를 볼 때도 가급적이면 고정밴드를 착용하는 것이 좋다.

어깨가 안으로 굽은 사람은 스스로가 환자라는 인식이 필요하다. 빗장뼈(쇄골)가 부러졌을 때 병원에서 채워주는 X밴드를 강제적으로 뼈가 붙을 때까지 착용하는 것과 같은 이치다. 빗장뼈 골절은 붙으면 그만이지만, 척추가 잘못되면 몸의 모든 기능이 저하되고 항상성 유지에 큰 타격을 입게 된다는 것을 잊지 말아야 한다.

2) 맵시인지밴드(탄력성)

맵시인지밴드는 일상생활을 하면서도 밴드를 착용함으로써 일상생활 중 끊임없이 바른 자세에 대한 인식을 하여 스스로 바른 자세를 유지하도록 하는 것을 목적으로 만들어졌다. '맵시인지밴드'는 옷 속에 입는 '속옷용'과 '겉 착용'이 있다. '속옷용'은 외출 시 패션에 지장을 주지 않으면서도 착용이 가능하다. '겉 착용'은 스포츠 활동이나, 일상생활을 하는데 지장을 주지 않고 편하게 착용할 수 있도록 제작되었다.

3) 기존 체형교정 제품들의 신체관

기존 체형교정기들은 대부분 부위별 독립된 신체관을 가지고 만들어졌다. 어깨교정기는 목뼈와 등뼈에 대한 교정기능만을, 허리보호대는 허리에 오는 부담감을 줄여주고 고정시키기 위하여, O다리나 안짱다리교정기의 경우 다리를 조여 매는 기능성만을 강조하고 있다. 여기에 기존 교정용품은 탄력성이 있는 재질을 사용하고 있는 경우가 대부분인데 이러한 재질로는 사실상 교정기능을 갖기가 힘들다. 맵시밴드처럼 비탄력성으로 해야만 그 기능성을 확보할 수가 있다. 물론 일부 다른 교정제품들도 탄력성과 비탄력성 두 종류로 나누어지는 경우가 있지만 인체를 전체적으로 보는 신체관이 없이 제작되어 그 효용성의 한계를 가진다.

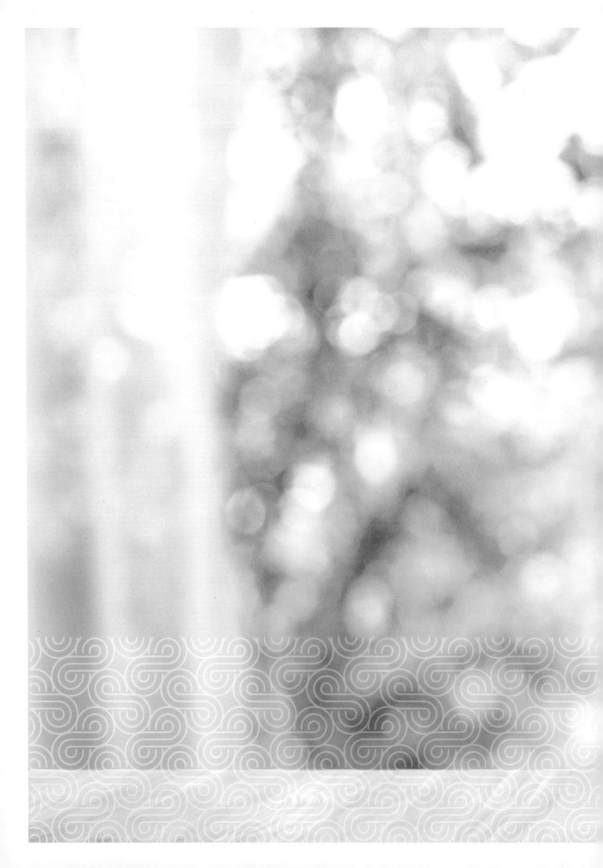

스스로
진단하고 고치는
맵시운동
(Maepsi Movement)

01 맵시운동의 이해

1 맵시운동(maepsi movement)이란?

맵시는 '보기 좋게 잘 다듬어진 모양새'라는 순수 우리말이다. 보기 좋다는 것은 아름다움의 표현이고, 아름다움의 조건 중 중요 요소는 균형과 조화이다. 인간의 몸은 균형과 조화가 무너지면서 병이 오므로 맵시라는 말에는 건강의 의미를 포함하고 있다. 운동(movement)은 좁게는 '신체운동(physical exercise)'이라는 의미와 넓게는 건강한 삶을 위한 '생활문화운동(cultural movement for healthy living)'을 포함하는 '사회문화운동'이라는 의미의 영어식 표현이다. 따라서 맵시운동(maepsi movement)이란 '우리 몸을 맵시 있고 건강한 몸으로 만들기 위한 신체 및 생활문화운동'으로 정의할 수 있다.

맵시운동은 몸의 부정렬된 모양으로 보는 '맵시진단법', 스스로 진단하고 바른 자세로 질병을 고치는 '맵시운동(Maepsi Exercise)', 어깨중심 신체이론으로 몸이 부정렬되지 않게 바르게 생활하는 습관을 갖게 하는 '맵시생활운동', 스스로 운동하기 힘들거나 오래된 질환이 낫도록 서로 도와주는 '맵시 도움주기' 등으로 구성되어 있다.

01 맵시로고(maepsi logo) ∞

1) 정렬의 의미

맵시로고에서 '∞'는 인간의 몸에서 어깨를 의미하고, '﹏'는 수평을 의미하는 것으로서, 어깨가 직립보행을 하는 인간의 이상적인 위치에서 수평으로 놓이게 되면 온몸이 정렬되어 건강한 몸을 갖게 된다는 의미이다. 이는 척추건강에 있어서 골반중심의 기존이론에서 어깨중심으로 진화된 새로운 이론을 표현하고 있다. 뫼비우스의 띠(∞)가 산업혁명을 뜻하는 것과 같이 인체에 대한 혁명적 이론임을 의미한다.

2) 순환의 의미

뫼비우스의 띠(∞)는 순환의 의미로 인간의 몸 전체를 관통하고 있는 모든 혈관과 신경이 멈춤이 없이 흐르는 역동적 생명력을 형상화한 것이다. 그리고 뫼비우스의 띠(∞)를 이루고 있는 두 원은 우리 몸의 엔진역할을 하는 심장과 폐를 형상화했다. 또한 우리 인체가 내부장기와 체표(몸의 표면)가 서로 연결되어 하나이듯이 안과 밖이 따로 존재하는 것이 아닌 하나의 존재임을 상징한다.

3) 생명의 의미

인체를 구성하고 있는 물질은 모두 자연계에 존재하고 있는 것으로 인간은 흙과 물과 공기에 생명을 넣어 만들어진 존재라고 할 수 있다. 맵시로고(∞)의 색상은 파란색이다. 파란색은 생명의 근원인 물과 생명유지에 필수조건인 공기를 의미한다. 맵시운동은 지구의 70%를 차지하는 물과 푸른 창공을 가득 메운 공기처럼 온 우주에 살아 있는 생명이 가득하길 바라는 소망이 담겨 있다.

맵시운동에서는 이 자그마한 로고(logo)에 모든 인간이 질병과 고통으로부터 벗어나 건강하고 행복한 삶을 누리기를 기원하는 소망을 담고자 하였다.[※]

02 | 맵시운동의 지향점

맵시운동은 치료중심의 의료문화가 관리하지 못하는 개인의 올바른 생활습관과 건강운동법 보급을 통해 온 가족의 질병예방과 건강생활의 길잡이가 될 것을 지향한다.

※ 세계보건기구(WHO)에서는 건강을 '질병이 없고 허약하지 않을 뿐만 아니라 신체적, 정신적, 사회적으로 안녕한 상태'라고 정의하고 있다.

03 | 맵시운동의 용어

맵시운동에서 사용하는 용어는 다음과 같은 원칙하에 만들어졌다.

첫째, 용어는 쉬워야 한다. 유치원생부터 100세가 되신 어르신들까지 모두 알아들을 수 있는 언어로 한 번 들으면 무슨 내용인지 쉽게 알 수 있게 하고 두 번 설명이 필요한 단어는 가급적이면 줄이도록 했다. 운동 명칭도 마찬가지이다. 어려운 한자어나 검증되지 않은 신조어의 사용은 좋지 않다고 생각한다. 명칭만 들어도 무슨 동작인지 알게 수련체계를 만든 이유도 여기에 기인한다.

둘째, 모든 새로운 용어는 인체의 명칭을 사용하여 만들었다. 맵시운동은 지금까지 밝혀진 생명과학적 지식에 근거하여 필자의 학교 교육과 운동 경험을 통하여 새롭게 깨달은 내용을 바탕으로 21세기에 새롭게 체계화한 운동 종목인 만큼 지금 시대의 시대성을 담았다.

필자가 늘 주장했던 것처럼 인간은 네발짐승과 구조적으로 다르고, 인간은 수상생활을 하는 존재가 아닌 육상생활을 하는 존재라는 사실이다. 모든 생명체는 본능에 의해 살아가지만 인간은 자주적이고 창조적이며 의지적인 존재라는 것을 잊으면 안 된다.

동물과 인간의 기준이 명확히 밝혀진 21세기에 만들어진 운동 종목이 굳이 동물의 동작이나 이름을 빌리거나 상상력이 만들어 낸 형이상학적인 이름과 명칭을 사용한다는 것은 지금의 발전된 모든 가치를 사용할 줄 모르는 것이라고 생각하고 있다. 그래서 맵시운동에서는 모든 동작명칭과 언어는 사람의 신체를 사용한 언어로 이루어져 있다.

04 | 맵시운동 운동용품

1) 작지만 강한 맵시공

작지만 탄성이 매우 강한 맵시공은 작은 공(5인치)과 큰 공(6인치)으로 이루어져 있고 개인의 몸 상태와 유연성에 따라 다양하게 사용이 가능하다. 작은 공은 주로 몸 뒤 부위 뭉친 곳에 대고 누르고 비벼서 경직된 근육을 풀어주거나 굽은 등에 대고 누워서 흉식호흡을 하며 펴주는 데 사용한다. 큰 공은 주로 몸의 앞 부위에 사용하여 아랫배와 가슴과 겨드랑이를 풀어주거나 척추 전만자의 척추를 펴주는 데에 사용한다. 맵시베개의 경우는 사람에 따라 운동하다가 잠이 들면 매우 힘든 곤경에 처할 수 있지만 맵시공은 잠이 들어도 부작용이 없고 피로도가 거의 없는 것이 특징이다. 다만 큰 공으로 아랫배를 풀어줄 때 노약자의 경우 갈비뼈 11, 12번에 대고 누를 경우 부러질 위험이 있으니 배꼽 이상에 대고 운동하는 것은 삼가야 한다.

2) 맵시베개

맵시맨몸운동과 맵시공운동이 몸을 풀어주는 순환단계의 마지막 운동이라면, 맵시베개운동은 풀린 몸을 바르게 정렬시키는 최종목표를 달성하는 운동으로 척추의 만곡을 진단하고 이를 정렬시키는데 탁월한 효과가 있다. 또한 어깨뼈와 골반의 기울어짐을 진단하고 정렬시키는 데에도 이만한 도구가 없다. 여기에 스스로 운동하기 어려운 사람들에게 도움을 줄 때 발끝부터 머리까지 근육을 풀어주고 정렬시키는데 다양하게 사용이 가능하다.

제품은 현재 큰 베개(지름 10센티)와 작은 베개(지름 7센티)로 구성되어 있는데 운동 동작과 운동 수행자의 몸 상태에 따라 다양하게 사용할 수 있다. 맵시베개는 맵시운동의 마지막 단계인 정렬의 목표를 달성하는데 필수 도구이다. 이 베개 역시 척추 전만이나 후만에 맞게 다양하게 사용할 수 있으며, 너무 딱딱하지 않아서 사용 시 위험하지 않다.

3) 인체균형의 기준점 수직 벽과 수평 방바닥

① 수직의 벽

수직으로 이루어진 건축물 벽에 발뒤꿈치, 종아리, 엉덩이, 양 어깨뼈, 뒤통수가 붙은 상태로 자연스럽게 서 있을 수 있으면 직립보행을 하는 인간의 이상적인 자세가 확립된다. 이 상태의 자세를 유지하면서 걷게 되면 인체의 모든 근육이 이완되고 통증이 해결된다. 벽 걷기가 잘 되는 상태에서 걷기운동을 하면 근육이 뭉치지 않고 가장 이상적인 걷기운동이다.

② 수평의 방바닥

모든 건축물 바닥이 수평으로 이루어져 있듯이, 등이 굽어 있는 사람의 어깨를 수평바닥을 향해 눌러주면 등뼈가 펴지고 흉곽이 넓어지면서 오장육부가 편해지고 항상성이 되살아난다. 또한 어깨 균형이 잡히면서 경추가 똑바로 서게 되어 두통, 불면증, 이명, 호흡기질환 등의 문제가 해결되면서 머리가 맑아진다.

골반이 기운 사람은 양 무릎을 접어 올려 무릎을 수평바닥을 향해 양 엉덩뼈가 바닥에 닿게 눌러주면 고관절과 골반이 수평을 유지하여 골반 주변 근육과 하체의 경직된 근육을 풀어주며 허리뼈에도 영향을 미쳐 허리 측만 교정에 큰 효과가 있다.

이 방법의 특징은 척추가 '전만이냐 후만이냐'를 따질 필요 없이 눌러서 바닥에 편안하게 닿게 맞춰주면 균형이 잡히게 되어 근육이 풀리고 통증으로부터 해방되며, 최상의 운동능력을 발휘하게 한다.

이렇듯 벽과 방바닥을 바른 인체의 기준으로 삼으면 맵시 있고 이상적인 몸의 정렬상태를 만들어 건강한 몸을 갖게 할 수 있다.

05 | 맵시운동 수련 목적

건강한 육체에서 건강한 정신이 보장되고, 건강한 정신에서 건강한 육체가 보장된다. 맵시운동의 수련 목적은 '자기 정체성 회복'으로 올바른 신체활동 및 생활을 통하여 정렬된 몸을 만들어 약해진 정신과 육체의 건강을 회복하는 것이다. 자신이 클 수 있는 만큼 키도 크고 맵시 있는 몸매, 건강한 체력을 회복하여 인간 본연의 신체와 성품을 회복, 유지할 수 있게 하는 것을 목적으로 한다.

06 | 맵시운동 목표

맵시운동 목표는 정렬된 몸이다. 정렬된 몸에서 건강이 보장된다.

맵시는 당장의 통증을 해결하거나 질병 치료를 위해서 하는 운동이 아니다. 대부분의 질병과 통증이 한순간에 오는 것이 아니고 병이 오는 습관이 오랫동안 쌓여서 발생한다. 그러므로 병이 낫는 것도 건강한 습관이 오랫동안 쌓여야 한다. 또한 중대한 질병이라면 몸의 정렬만으로 해결하기 어려울 수도 있다. 가깝게는 도수치료부터 양약이나 수술과 같은 현대 의료적 도움도 필요하고 때로는 기혈순환이 잘 되게 하거나 허약해진 기능을 보충하는 한약을 복용하는 것도 중요하다. 또한 몸에 맞는 식습관과 규칙적인 생활, 심리적인 안정을 통한 긍정적 인생관과 건강한 언어의 사용, 과학적이고 합리적인 지식과 세계관 등이 함께 한다면 더 좋은 결과가 만들어진다.

하지만 병이 깊지만 않다면 몸을 정렬시키는 것만으로도 즉시 그 자리에서 불편함을 해소하거나 근본적인 치유가 가능한 경우도 많다. 다만 몸을 정렬시키고 보니 우리 몸이 자연스럽게 자연치유가 되더라는 것이 맵시운동의 경험을 통해서 얻은 결론이다.

2 자기 몸과의 대화 맵시운동

인간의 삶은 무한한 욕망과 유한한 육체와의 끊임없는 갈등의 연속이다. 사람의 꿈과 욕심은 끝이 없다. 무한한 꿈과 욕심은 결국 정신적 · 육체적 노동을 통해야만 이룰 수 있다. 그래서 꿈이 높고 욕심이 많은 사람은 일욕심도 많이 내게 된다. 하지만 사람의 몸은 유한하므로 노동은 일정 수준을 넘어서면 몸에서 통증이나 무기력 등을 통해서 위험신호를 보낸다. 여기까지는 병이 아닐 수 있다. 휴식과 몸의 정렬만 제대로 취해도 체력저하와 통증을 해결할 수도 있다.

"정신력이 중요하다. 버티고 이기다 보면 안 되는 것이 어디 있어!"라고 주장하는 사람도 있다. 특히 운동선수들은 기록갱신이나 경쟁에서 이기기 위해 끊임없이 자신의 한계에 도전하게 된다. 이렇게 도전하는 사람들의 결과는 발전과 퇴보 중 하나로 나타난다. 그 두 가지 결과는 자기준비 정도에 따라 달라진다. 몸을 정렬시킨 사람은 끊임없이 한계를 극복해 내면서 점차 체력이 향상되지만, 몸이 부정렬된 사람은 아무리 노력해도 어느 한 계점에서 발전이 멈추고 몸에 이상이 나타나게 된다. 이러한 부정렬된 사람은 정렬된 사람에 비해 관절 가동범위가 작고, 각 기관의 경직으로 신진대사 능력에 문제가 생기면서 오히려 병을 계속 키우게 되는 결과를 가져온다. 타고난 기량과 성실성은 좋은데 잦은 부상으로 더 이상 성장하지 못하는 불운한 선수라고 하는 대부분의 사람들은 여기에 속한다.

우리 몸은 참으로 신비하다. 아픈데도 참고 계속해서 운동이나 신체활동을 하다 보면 병의 근본적인 문제가 해결되지 않았는데도 더 이상 통증을 느끼지 못하는 경우가 있다. 이들은 근육이 아예 경화되어서 몸에서 나타나는 현상이 정상적으로 뇌에 전달되지 못하는 사람으로 "내가 유연하지는 않지만, 몸은 건강한 편이다."라고 주장하는 경우가 많다. 앞서 맵시진단법에서도 언급했지만, 이러한 사람은 몸에 큰 병이 와도 잘 인식하지 못하고 병을 확인했을 때는 이미 치료 범위를 벗어나 있는 경우가 많다.

통증은 몸이 머리에 보내는 대화요청(신호)이다. 몸에서 보내는 대화요청을 무시하고 근본 문제를 해결하지도 않고 고생하는 몸을 계속 몰아붙이면, 몸은 스스로를 마비시켜서 더 이상 뇌에게 말을 하지 않는다. 그러면 겉으로 볼 때는 아무 문제가 없는 것같이 느껴질 수 있다. 하지만 신호가 없다는 것은 일방적이며 폭력적인 결과를 만들어 낸다. 그 일방적 폭력이 쌓이면 우리 몸은 질병에 시달리고, 종국에는 몸도 마음을 떠나면서 한 인간도 그 생명력을 다하게 된다.

몸이 부정렬된 자세에서의 생활습관이나 부정렬된 자세를 요구하는 노동현장에서 자발적이거나 강제적인 활동이 반복되는 상황에 노출된 경우에는 더욱 심각하다. 문제는 자신이 왜 아픈지 모르거나 안다고 하더라도 직업적 특성상 어쩔 수 없다고 생각하면서 그러한 상황을 참고 견디는 사람들 또한 큰 문제이다. 참고 일하다 보면 어느 순간부터 통증을 느끼지 못하고 자신이 건강해졌다고 착각하는 경우가 많다.

맵시운동하는 시간은 욕심이 많거나 몸에 대한 올바른 인식이 부족해서 고생시킨 몸에게 머리가 사과하는 시간이다. 굳어 있는 몸을 풀고 자극을 주어서 아픈 부위를 찾아내고 그 부위를 어루만져주고 삐뚤어진 부분은 바로잡아 주는 운동이다. 방치했던 몸에게 사과하는 시간이 맵시운동 시간인 셈이다. 그렇게 머리와 몸이, 정신과 육체가 조화롭게 공존하며 소통할 수 있는 정렬되고 건강한 원래의 내 모습을 찾아가는 것이 맵시운동 시간이다.

3 명현현상(호전반응)

여기서 한 가지 중요한 문제가 있다. 이러한 수련을 통해서 굳어진 몸이 풀리게 되면 과거에 아팠던 부위가 다시 아파오거나 아프지 않았던 부위가 아플 수 있다. 이것을 흔히 '명현현상'이라고 하며 '호전현상'이라고도 한다.

이러한 명현현상은 크게 두 가지로 나타난다. 첫째, 몸과 머리가 서로 대화 단절하는 사이 아팠던 부위가 굳으면서 통증을 느끼지 못하여 나았다고 생각했던 부위에서 다시 통증이 발생하는 경우이다. 둘째, 그나마 건강했던 부위도 부정렬된 상태에서 오랫동안 시간이 흐르면서 질병이 진행되었으나 느끼지 못하고 잘못된 자세에 임시로 적응하고 있다가 신체가 정렬되면서 머리와 몸이 소통을 함으로써 새롭게 통증을 인식하는 경우이다. 그 외에 때로는 온몸에 몸살이 오거나 잠이 쏟아지거나 트림을 계속하거나 운동 후 오히려 몸이 더 무겁게 느껴지는 등 다양한 명현현상이 나타나기도 한다.

맵시운동을 하는데 이 명현현상에 대한 극복은 대단히 중요하다. 당장 몸이 더 불편해지면서 수련의욕을 상실하는 경우가 많기 때문이다. 명현현상은 심한 경우 "내 몸에 큰 무리가 온 것이 아닌가?"라는 의심을 할 수도 있다. 하지만 몸을 정렬시켜서 해로울 것은 없다. 작게는 하루에서 심할 경우 일주일 이상 지속되는 경우도 있다. 하지만 이겨내야 한다. 몸이 그만큼 힘들었던 것이고, 몸이 그동안 못다 했던 얘기를 쏟아내는 것이니 사과하는 마음으로 쉬게 해주면서 들어주자. 머리는 수십 년을 몸에게 일방적으로 말하고 함부로 대하지 않았던가? 몸에 대한 고마움을 갖고 진정으로 사과를 해야 한다. 사과할 의지가 없다면 몸도 머리를 떠날 것이다. 그러면 '나'라는 생명체는 진짜로 머리와 육체가 이별하며 세상과도 이별하게 될 가능성이 점차 높아진다.

너무나 아프고 힘들다면 맵시운동 지도사와 상담을 통하는 것이 좋다. 혹시 몸에 대한 진단을 틀리게 해서 반대로 운동을 시켜 문제를 더 악화시켰을 수도 있기 때문이다. 맵시운동은 섣부른 판단으로 진단을 엉뚱하게 하는 것 외에는 운동을 통해서 다칠 일은 거의 없는 매우 쉽고 안전한 운동으로만 구성되어 있다.

4 맵시운동 치유 효과

맵시운동을 알리고 지도하면서 가장 어려운 질문이 있다. "이거 하면 뭐가 좋아져요?" 가장 난감한 질문이다. 왜냐하면 "다 좋아집니다."라고 하면 과거 5일장에서 마술과 기예를 부리며 만병통치약을 팔던 약장수 취급을 받을까 걱정에서이다. 그들이 원하는 답은 예를 들어서 이런 것이다. 고혈압, 비염, 이명, 화농성 염증, 목근육통, 신경통, 오십견, 주부습진, 팔 저림 등 개별 질병을 해결하는 방법을 원한다.

하지만 생각해 보자. 목뼈가 오른쪽으로 기울면 코막힘, 눈의 피로, 편두통, 화농성염증, 목의 통증, 어깨통증, 팔 저림, 테니스엘보, 손목터널증후군, 주부습진 등 모든 병이 오른쪽에서 발생하거나 오른쪽이 더 심해진다. 여러 곳에 병이 났다면 각 과별로 다 다니면서 치료를 받으라고 권해드려야 하는가?

질병의 원인에 따라 다르지만, 신체 구조적 불균형으로 인한 질병이라면 그냥 굽거나 기울어진 등과 목을 펴고 어깨뼈를 제자리에 놓고 가슴을 펴는 습관을 가지면 위의 질병들은 한꺼번에 해결된다. 개별 질병의 치료만으로는 끊임없이 재발하게 되어 있다. 질병 발생의 원인은 다양하게 존재하지만 가장 근본적인 원인은 잘못된 자세에서 비롯되는 경우가 대부분이다.

현대인들은 정보의 홍수 속에 살고 있다. 그래서 건강과 질병 해결을 위한 갖가지 비법과 내용들이 자극적으로 묘사되어 홍보되고 있다. 하지만 그렇게 쉽고 빠르게 개별 질병을 고칠 수 있다는 자극적 내용들은 현상만 일부 가라앉히는 치료들이 대부분이다. 왜냐하면 질병은 단독으로 오는 것이 아니라 각 기관들이 서로 소통을 하지 못하면서 연쇄적으로 생기는 것이기 때문이다. 면역력이 떨어지면서 생기는 대상포진 같은 질병도 단순 피부의 병이 아닌데도 잘 모르고 있다.

우리 몸은 206개의 분절로 이루어져 있다. 어느 한 마디가 틀어지기 시작하면 온몸의 뼈가 중심을 잡기 위해 다 같이 연쇄적으로 뒤틀어진다. 그렇기 때문에 어느 한 곳만 바로잡는다고 건강해지는 것이 아니라 몸 전체를 바로잡는 것이 중요하다. 물론 체질이나 뒤틀림의 정도에 따라 더 심한 부분에서 먼저 질병으로 나타나기도 하지만 그곳만 똑바로 잡는다고 해서 다른 곳이 같이 잡히는 것은 아니다. 온몸을 하나로 봐야 제대로 바른 몸을 만들 수 있다. 그래서 질병 각각의 증상에 따라 하나하나를 고치려고 하다 보면 끊임없이 재발하게 된다. 병도 잘못된 자세로 인해 연쇄적으로 오듯이 치유도 연쇄적으로 서서히 고칠 수 있다. 하지만 질병에 따른 치유효과를 굳이 나눠서 설명해 달라고 하면 앞서 맵시진단법에서도 다루었지만 '[표8] 인체 부위별 질병 원인 맵시관점 개념도(137p)'를 보면 이해하기 쉬울 것이라고 생각된다.

그렇다면 바른 몸을 갖게 되면 어떻게 되나? 몸이 다 알아서 한다. 자연에는 스스로 깨끗해지는 자정작용이 있듯이 우리 몸도 정상적인 대사와 흐름이 이루어지면 대부분의 병은 자연적으로 치유된다. 비만이었던 사람은 필요없는 군살이 없어지고 균형 잡힌 아름다운 몸매가 되고, 뭉친 근육은 자연적으로 풀리면서 근골격계의 통증이 해결된다. 또한 눌렸던 장기가 각자 편안한 자리를 확보함으로써 항상성 유지에 필요한 기능을 정상적으로 할 수 있게 된다.

내 몸의 주인은 누구인가? 바로 나 자신이다. 당연히 주인인 내가 내 몸에 관심을 가지고 사랑해야 한다. 내가 병을 만드는 습관을 지속하기에 병이 온다. 반대로 내가 건강한 습관을 유지하면 건강해진다. 우선 내가 할 수 있는 일을 하면 어지간한 문제는 대부분 자연스럽게 해결되고, 만약 큰 병이 오더라도 병원치료의 효과를 극대화할 수 있다. 그리고 내 몸의 위대한 능력을 믿고 당당하게 내 몸의 주인이 되자. 내 몸의 건강은 내 책임이다. 몸을 바르게 정렬하면 건강해진다라는 간단한 원리를 알면 얼마든지 건강하게 살 수 있다.

5 실패 없는 다이어트 '맵시활동'

01 | 비만의 정의

비만이란 단순히 체중이 많이 나가는 것을 의미하기보다 '체내에 과다하게 많은 양의 체지방이 쌓여 있는 상태'를 말한다. 즉, 근육량이 많고 체지방의 증가는 없는 경우 체중이 많이 나가더라도 비만이라고 할 수 없다. 또 전신 체지방보다는 '복부 비만'이 중요하다는 사실이 알려지게 되었고, 최근에는 피하지방보다는 복강 내 내장지방의 축적이 중요한 의미를 갖는다는 연구 결과 '내장지방형 비만'이라는 용어도 사용되고 있다. 1996년 세계 보건기구가 비만을 '장기 치료가 필요한 질병'으로 규정한 이래로 현재 21세기 인류가 극복해야 할 중요한 질병 중 하나로 생각되고 있다.

02 | 비만의 원인 및 본질

비만은 섭취하는 영양분에 비해 에너지 소비가 적을 때 여분의 에너지가 체지방의 형태로 축적되는 현상이다. 즉, 먹은 것에 비해 활동이 부족할 때 생기는 현상이다. 그러나 이러한 단순한 개념에도 불구하고 비만은 다양한 신경내분비 물질들과 에너지 대사에 관련되는 여러 요소들이 유전적 또는 생리적으로 아주 복잡하게 연관되어 나타난다. 불규칙한 식습관, 과다한 음식 섭취, 운동부족, 내분비계 질환, 유전적 요인, 심리적 요인 및 약물 등이 원인이다. 체내에 쌓인 지방(비만)은 몸의 비상식량이라고 할 수 있다.

[표9] 인간과 국가를 통해 본 비만의 원인

비 교	비만원인 1	비만원인 2	비만원인 3
국가 (군량미–쌀)	긴장–국제적 분쟁	전쟁–분쟁의 물리적 마찰	풍년
인간 (탄수화물→당←지방)	근육의 경직–근육의 과부하, 신체의 부정렬	통증–근막의 전기 반응이 중추신경계를 통해 뇌로 전달	과식–뇌의 섭식에 관계하는 아민계 호르몬 이상

한 나라에 비상식량(군량미)이 축적되는 과정을 보면 국제적 분쟁이 잦

고 마찰이 예상되면 군량미 비축을 강화하게 되고 또 큰 풍년을 맞이하게 되어도 의도와 관계없이 식량이 축적된다. 이와 마찬가지로 사람의 몸도 아프게 되면 몸의 비상시스템이 발동하여 자율신경이 스스로 아픈 곳에 지방덩어리로 에너지를 축적하게 되고, 과식을 하게 되더라도 기초대사량과 활동대사량에서 남는 에너지는 지방으로 축적되게 되어 있다.

몸매가 좋았던 사람이 살이 찌는 과정을 보면 지속적인 통증이 유발되는 곳에 부분적으로 서서히 살이 찌는 것을 볼 수 있다. 그 예로는 산모가 출산 후 육아활동을 통해 웅크리고 앉아 모유수유를 하거나 아기를 돌보기 위해서 옆으로 자면서 몸의 정렬이 무너진다. 목은 자라목이 되고 지속적으로 어깨는 앞으로 쏠리며 등은 굽으면서 모든 장기가 눌리게 된다.

이때 목과 어깨에 지속적인 통증이 일어나고 그 자리에 지방이 쌓이는 한편, 눌린 아랫배는 생리불순과 소화불량이 겹치게 되면서 피하지방이 쌓인다. 처음에는 등과 위팔세갈래근(삼두박근)에 축적되다가 아랫배에까지 지방이 쌓인다. 목과 어깨의 부정렬은 곧 골반의 부정렬로 진행되어 엉덩이 주변에 지방이 축적되다가 부종이 점점 심해지고 다리에까지 지방이 쌓이면서 부분형 비만이 전체형 비만으로 확대되어 간다. 그래서 산후 몸매관리의 핵심은 바른 자세유지이다.

신체의 부정렬로 인한 비만을 쉽게 확인하는 방법이 있다. 자신의 위등세모근(승모근)의 피하지방을 확인해 보자. 양쪽의 지방이 똑같을 수도 있겠지만 평소 어깨가 한쪽으로 기울어지고 통증이 유발되던 곳이 있다면 그쪽의 어깨와 팔이 반대쪽 어깨와 팔에 비해서 지방이 더 두텁게 쌓인 것을 확인할 수 있다. 다른 부위도 마찬가지이다. 주로 근골격계 통증이 유발되는 곳을 확인해 보면 통증이 없는 곳에 비해서 지방이 더 두꺼운 것을 알수 있다. 이러한 경우 뼈를 제자리로 갖다놓는 정렬된 몸을 만들면 응축되어서 꼬집으면 아팠던 지방이 금세 부드러워지고 그 두께가 얇아지는 것을확인할 수 있다.

과식으로 인한 비만의 주된 원인도 결국 자세에서 온다. 어깨가 안으로몰리고 목과 등이 굽으면 척추의 변형은 불가피해진다. 그러한 변형은 지속적인 통증을 유발하고 결국에는 중추신경의 신경전달이 용이해지지 못하게 된다. 그러면 섭식과 관계된 아민계 호로몬이 뇌에 정상적인 포만감과 공복감을 전달하지 못하게 되고 평소 음식을 잘 먹지 않거나 폭식과 과식이 생활화되는 결과를 만들어 낸다. 음식섭취와 소화가 어렵거나 식욕절제가 안 되는 것은 개인의 의지 문제라기보다는 '잘못된 자세로 인한 신경전달의 이상에 의한 질병'이라고 할 수 있다. 결론적으로 과식과 통증(힘의 3대 요소 참조)은 비만의 현상적 원인이며 이 두 가지는 모두 몸의 부정렬이 근본 원인임을 알 수 있다.

03 ┃ 다이어트

Diet란 식단 또는 건강을 증진시키거나 체중을 줄일 목적으로 음식물을조절하여 섭취하는 것을 말한다. 다이어트의 관건은 기초대사량과 활동대사량이다. 기초대사량은 생물체가 생명을 유지하는 데 필요한 최소한의 에너지양이다. 이는 호흡, 순환, 체온조절, 세포대사 등 생명을 유지하기 위한 무의식적인 생리 작용에 필요한 에너지로서 연령이나 성별뿐만 아니라 개인에 따라 다르다. 활동대사량은 인체가 활동하는데 소모되는 에너지양으로 기초대사량과 활동대사량을 합한 양이 자신에게 필요한 총 에너지양이다.

인간의 건강은 외적활동(수의근)과 내적활동(불수의근)의 균형이 충족될 때 지켜질 수 있다. 다이어트라는 단어가 한국문화에서는 건강증진을 위한 체중감량에 필요한 식이요법과 신체활동을 포함한 일반적 명사로 잘못 쓰이는 데서 혼선을 가져오고 있다. 맵시다이어트 대신 맵시활동 또는 맵시운동(maepsi exercise)이라는 말을 쓰자.

04 | 맵시활동(맵시다이어트)

신체의 균형 있는 발달과 유지를 통하여 건강증진을 위한 일련의 활동을 말한다.

- 균형 잡힌 몸—신체의 모든 기능을 정상화하여 생명유지에 필요한 재원을 확보하게 하고 외부의 공격으로부터 몸을 지켜 나가고, 섭취한 음식물들의 대사를 원활히 하여 건강상태를 유지시켜 준다.
- 균형 잡힌 식단—신체에 필요한 모든 영양분을 몸에 맞게 골고루 섭취하여 인체의 각종 대사기능을 원활히 하도록 영양을 공급하고 비만을 예방한다.
- 균형 잡힌 신체활동—균형 잡힌 올바른 신체활동을 통하여 각종 학업이나 노동현장과 생활현장에서 건강하고 맵시 있는 몸을 유지 · 향상시켜 준다.

05 | 맵시활동을 통하여 균형 잡힌 몸(정렬된 몸)이 되면?

① 통증이 사라지고 에너지 축적의 이유가 사라지므로 지방이 자연연소된다.

② 통증이 사라지면서 적극적인 운동(수의근 활동)이 가능해지므로 통증으로 인한 운동포기를 예방할 수 있다.

③ 오장육부가 편해지면서 불수의근의 적극적 활동도 용이해지므로 내장비만을 예방하고 지방을 자연연소시킨다.

④ 중추신경계의 신경전달능력이 용이해지면서 음식물 섭취 시 정상적인 포만감과 공복감을 느끼게 됨으로써 자연스럽게 건강하고 정상적인 식욕에 대한 자동통제와 섭취가 가능해진다.

02 맵시운동(Maepsi Exercise) 전 짚고 넘어갈 내용

앞에서 설명한 바와 같이 통증과 질병의 원인은 근육의 경직으로부터 시작되고, 그 경직은 부정렬에서 온다는 것을 밝혔다. 그리고 인체 부정렬의 주된 원인은 골반이 아닌 어깨에 있으므로 어깨뼈를 정렬시키면 균형 있고 조화로운 건강한 몸이 된다는 것을 말했다. 또한 부정렬된 몸은 내 습관과 삶의 태도에 의해 결정되는 것이므로 내 습관이 바뀌지 않은 상태에서 타인에 의해 정렬되는 것은 한시적인 효과에 불과하므로 '나만이 내 문제를 해결할 수 있다.'는 사실을 깨닫는 것이 중요하다고 강조해왔다. 이에 따라 맵시운동은 맵시진단법을 통해 스스로 진단하고 맵시운동하는 '순환·정렬 7영역 23종 77동작'으로 스스로 몸을 풀고 정렬시키는 획기적인 운동으로 구성되어 있다.

맵시운동을 실제로 익히기 위해서는 순환·정렬의 의미를 먼저 이해해야 한다. 순환한다는 것은 몸을 부드럽게 만들어 몸의 기혈이 원활하게 흐르도록 한다는 의미이다. 사실 몸이 부드러우면 몸은 자연치유력을 얻게 된다. 하지만 몸을 풀어서 통증이 사라졌다고 하여 완전히 나은 것은 아니다. 왜냐하면 부정렬된 몸은 근육이 다시 뭉치게 되어 있기 때문에 부드럽게 만든 다음에 정렬시키고 유지하는 생활이 지속되어야 한다. 정렬된 몸이 오랫동안 유지되어야 순환상태가 유지되고, 순환상태가 지속되어야 몸은 서서히 자연치유력을 회복하기 때문이다. 그래서 운동 후 일상생활과 노동현장에서 바른 자세를 유지하는 습관을 갖는 것은 맵시운동(Maepsi Movement)의 핵심 과정이다.

여기서 유의할 점이 있다. 맵시운동(Maepsi Exercise)을 통해 순환과 정렬 상태를 만들지 않고서 바른 자세를 유지하려는 습관과 노력은 또 다른 문제를 유발시킨다는 사실이다. 예를 들어서 대추와 등뼈가 부드럽고 펴진 상태가 아닌 상황에서 억지로 바른 자세를 유지하려고 한다면 오히려 근육을 더 경직되게 하거나 척추 전만을 일으키기 때문이다. 그래서 일상생활에서의 바른 자세는 바른 몸을 가진 사람만이 편안하게 유지하는 것이 가능하다.

특히 자세가 굽은 아이들에게 바른 자세로 생활할 것을 강요하는 것은 오히려 독이 될 수 있음을 알아야 한다. 왜냐하면 몸이 굽은 아이들을 억지로 바른 자세로 앉게 하면 근육의 힘으로 억지로 몸을 펴야 되는 상황이 만들어지는데, 그런 상황에서 아이들은 바른 자세가 편안함을 주기보다는 벌을 받는 느낌과 선입견을 만들어 낼 수 있기 때문이다. 바른 자세를 강요하기보다는 바른 몸을 만드는 방법을 알려주고, 바른 몸이 됐을 때 구부정한 몸이 가져다주는 불편함과 바른 몸의 편안함을 비교하여 느끼게 해준다면 자연스럽게 바른 몸을 선호하도록 만들 수 있다. 만약 그렇지 않고 바른 자세를 강요하게 되면 바른 자세에 대한 부정적인 선입견이 먼저 자리를 잡을 수 있음을 명심해야 한다.

이렇듯 맵시운동(Maepsi Exercise)은 크게 순환과정(맵시맨몸운동, 맵시공운동), 정렬과정(맵시공운동, 맵시베개운동), 생활습관 과정을 모두 올바르게 실천해야만 맵시운동이 지향하는 운동의 목표와 목적을 달성할 수가 있다.

맵시운동(Maepsi Exercise)은 순환 → 정렬 → 재활 → 강화를 통해 맵시 있고 아름다운 몸을 만들기 위해 운동의 5대 원칙하에 안전하고 효과적으로 구성하였다. 개인적 몸 상태에 따른 개별성의 원리, 낮은 강도에서 높은 강도로 진행하는 점진성의 원리, 현재 가지고 있는 수준보다 점점 높은 자극을 통해 몸의 기능을 향상시키는 과부하의 원리, 필요한 신체 부위에 더 많은 시간과 자극을 주는 특이성의 원리, 마지막으로 가장 중요한 지속성의 원리이다. 운동의 효과는 단발성으로 그치면 안 하는 것보다는 낫겠지만 몸을 향상시키는 데에는 한계가 있다. 따라서 지속적이고 반복적인 실천만이 질적 변화를 가져온다는 것을 잊으면 안 된다.

1 맵시자세

맵시자세는 직립보행하는 인간의 이상적인 정렬상태를 말한다. 정렬된 상태는 곧 온몸이 부드럽고 순환되는 건강한 몸을 뜻하는 것이니 맵시운동의 궁극적 목적이라 할 수 있다. 뒤 깍지 맵시자세에서 고개를 전방 15도로 하고 손을 재봉선에 옮겨 놓게 되면 차렷 상태가 된다. 또한 벽서기 자세에서 팔을 펴서 바지 재봉선에 붙이면 '차렷'자세이다. 즉, '차렷'자세가 맵시자세이다. 이때 중요한 것 중 하나가 어깨뼈(견갑골)의 사이가 5~8cm 정도로 좁아져야 한다는 점이다. 그래야 가슴이 펴지고 흉곽이 넓어지면서 오장육부가 건강해짐은 물론이고 자라목이 똑바로 펴지며, 골반의 변형을 바로잡아주기 때문이다. 하지만 등이 굽고 자라목인 사람들은 이 자세가 매우 불편하게 되어 있다. 등이 굽고 굳은 사람이 차렷을 하게 되면 허리뼈가 오히려 전만이 만들어지고, 목뼈는 5번과 6번 사이가 역으로 꺾이면서 턱이 심하게 들리게 된다. 그러므로 맵시자세는 하고 싶다고 되는 것이 아니라 몸이 충분히 풀리고 정렬된 사람만이 할 수 있는 자세이다.

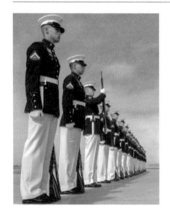 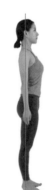 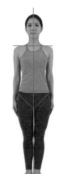 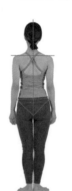 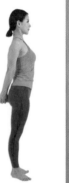 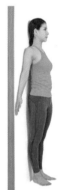

| 군인의 차렷자세 | 맵시자세 옆 | 맵시자세 앞 | 맵시자세 뒤 | 뒤 깍지 맵시 옆 | 벽서기 옆 |

[사진29] 정렬된 자세의 유형

'차려'의 본뜻은 '준비'를 말한다. '차려' 자세는 군인의 제식 훈련에서 몸과 마음을 똑바로 하라는 동령으로서 양다리, 팔, 가슴을 곧게 펴고 시선은 상향 15도를 향한 부동자세를 말하는데, 이 상태가 가장 이상적인 정렬상태이고 맵시운동이 추구하는 이상적인 자세이다. 군인에게 있어서 '차렷'은 생명과도 같은 자세이다. 군인에게 가장 필요한 것은 무엇인가? 전투력이다. 최상의 전투력은 최상의 컨디션을 유지하는데서 나오는데 차려 자세는 인간의 신체활동에 있어서 최적의 상태를 만들어 주는 자세이다.

군대에서 쓰는 말 중에 '얼차려'라는 말이 있다. '얼'은 정신을 뜻하고 '차려'는 준비된 상태를 말한다. 얼차려는 군기를 바로잡기 위하여 상급자가 하급자에게 육체적 활동을 통해 정신과 육체를 무장시켜 주는 훈련을 말한다. 이는 정신과 육체를 하나의 영역으로 보는 동양 신체문화의 일반적 견해와도 일치한다. 안타까운 일은 필자가 많은 일선 장교들과 대화를 나누어 봤지만 이런 차려의 의미를 제대로 인식하지 못하고 있는 경우가 대부분이었다. 그래서 그들에게도 차려는 매우 불편하고 자신을 억압하는 이미지로 남아 있음을 생각할 때, 군인정신 함양과 그들의 건강을 위한 군사교육 과정에 맵시가 추가되어야 한다는 것이 필자의 생각이다. 참고로 필자가 모 ○○사단장의 요청으로 맵시운동 특강을 진행한 뒤로 그곳의 부대원들은 국군 도수체조와 더불어 맵시체조를 병행하고 있다는 반가운 소식도 접했다.

2 맵시운동 구성 원리

기존의 여러 운동 현장에서 배우는 체조형식은 서양에서 건너온 것으로서 그들의 이분법적 인체관이 반영된 체조로 보인다. 이러한 이분법적 인체관은 심장에서 먼 곳(손목→발목→무릎→팔→허리→ 몸통운동)으로부터 각 부위별로 풀어가는 체조형식을 만들어 냈다. 하지만 이러한 체조형식은 신체 각 부위가 개별적 존재라는 인식에서 비롯된 것으로 몸을 푸는 시간이 오래 걸릴 뿐만 아니라, 우리 몸은 유기적으로 연결된 일체라는 관점을 정확히 담는데 부족함이 있다.

맵시운동은 전통적인 동양사상에 기초하여 자연과 인간은 하나이고, 인간의 육체와 정신도 하나이고, 인체의 모든 구성요소들은 유기적으로 연관된 일체로 보고 있다. 세상을 이루고 있는 모든 것은 서로 유기적으로 연관되어 있고 이들을 따로 분리해서 보면 근본적인 문제에는 접근하기 어렵다는 입장이다. 이러한 인체관은 맵시자세(직립보행을 하는 인간의 이상적인 자세)로 발가락부터 발허리→발목→무릎→고관절→골반→허리→등과 가슴→어깨와 팔, 손→목→머리까지 한 번에 푸는 원리로 되어 있다. 한 가지 운동 동작으로 인체의 거의 모든 뼈마디와 근육을 풀어줌으로써 효율성과 효과가 매우 높게 되어 있다.

이러한 통일적 인체관에 의해 만들어진 맵시운동(Maepsi Exercise)은 그 효과를 극대화하기 위해서 우리 몸을 크게 5가지 영역(1. 어깨 영역, 2. 온몸 영역, 3. 골반 영역, 4. 척추 영역, 5. 팔다리 영역)으로 나누어 진행하는 새로운 맨몸체조형식을 만들어 내게 되었다. 여기에 순환과 정렬효과를 가진 '6. 맵시공 영역'과 몸을 정렬시켜 주는 마지막 운동인 '7. 맵시베개 영역' 등이 추가되어 '순환 · 정렬 7영역 23종 77동작'의 맵시운동(Maepsi Exercise)을 완성하였다.

3 안정자세(어깨 넓이)

춤, 무예, 각종 구기종목, 체조 등 다양한 신체활동 영역에서 어깨 넓이는 준비동작으로서 매우 중요한 의미를 갖는다. 예를 들어 무예 종목에서 어깨 넓이로 서는 것은 가장 안정적인 자세로 서 있다가 즉각적으로 공격과 방어를 할 수 있는 매우 중요한 의미를 가지고 있는 기본자세이다. 하지만 신체활동을 하는 모든 영역에서 가장 기본으로 중요하게 여기는 어깨 넓이는 그 중요성에 비해 기준과 개념이 천차만별이다. 그 이유는 어깨 넓이에 대한 깊은 고민이 부족했기 때문이 아닌가 생각한다. 이러한 문제를 해결하기 위해 맵시운동에서는 어깨 넓이를 다음과 같이 정의하였다.

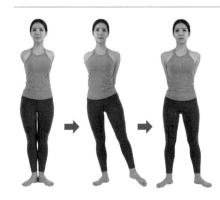

한 다리로 선 상태에서 다리를 뻗어 벌렸을 때 발끝이 바닥에 가볍게 스치듯 닿은 위치를 자신의 체형에 맞는 어깨 넓이로 하였다. 어깨 넓이를 정하고 발을 디딘 상태로 서 보면 몸이 매우 안정적으로 서 있음을 느낄 수 있다. 이때 그 상태에서 3cm만 더 벌려 보면 몸에 힘이 들어가서 무겁게 느껴지는 것을 느낄 수 있고, 3cm만 안으로 다리를 모아 보면 서 있는 것 자체의 무게중심이 불안하다는 것을 금방 느낄 수 있다.

[사진30] 어깨 넓이 기준잡기

이렇게 되면 같은 키와 체형이라고 하더라도 개인의 유연성과 자세에 따라 개인의 안정자세(어깨 넓이)는 다양하게 달라질 수 있다. 처음에는 좁았다가 몸이 유연해지면 더 벌어지기도 한다. 안정자세(어깨 넓이)의 기준은 맵시맨몸운동을 수행함에 있어서 매우 중요한 기준이므로 반드시 지켜야 한다.

어깨 넓이로 서는 목적은 몸의 긴장을 풀고 가장 안정적인 자세로 서 있다가 목적하는 동작을 가장 빠르고 정확하게 수행하기 위한 준비자세이다. 그러나 자신의 실제 어깨 넓이로 두 발을 딛게 될 경우 그 목적을 달성하기 위한 최선의 자세가 아닐 수 있다.

왜냐하면 안정자세(어깨 넓이)는 사람마다 그 신체조건에 따라 달라지기 때문인데 다리가 짧은 사람은 자기의 무게중심에서 너무 다리가 벌어지면서 무게중심이 분산되어 즉각적 운동반응을 보이기 힘들 수 있고, 다리가 너무 긴 사람은 어깨 넓이로만 자신의 발 간격을 정했을 때 다리가 상대적으로 모아져서 안정적으로 중심을 잡기 어려울 수 있기 때문이다. 또한 어깨 넓이 기준이 모호한 것도 있다. 어깨 넓이 안에 내 발의 바깥 부분을 놓아야 하는 건지 아니면 내 발 안쪽 부위에 내 어깨 바깥 선에 놓여야 하는 건지 그 구분이 거의 제시되어 있지 않다.

순환·정렬 7영역 23종 77동작 운동과정의 주된 목적은 근육강화에 있는 것이 아니라 경직된 몸을 풀어주고 정렬시키는데 목적이 있다. 그러므로 몸을 최대한 균형 있고 안정된 자세와 호흡으로 진행해야 한다. 너무 숨이 찰 정도로 힘이 들어간다면 일단 운동 방법에 대한 의심을 하고 지도사로부터 점검을 받는 것이 중요하다.

맵시운동(Maepsi Exercise) '순환·정렬 7영역 23종 77동작'

03

[표10] 순환 · 정렬 7영역 23종 77동작

※시선처리를 제외한 모든 운동자세는 맵시자세를 기본으로 시행한다.
　단, 서서 운동을 수행 시 시선은 상향 15도를 기본으로 하고 엎드릴 경우에는 전방을 주시하고 시행한다.

영역	종류	동작	영역	종류	동작
❶ 어깨 영역	01 팔 돌리기	1) 가볍게 팔 돌리기	❹ 척추 영역	01 방아 운동	1) 엉치 방아
		2) 큰 숨 팔 돌리기			2) 등 방아
		3) 힘차게 돌리기			3) 두 다리 방아
	02 박수 치기	1) 팔 벌려 맵시(위 · 아래)		02 척추 비틀기	1) 손 베개 무릎 모아 허리 비틀기
		2) 앞뒤 박수			2) 팔 벌려 골반 등 비틀기
		3) 어깨 박수			3) 목 말아 좌우 비틀기
		4) 위로 박수		03 척추 말기	1) 오금 잡고 허리 말기
❷ 온몸 영역	01 맵시 만들기	1) 뒤 깍지 맵시			2) 발 잡고 등 말기
		2) 옆구리 펴기			3) 양 무릎 잡고 뒤 구르기
	02 온몸 비틀기	1) 두 주먹 온몸 비틀기		04 척추 젖히기	1) 팔꿈치 엎드려 어깨 비틀기
		2) 한 주먹 온몸 비틀기			2) 엎드려 하늘 보며 뒤돌아보기
		3) 뒤 깍지 온몸 비틀기			3) 꿇어 엎드려 앞 멀리 보기
❸ 골반 영역	01 손 짚고 앉기	1) 상하 앉기		05 척추 좌우 늘리기	1) 애기자세 아래 좌우 흔들기
		2) 좌우 앉기			2) 애기자세 위 좌우 흔들기
		3) 4방 돌리기			3) 기지개 켜고 C자 만들기
	02 누워 골반 풀기	1) 골반 밖으로 돌리기			
		2) 골반 안으로 돌리기			
		3) 발 합장 골반 벌리기			
	03 엎드려 골반 풀기	1) 발 합장 상하운동			
		2) 발 합장 전후운동			
		3) 발 합장 어깨 비틀기			

영역	종 류	동 작
⑤ 팔 다리 영역	01 꿇어 엎드려 팔 늘리기	1) 손바닥 4방 늘리기
		2) 손깍지 2방 늘리기
		3) 손 뒤로 짚고 팔 앞 늘리기
	02 앉아 다리 늘리기	1) 발 합장 당겨 배 내리기
		2) 발 합장 마름모 배 내리기
		3) 발 어깨 넓이 배 내리기
		4) 다리 벌려 상체 숙이기
		5) 다리 벌려 옆구리 늘리기
		6) 발 4방 늘리기
	03 누워 다리 늘리기	오금 접어 발 2방 늘리기
⑥ 맵시 공 영역	01 작은 공 골반·허리운동	1) 엉치뼈 허리 넣기
		2) 엉치 방아
		3) 엉덩뼈 주변 비비기
		4) 넙다리 근막긴장근 비비기
		5) 한 무릎 잡기(골반, 허리뼈)
	02 작은 공 등·어깨운동	1) 등뼈(7~3) 펴기 가슴호흡
		2) 어깨뼈 주변 가슴호흡·비비기
	03 큰 공 배·다리운동	1) 엉덩허리근(장요근) 비비기
		2) 단전 비우기
		3) 샅골 부위(서혜부) 비비기
		4) 넙다리삼각 비비기
	04. 큰 공 겨드랑이·가슴 주변 운동	1) 옆으로 누워 가슴 가쪽 비비기
		2) 옆으로 누워 겨드랑이 비비기
		3) 옆으로 누워 어깨뼈 가쪽 비비기
		4) 옆으로 누워 어깨 세모근 비비기

영역	종 류	동 작
⑦ 맵시 베개 영역	01 목 베개운동	1) 베개 가로 목(1번~5번) 떨구기
		2) 베개 대각선 목(대추) 떨구기
		3) 등뼈7 베개, 대추 공 눕기
		4) 목뼈7 베개 T자 눕기
		5) 어깨 베개 엎드려 목 비틀기
	02 등뼈 베개운동	1) 등뼈7 베개 눕기
		2) 등뼈 베개 무릎 모아 비틀기
		3) 베개 옆으로 눕기(측만)
	03 허리뼈·골반뼈 베개운동	1) 베개 허리 넣기
		2) 허리 베개 양 무릎 잡기
		3) 허리 베개 한 무릎 잡기
		4) 허리 베개 무릎 모아 비틀기
	04 베개 다리운동	1) 베개 오금 다리 풀기
		2) 베개 종아리 다리 풀기
		3) 베개 발목 다리 풀기
		4) 베개 밟고 맵시

1 어깨 영역

　원칙적으로 볼 때 맵시자세를 확립하고 어깨 영역 운동을 하는 것이 옳을 것으로 보이나, 어깨를 둘러싸고 있는 회전근개와 가슴 부위, 등 부위, 어깨 부위가 풀리지 않고서는 바른 자세가 나오지 않는다. 어깨 영역을 풀고 맵시자세를 확립한 후 온몸 영역 체조를 하면 합리적 운동이 된다. 하지만 어깨 영역과 온몸 영역은 서로 보완적 관계로서 운동수행자의 몸 상태와 지도자의 판단에 따라 두 영역의 순서를 다양하게 배치해서 진행하는 것도 좋은 방법이다.

01 ｜ 팔 돌리기
1) 가볍게 팔 돌리기

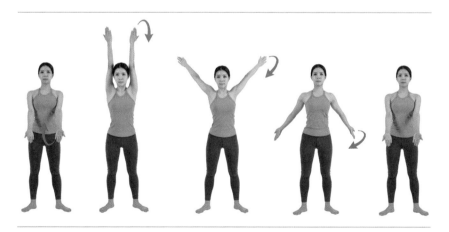

[사진31] 가볍게 팔 돌리기

▶ 준비 : 양발은 어깨 넓이로 벌려 선 상태에서 목을 바로 세우고 시선은 15도~45도 위를 바라보며 양 손바닥은 전방을 향한 상태로 선다(3가지 팔 돌리기 공통 준비자세).

▶ 운동 방법 : 양팔이 진자운동하듯이 귀를 스치며 가볍게 팔을 돌리되 연속해서 돌리면 어깨에 힘이 들어가서 원래의 목적에 맞는 운동이 되지 않는다. 그러므로 돌릴 때마다 각 회당 처음 시작하듯 힘을 빼고 반동을 주어 8회를 돌린다. 이때 몸은 고정된 상태에서 시행해야 하며 배를 앞으로 내밀거나 목이 요동치지 않고 오직 팔만 회전하도록 한다.

▶ 운동 목적 : 이 운동은 맵시체조를 하기 전 준비운동과 자가진단의 성격을 가지고 있다. 두 팔을 가볍게 돌려보면서 어깨의 건강상태를 확인할 수 있으며, 몸 상태에 따라 그날 운동에 대한 전체적인 설계를 하는데 목적이 있다.

▶ 진단 방법 : 별 불편함 없이 두 팔이 자연스럽게 귀를 스치며 돌아가면 양호한 상태이다. 하지만 한쪽은 자연스럽지만 다른 한쪽이 귀에 닿지 않거나 팔이 펴지지 않은 상태에서 돌아가게 되면 그쪽으로 목뼈와 등뼈가 측만이 되어 있다는 뜻이다. 당연히 어깨도 그쪽으로 기울었다는 증거가 되며, 그쪽의 가슴과 어깨 주변의 근육이 경직됐다는 뜻이다. 만약 두 팔의 높이는 같으나 제대로 펴지지 않고 구부러져서 돌아간다면 등이 심하게 굽고 목은 자라목인 사람이다. Chapter 2 03 맵시진단의 실체의 '❷ 눕거나 엎드려서 보는 수평적 진단 → 01 허리 위 상체 진단'을 참고하여 그에 맞는 운동법을 잘 선택하도록 해야 한다.

2) 큰 숨 팔 돌리기

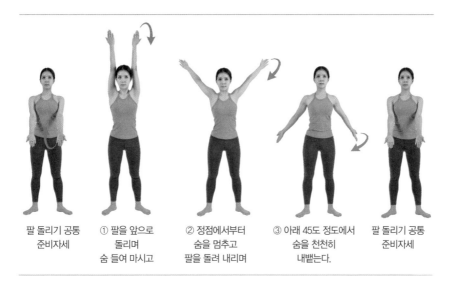

팔 돌리기 공통   ① 팔을 앞으로   ② 정점에서부터   ③ 아래 45도 정도에서   팔 돌리기 공통
준비자세   돌리며   숨을 멈추고   숨을 천천히   준비자세
                        숨 들여 마시고   팔을 돌려 내리며   내뱉는다.

[사진32] 큰 숨 팔 돌리기

▶ 운동 방법 : 팔 돌리기 기본자세에서 시작하여 몸은 고정된 상태에서 오직
팔만 움직인다. 과도하게 배를 앞으로 내밀면서 팔을 돌리면 허리에 무리
가 오거나 척추 전만 환자들은 허리를 더욱 악화시킬 수 있다. 양팔이 귀
를 스치면서 앞에서 위로, 위에서 뒤로 천천히 팔을 돌린다. 이때 호흡은
팔이 최고점에 다다를 때까지 최대한 숨을 들여 마신 후 숨을 멈춘 상태
에서 팔이 하향 45도 정도의 높이에서 숨을 내뱉으며 팔을 내린다. 호흡
은 코로 들여 마시고 코로 내뱉는 것을 원칙으로 하되 몸 상태에 따라 내
뱉는 것은 입으로 뱉어내도 괜찮다. 1세트(최하 8회~15회) ~ 3세트를 진
행하되 자신의 폐활량에 따라 그 세트당 횟수와 세트수를 조정해서 진행
한다. 1회씩 나누어 시행하고 호흡을 고른 뒤 횟수를 이어가도록 하되 호

흡을 무시하고 연속으로 팔을 돌리지 않도록 주의한다.

▶ 효능 : 회전근개와 이를 둘러싸고 있는 근육, 건, 인대, 신경 등을 안전하게 풀어주는 효과가 탁월하다. 큰 호흡과 함께하는 이 운동은 심폐기능 강화에도 도움을 주는데, 큰 숨 팔 돌리기 후 가볍게 돌리기를 해 보면 어깨가 확연하게 부드러워졌음을 확인할 수 있다.

▶ 주의 및 참고사항 : 자신의 심폐기능 능력에 맞게 하는 것이 좋다. 평소 혈압이 있거나 어지러움이 있는 분은 무리하지 않도록 주의한다.

3) 힘차게 돌리기

▶ 운동 방법 : 양팔이 귀를 스치며 진자운동하듯이 힘차게 팔을 1회씩 돌리며 연속해서 돌리지 않도록 한다. 몸은 고정된 상태에서 시행해야 하며 배를 앞으로 내밀거나 목이 요동치지 않고 오직 팔만 회전하도록 한다.

▶ 운동 효과 : 어깨의 경직을 풀어주고 교정하는 효과가 있다.

▶ 주의 및 참고사항 : 이 운동을 무리하게 시행하면 회전근개 파열을 가속시킬 수 있기 때문에 노약자나 어깨에 심한 통증이 있는 사람들은 가볍게 돌리기로 만족하고 무리하지 않는 것이 좋다. 이러한 사람들은 어깨 기능이 향상된 이후 시행하는 것이 좋으며 어깨 영역 마지막 단계인 박수치기까지 시행 후 마지막 단계에서 하는 것이 바람직하다.

02 | 박수치기

1) 팔 벌려 맵시(위·아래)

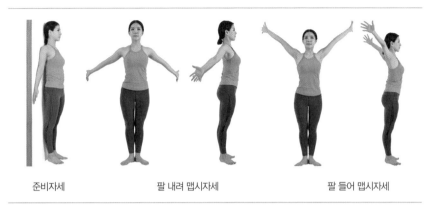

준비자세　　　　　팔 내려 맵시자세　　　　　팔 들어 맵시자세

[사진33] 팔 벌려 맵시(위·아래)

▶ 준비 : 양발 뒤꿈치를 모으고 수직인 몸과 팔의 각도는 각각 45도로 벌려서 벽서기 자세로 선다.

▶ 운동 방법 : 손바닥이 전면을 보고 있는 벽서기 자세인 해부학적인 자세에서 오직 팔과 손끝만 최대한 뒤로 젖히고 속으로 숫자 열을 센다. 팔의 높이에 따라 자극 부위가 달라지므로 불편한 높이에 더 많은 시간을 투자하면 좋다.

▶ 운동 목적 및 효과 : 이 운동은 엄밀히 말하면 온몸 영역의 '맵시 만들기'의 일종이다. 하지만 박수치기를 하기 전 준비운동으로 효과가 좋기 때문에 어깨 영역의 순서에 배치하였다. 주로 가슴근육을 늘려주고, 어깨 뒤쪽 근육의 긴장을 안정적으로 풀어주는 효과가 있어서 강력한 박수치기 전의 예비운동으로서의 가치가 매우 높다.

▶ 주의 및 참고사항 : 몸은 벽서기 상태에서 움직이지 않아야 한다. 과도하게 배를 내밀게 되면 척추 전만 환자는 오히려 전만을 악화시키거나 허리통증을 유발할 수 있다.

2) 앞뒤 박수

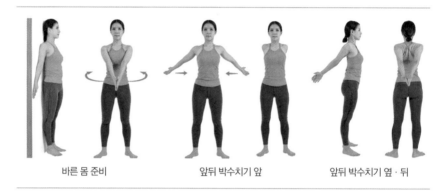

바른 몸 준비   앞뒤 박수치기 앞   앞뒤 박수치기 옆·뒤

[사진34] 앞뒤 박수

▶ 준비 : 벽서기 자세에서 어깨 넓이로 발을 벌리고 양손을 모아 양팔을 45도 앞으로 뻗는다.

▶ 운동 방법 : 손등으로 바람을 맞으면서 몸 뒤로 수평으로 이동하여 손 등끼리 부딪치도록 손등 박수를 친다. 몸에 힘을 뺀 상태로 앞뒤 박수를 번갈아 치는데, 몸이 반동하지 않고 오직 팔만 움직이되 팔이 뒤로 갈 때는 힘을 빼고 팔을 던지듯이 박수를 친다.

▶ 주의 및 참고사항 : 손등으로 박수치기할 때 손 모양을 뒤로 지나치게 쫙 펴서 하게 되면 아래팔 앞 부위의 근육이 먼저 자극을 받게 되면서 이 운

동의 목적인 가슴, 빗장, 어깨 , 겨드랑이 앞, 위팔 앞 부위의 이완은 상대적으로 부족해진다. 또한 손목을 과도하게 뒤로 젖힌 상태에서 손등으로 박수를 치다 보면 손톱에 의해 손에 상해를 입을 수 있음을 잊지 말아야 한다. 늘 몸은 고정된 상태에서 오직 팔만 사용하여 시행해야 하며 배를 앞으로 내밀거나 머리가 앞뒤로 요동치며 흔들리지 않도록 한다.

▶ 운동 목적 및 효과 : 어깨가 안으로 몰린 상태에서 오랫동안 생활하다 보면 가슴, 빗장, 어깨, 겨드랑이, 위팔, 아래팔, 손바닥 부위 순서로 근육이 경직되고 짧아지게 되어 통증이 유발된다. 더 큰 문제는 이러한 짧아진 근육은 어깨뼈가 제자리로 돌아가는 것을 제한하기 때문에 가슴과 어깨를 제대로 펼 수가 없다. 팔 벌려 맵시, 앞뒤 박수, 가슴 박수, 위로 박수 등의 운동은 이러한 부위의 근육을 늘려주고 풀어주어 회전근개를 포함한 다양한 어깨통증의 문제인 근육의 경직을 풀어주는데 그 효과가 있다. 이러한 운동을 다 마치고 나서 팔 돌리기를 해 보면 큰 숨 팔 돌리기 이후보다 팔이 돌아가는 각도가 확연히 넓어져 있고, 어깨통증이 사라졌음을 바로 느낄 수 있다.

박수치기의 효과는 가슴과 팔 앞쪽 부위의 경직을 풀어주는 것에 그치지 않는다. 어깨가 안으로 몰리면서 목은 자라목이 되면 목 뒤, 어깨 뒤, 척주, 위팔 뒤 부위 등이 늘어나게 된다. 이 상태가 지속되면 늘어난 부위는 우리 몸의 복원력에 의해 경직되고 통증이 발생한다. 박수치기를 통해 가슴, 빗장, 어깨, 겨드랑이, 위팔, 아래팔, 손바닥 부위의 경직이 풀리면서 어깨뼈가 제자리로 돌아가게 되면 뒤쪽 부위는 더 이상 늘어난 상태가 지속되지 않게 되므로 자연스럽게 그 경직이 풀리고, 관절 가동범위가 확대되면서 통증도 자연스럽게 해결된다.

3) 어깨 박수

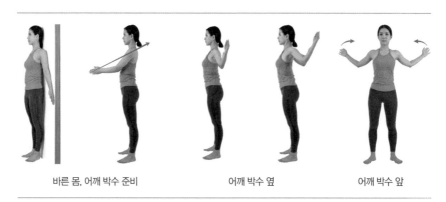

바른 몸, 어깨 박수 준비　　　　어깨 박수 옆　　　　어깨 박수 앞

[사진35] 어깨 박수

▶ 준비 : 벽서기 자세에서 어깨 넓이로 발을 벌리고 팔을 약간 구부린 상태에서 배꼽 높이에서 합장을 한다.

▶ 운동 방법 : 손등으로 바람을 맞으면서 손등을 몸의 뒤쪽 대각선 상향으로 힘차게 던지듯 팔을 벌렸다가 모으는 운동을 반복한다. 이 운동은 박수를 치는 것이 목적이 아니라 손이 뒤로 가면서 가슴, 위팔두갈래근, 양 어깨뼈 사이에 자극이 오도록 해야 한다. 이때 몸은 반동하지 않고 오직 팔만 움직이되 팔이 뒤로 갈 때는 힘을 빼고 손을 던지듯이 양팔을 벌렸다가 다시 팔을 배꼽 높이로 모아서 박수를 친다. 자극을 느껴야 하는 부위에 자극을 느끼지 못한다면 잘못된 동작이라고 판단해야 한다.

▶ 주의 및 참고사항 : 팔을 뒤로 젖힐 때 팔꿈치보다 손이 뒤로 가도록 해야

자극을 높일 수 있다.

▶ 운동 목적 및 효과 : 주로 가슴과 겨드랑이, 위팔 앞 부위, 양 어깨뼈 위쪽
근육을 풀어주는데 효과가 있다.

4) 위로 박수

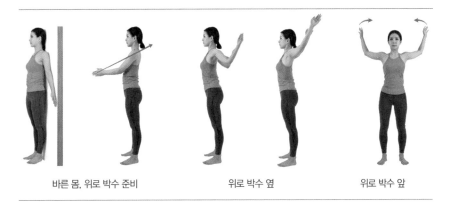

바른 몸, 위로 박수 준비   위로 박수 옆   위로 박수 앞

[사진36] 위로 박수

▶ 준비 : 벽서기 자세에서 어깨 넓이로 발을 벌리고 팔을 약간 구부린 상태
에서 가슴 높이에 합장을 한다.

▶ 운동 방법 : 손등으로 바람을 맞으면서 뒤쪽 상방 대각선으로 손을 던진다
는 느낌으로 힘차게 팔을 벌렸다 가슴에서 박수치는 것을 반복한다. 이
운동 역시 박수를 치는 것이 목적이 아니라 손이 뒤로 가면서 가슴과 팔
전체의 안쪽 부위, 양 어깨 사이에 대한 자극이 오도록 해야 한다는 것을
잊지 말아야 한다. 자극을 느껴야 하는 부위에 대한 자극이 없으면 동작
이 잘못된 것임을 알아야 한다. 이때 몸은 반동하지 않고 오직 팔만 움직

이되, 팔이 뒤로 갈 때는 힘을 빼고 손을 던지듯이 팔을 위로 벌렸다가 앞으로 모아 박수를 친다.

▶ 운동 목적 및 효과 : 주로 가슴과 겨드랑이, 옆구리, 위팔 앞 부위, 늑간(갈비뼈 사이), 근육을 풀어주는데 효과가 있다.

▶ 주의 및 참고사항 : 팔을 뒤로 젖힐 때 팔꿈치보다 손이 뒤로 가도록 해야 자극을 높일 수 있다.

2 온몸 영역

원칙적으로 볼 때 맵시자세를 확립하고 어깨 영역의 운동을 하는 것이 옳을 것으로 보이나, 어깨를 둘러싸고 있는 회전근개와 가슴·등·어깨 부위가 풀리지 않고서는 맵시자세가 나오지 않는다. 맵시자세는 맵시운동의 궁극적인 목적이다. 틈틈이 다양한 맵시체조를 통해서 몸을 풀고 언제 어디서나 맵시자세를 확립하여 맵시자세로 생활하는 습관을 갖는 것이 중요하다.

01 ┊ 맵시 만들기

1) 뒤 깍지 맵시

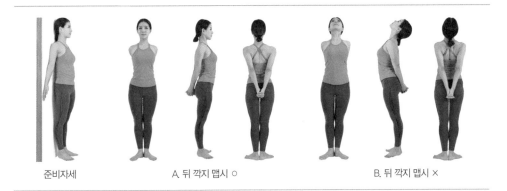

준비자세   A. 뒤 깍지 맵시 ○   B. 뒤 깍지 맵시 ✕

[사진37] 뒤 깍지 맵시

▶ 운동 방법 : 몸은 벽서기 자세를 유지하고 양발 뒤꿈치는 45도로 모으고 팔은 어깨를 최대한 뒤로 젖혀서 뒤 깍지를 하고 선다. 이때 팔오금을 완전히 편 상태에서 목은 바로 세우고 어금니를 다문 상태에서 항문의 괄약근에 힘을 주고 정신을 집중한다. 숨을 최대한 들이마신 상태에서 7초~10초 정도씩 숨을 멈추고 '뒤 깍지 맵시자세'를 유지한다. 몸 상태에 따라 3~5회 정도 반복한다.

▶ 운동 목적 및 효능 : 우선은 자가진단의 목적이 있다. 두 팔 오금이 완전히 펴지지 않는다면 등이 심하게 굽고, 굳었다는 반증이다. 이런 사람들은 당연히 자라목이 되고 목뼈가 똑바로 서기 힘들 뿐만 아니라 억지로 목을 세우려 하면 목뼈 5번과 6번 사이가 역으로 꺾이는 문제가 발생된다. 한쪽 팔은 펴지고 한쪽 팔은 펴지지 않는다면 안 펴진 쪽으로 척추가 측만

되어 있다는 의미이다.

또한 뒤 깍지 상태에서 가볍게 엉덩이에 손을 붙이면 척추측만이 있는 사람들은 엄지손가락이 꼬리뼈 가운데에 정확히 오지 않고 한쪽으로 기울게 된다. 깍지를 낀 손이 오른쪽으로 갔으면 척추가 좌로 휜 우측만이 된 것이고, 왼쪽으로 가면 우로 휜 좌측만이 된 것이다. 이러한 진단 결과에 따라서 다음 운동 과정인 '옆구리 펴기'를 통해 측만을 어느 정도 잡아놓고 다음 운동을 시행하는 것이 좋다.

▶ 효능 : 가장 이상적인 정렬상태를 만드는 자세이므로 전신의 근육이 풀리고 모든 신체 구조와 기능을 최상의 상태로 만들어준다.

▶ 주의 및 참고사항 : 만약 팔오금이 안 펴지는 사람이면 굳이 '뒤 깍지 맵시'를 자주 시도할 필요가 없다. 억지로 뒤 깍지 맵시를 자주 시행하면 위팔 세갈래근의 경직으로 인한 통증과 팔오금에도 부담을 주어서 통증이 유발될 수 있다. 그러한 사람들은 오히려 팔 벌려 맵시, 두 주먹 비틀기 등을 자주 하는 것이 효과적이다. 또한 실내에서는 작은 공을 등에 대고 누워서 가슴호흡을 하는 '작은 공 등 펴기'를 자주 해주면 등이 펴지고 '뒤 깍지 맵시'가 가능해지기 시작한다.

[사진37] B처럼 목을 과도하게 뒤로 젖히게 되면 목뼈 5번에서 6번 사이가 뒤로 꺾이게 되면서 목에 무리를 줄 수 있으므로 벽서기를 기준으로 목을 바르게 세우는데 힘써야 한다. 또한 팔을 억지로 펴기 위해서 배를 앞으로 내밀게 되면 허리뼈 전만을 유발하거나 악화시키는 원인이 될 수 있다. 그래서 모든 기준은 벽서기 자세를 기본으로 몸통은 바로 세우고 어깨뼈가 뒤로 완전히 젖혀지도록 하는 것이 중요하다.

2) 옆구리 펴기

이 운동을 하기 전에 반드시 자신의 척추가 어느 쪽으로 측만이 있는지 확인을 해야 한다.

▶ 척추측만 진단 방법

'뒤 깍지 맵시' [사진37]처럼 먼저 자연스러운 뒤 깍지 맵시자세에서 양 엉덩이 사이에 손을 붙였을 때, 모아진 엄지손가락이 골반의 중심인 꼬리뼈 가운데에 정확히 위치해 있는지 확인한다.

만약 모은 엄지가 왼쪽으로 갔으면 척추가 좌측만 된 것이고, 오른쪽으로 갔다면 우측만 된 것이다. 측만을 더 정확히 확인하려면 등뼈 측만은 평소에 담이 결리거나 어깨가 아프고, 새끼손가락이 있는 손날 쪽 손목이 아픈 쪽으로 척추 각도가 좁아져 기울어진 때문이다. 허리뼈 측만은 평소에 뒤꿈치가 더 갈라지거나 아래 무릎이 시큰거리거나 종아리가 더 두꺼운 쪽이 한 다리를 짚는 습관이 있는 것이고 그쪽으로 허리가 휘었다고 진단할 수 있다.

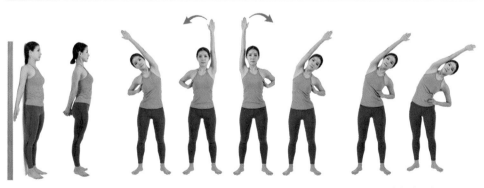

벽서기 · 뒤 깍지 맵시자세   옆구리 펴기   손 높이 조절

[사진38] 옆구리 펴기

▶ 운동 방법 : 측만이 분명하게 나타난다면 벽서기 자세에서 발은 어깨 넓이로 벌리고, 기울어진 쪽의 팔을 위로 뻗어 귀에 붙이고, 다른 한 손을 한번은 갈비뼈 위쪽에 놓고 또 한번은 허리에 놓고, 놓인 손을 축으로 하여 올린 팔의 반대편 귀와 어깨 쪽으로 향하게 하고 기울여준다.

　　측만이 없다면 좌우 각 1회씩 실시한다. 만약 등뼈와 허리뼈가 서로 다른 방향으로 측만이 있다면 등뼈는 갈비뼈 쪽에, 허리뼈는 허리 쪽에 손을 대고 '옆구리 펴기'를 해주면 된다.

▶ 운동 효과 : 꼼꼼함은 부족하지만 전체적인 척추측만에 대한 정렬효과가 있다. 이는 이후 진행되는 운동 과정에서 몸이 기울거나 잘못된 동작이 나오는 것을 예방하는 효과가 크다. 또한 몸이 유연해지면서 다른 역동적인 운동을 하더라도 최상의 컨디션 유지와 부상을 예방한다.

02 | 온몸 비틀기

어깨 영역 운동으로 가슴과 어깨, 등 부위가 풀리면 뒤 깍지 맵시자세가 잘 되고, '옆구리 펴기'로 척추측만까지 어느 정도 해결하고 나면 온몸을 푸는 '온몸 비틀기' 운동 효과가 극대화된다. 맵시 만들기로 벽서기와 맵시자세가 어느 정도 완성된 상태에서 시행하는 '온몸 비틀기'는 발가락부터 발허리 → 발목 → 무릎 → 고관절 → 골반 → 허리 → 등뼈·가슴 → 어깨·팔 → 손 → 목 → 머리까지 한 번에 푸는 원리로 되어 있다.

　　관절이 부정렬되면 관절을 둘러싸고 있는 인대, 건, 근육이 경직되고 경직된 인체조직은 그 다음 분절로 가는 혈액순환을 제한하게 된다. 예를 들어 왼쪽으로 어깨와 목, 등뼈가 기울었다면 왼쪽의 머리, 눈, 코, 귀, 목,

등, 어깨 주변에 여러 질병과 통증이 유발되게 되어 있다. 특히 왼쪽 가슴뼈, 빗장뼈, 어깨뼈 주변과 왼쪽 위팔 부위의 경직으로 이어지고, 왼쪽 주관절에서 아래팔뼈로의 혈액순환을 제한하게 한다. 이러한 제한은 왼쪽 손목의 경직을 가져오고 혈액순환을 제한하게 되면서 왼쪽 손이 굽고 경직되어 손이 뻣뻣해지고, 오른손에 비해 차가워지게 된다. 차가움은 단순히 "아 차갑구나. 난 손이 차가워." 하고 끝날 문제가 아니라 심각한 질병임을 인식해야 한다. 이러한 차가움은 결국 혈액순환 장애이고, 이러한 현상은 모든 질병의 원인이 된다. (맵시진단법 참조)

순환정렬 7영역 23종 77동작 중 어깨 영역과 온몸 영역의 맵시 만들기는 결국 '온몸 비틀기'의 효과를 극대화하기 위한 준비과정이었고, 이 '온몸 비틀기'만 제대로 자주 해준다면 수족냉증을 해결하고 온몸이 따뜻해지면서 면역력을 키우는 최상의 체조라고 생각하면 된다. 이처럼 '온몸 비틀기'는 한 가지 운동 동작으로 인체의 거의 모든 뼈마디와 근육이 뒤틀리면서 관절을 둘러싼 근육이 풀리고, 전신 근육을 풀어줌으로써 온몸의 피가 잘 순환되게 하는 효율성과 효과가 매우 높은 운동이다. 일상생활에서 온몸 비틀기까지만 자주 해줘도 몸이 경직될 일이 별로 없다.

'온몸 비틀기'는 어깨 영역을 시행하기 전에 해주는 것도 어깨 영역 운동에 매우 효과적인 도움을 준다. 그러므로 어깨 영역과 온몸 영역은 하나의 통으로 놓고 몸의 컨디션에 맞게 운동 순서와 양을 조절하여 복합적으로 시행하는 것이 좋다.

1) 두 주먹 온몸 비틀기

▶ 운동 방법 : 벽서기 자세에서 두 발 간격은 어깨 넓이로, 발 각도는 45도로 서서 손바닥이 땅을 향한 상태에서 두 주먹을 가볍게 쥐고 팔을 벌려 팔꿈치는 최대한 뒤쪽으로 모아서 양 어깨뼈가 최대

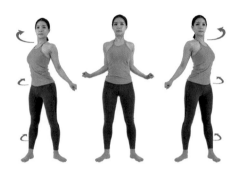

[사진39] 낮은 두 주먹 온몸 비틀기

한 붙도록 한다. 배꼽 높이에서부터 위 가슴까지 높이를 조절하여 좌우로 반복해 온몸 비틀기를 하는데, 발뒤꿈치와 머리가 들리거나 움직이지 않고 고정된 상태에서 회전하는 것이 매우 중요하다.

발뒤꿈치가 움직이면 발과 발목에, 머리가 움직이면 목뼈와 턱관절에 자극이 오지 않기 때문에 두 발과 머리를 움직이지 않고 고정시키는 것은 매우 중요한 원칙이다. 특히 등뼈와 어깨뼈의 자극이 매우 크므로 식사 후 자주 체하는 사람들에게 효과가 크다.

이때 모아진 양 어깨뼈가 벌어지지 않도록 팔을 몸통 뒤에 고정시킨 상태에서 시행한다. 기본적으로 틈틈이 자주 해주면 좋지만 정식으로 운동시간을 정해놓고 하게 된다면 각 높이 당 10회씩을 기준으로 한다. 운동을 하다가 더 많은 자극이 오는 부위가 있다면 다른 곳보다는 자극이 많이 오는 곳에 집중해 주는 것이 좋다.

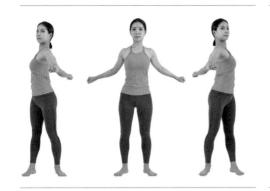

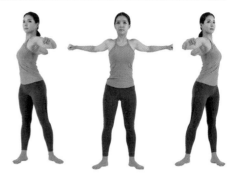

[사진40] 중간 두 주먹 온몸 비틀기　　　　　[사진41] 높은 두 주먹 온몸 비틀기

▶ 주의 및 참고사항 : 손의 높이에 따라 자극 지점과 효과가 달라지므로 운동 시 자극이 많이 오는 높이에 운동 시간을 많이 배치한다. 주먹 쥔 손의 높이에 따라 배꼽 아래(발, 발목, 무릎), 명치(고관절과 허리, 목뼈), 가슴(등뼈, 목뼈, 어깨뼈)에 자극이 집중된다.

▶ 운동 효과

　① 주먹이 배꼽 높이에 있을 때 : 발, 발목, 무릎에 자극이 집중되고 그 주변을 풀어주는 효과가 있다.

　② 주먹이 명치 높이에 있을 때 : 가장 기본이 되는 위치로서 몸 전체에 골고루 자극이 오지만 특히 엉덩관절과 허리 자극으로 그 주변을 풀어주는 효과가 있다.

　③ 주먹이 가슴 높이에 있을 때 : 전신에 자극이 오지만 특히 등뼈(흉추), 목뼈(경추), 어깨뼈(견갑골)를 비틀면서 자극하여 그 주변을 풀어주는 효과가 있다.

2) 한 주먹 온몸 비틀기

두 발의 간격은 어깨 넓이로, 발 각도는 45도로 서서 시선은 상향 15도 ~45도를 유지하고 발뒤꿈치와 머리가 들리거나 움직이지 않고 고정된 상태에서 회전한다. 배꼽 높이에서부터 어깨 높이와 머리 위쪽까지 다양한 높이로 돌리기를 하는데 높이에 따라 자극지점이 달라지므로 자신의 몸이 느끼는 자극에 맞춰 자극이 많이 오는 곳에 더 집중하는 것이 좋다. '두 주먹 온몸 비틀기'에 비해 회전각이 더 크므로 자극을 강하게 주는 데 효과적이다.

가. 낮은 한 주먹 온몸 비틀기

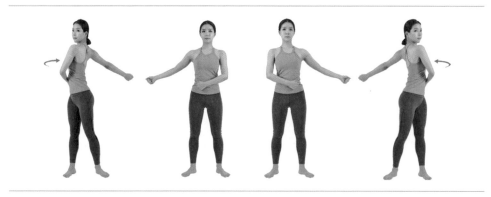

[사진42] 낮은 한 주먹 온몸 비틀기

벽서기 자세에서 발 간격은 어깨 넓이로, 각도는 45도로 선다. 엄지손가락이 하늘을 향한 모양으로 주먹을 가볍게 쥐고 팔은 뻗어서 몸통과 45도 각도로 벌려주고 주먹의 높이가 변하지 않도록 사진과 같이 좌우 수평회전을 한다. 주먹이 뒤쪽으로 회전할 때 수평이동이 아닌 높이가 낮아지게 되면 자극과 운동 효과는 급격히 떨어진다. 발, 발목, 무릎에 자극이 집중되어 그 주변을 풀어주는 효과가 있다. 높이 당 좌우 10회씩 시행하되 더 많은 자극을 느끼는 곳에 더 많이 집중하는 것이 좋다.

나. 어깨 높이 한 주먹 온몸 비틀기

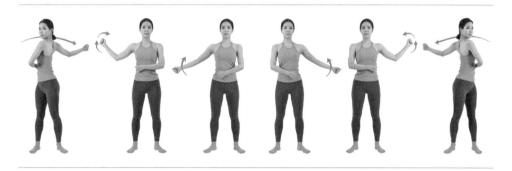

[사진43] 어깨 높이 한 주먹 온몸 비틀기

엄지손가락이 하늘을 본 모양으로 가볍게 주먹을 쥐고, 팔은 자연스럽게 뻗어 몸의 바깥 방향으로 회전하면서 주먹의 높이가 어깨 높이에서 회전을 극대화한다. 이때 회전의 정점에서 몸통과 위팔과의 각도는 45도, 위팔과 아래팔과의 각도는 90도를 유지해 주어야 몸에 자극이 정확하게 온다. 팔꿈치보다 주먹이 뒤로 가야 함을 잊지 말아야 한다. 가장 기본이 되는 높이의 운동으로서 몸 전체에 골고루 자극이 오지만 특히 고관절, 허리, 가슴, 어깨에 강한 자극을 주어 풀어주는 효과가 있다. 좌우 10회씩 시행하되 더 많은 자극을 느끼는 곳에 더 많이 집중하는 것이 좋다.

다. 머리 높이 한 주먹 온몸 비틀기

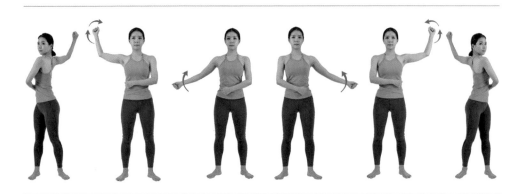

[사진43] 머리 높이 한 주먹 온몸 비틀기

엄지손가락이 하늘을 본 모양으로 가볍게 주먹을 쥐고 팔은 자연스럽게
펴고 몸의 바깥 방향으로 회전하면서 주먹의 높이가 어깨 이상으로 올라갈
때 회전을 극대화한다. 주먹이 올라갈 때 몸통과 위팔과의 각도는 90도, 위
팔과 아래팔과의 각도는 135도 정도의 자연스런 각도를 유지한다. 팔꿈치
보다 주먹이 뒤로 가야 함을 잊지 말아야 한다. 전신에 자극이 오지만 특히
등뼈(흉추), 목뼈(경추), 어깨뼈(견갑골)를 비틀면서 자극하여 주변을 풀어주
는 효과가 있다. 좌우 10회씩 시행하되 더 많은 자극을 느끼는 곳에 더 많
이 집중하는 것이 좋다.

3) 뒤 깍지 온몸 비틀기

▶ 운동 방법 : **벽**서기 자세에서 두 발 간격은 어깨 넓이로, 각도는 45도로
  서서 뒤 깍지 맵시자세에서 좌우로 반복하여 온몸 비틀기를 한다. 발뒤꿈

치와 머리가 들리거나 움직이지 않고 고정된 상태에서 회전하는 것이 매우 중요하다. 좌우 10회씩 시행하되 이 운동이 더 많은 자극과 긍정적인 효과를 느낀다면 더 많은 횟수를 하는 것이 좋다.

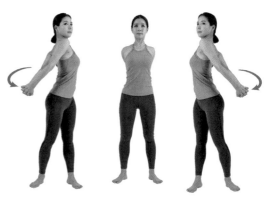

[사진45] 뒤 깍지 온몸 비틀기

▶ 운동 효과 : 발목, 무릎, 고관절, 골반, 요추, 흉추, 경추, 어깨뼈(견갑골)까지 비틀면서 전신의 근육을 풀어준다.

▶ 주의 및 참고사항 : 온몸 비틀기의 마지막 단계이다. 어깨 영역과 온몸 영역 운동을 했는데도 불구하고 뒤 깍지 맵시가 되지 않는다면 억지로 할 필요는 없다. 정확한 자세가 나오지 않는 '뒤 깍지 온몸 비틀기'는 운동 효과가 떨어질 뿐만 아니라 오히려 몸에 부담을 줄 수 있기 때문이다. 그런 사람들은 '두 주먹 온몸 비틀기'로 대신하는 것이 효과적이다.

3 골반 영역

맵시운동의 어깨중심 신체이론은 어깨뼈(견갑골)의 위치가 목뼈(경추)와 등뼈(흉추)의 위치를 결정짓고 또 골반의 위치를 결정지으면서 골반은 허리뼈(요추)를 포함해 엉치뼈(천추), 꼬리뼈(미추)의 위치를 결정짓는다는 새로운 주장이다. 맵시진단법에서는 이러한 어깨중심 신체이론을 바탕으로 허리 위의 질병은 어깨뼈의 정렬상태가 영향을 미치고, 허리 아래는 골반의 정렬상태가 영향을 미치는데, 골반은 어깨뼈의 위치에 따라 영향을 받는다.

맵시맨몸운동이 이와 같은 이론을 바탕으로 총 다섯 가지 영역으로 구성되어 있다. 앞서 어깨 영역 운동을 통해 허리 위의 전반적인 경직과 부정렬을 잡는 방법을 설명하였고, 온몸 영역 운동을 통해 꼼꼼하지는 않지만 온몸의 전반적인 근육의 경직과 부정렬 상태를 풀고 정렬시키는 방법을 제시하였다. 지금부터 알아볼 골반 영역은 골반 주변을 풀어줌으로써 허리를 포함한 골반과 하체의 경직을 풀어가는 과정이다.

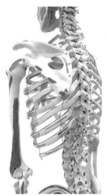

어깨뼈–팔뼈   엉덩뼈–다리뼈

[사진46] 어깨관절과 엉덩관절 비교

골반 영역의 운동을 이해하기 위해서는 어깨 영역 운동에 대한 이해가 필요하다. 어깨뼈에 팔뼈가 붙어 있는 모양과 엉덩뼈에 다리뼈가 붙어 있는 모양이 같다. 그러므로 운동 방법도 같은 원리로 구성되어 있음을 이해해야 한다. 다만 골반 영역 운동이 어깨 영역보다 다소 복잡하다. [표11]을 보면 그 구체적인 내용을 확인할 수 있다.

[표11] 골반 영역과 어깨 영역 운동 원리의 동일성

골반 영역			어깨 영역	
손 짚고 앉기	상하 앉기		팔 돌리기	힘차게 팔 돌리기
	좌우 앉기			
	4방 돌리기			
누워 골반 풀기	골반 밖으로 돌리기			큰 숨 팔 돌리기
	골반 안으로 돌리기			가볍게 팔 돌리기
엎드려 골반 풀기	발 합장 골반 벌리기		박수 치기	팔 벌려 맵시(위·아래)
	발 합장 상하운동			앞뒤 박수
	발 합장 전후운동			가슴 박수
	발 합장 어깨 비틀기			위로 박수

예를 들어 '큰 숨 팔 돌리기'를 하고 나서 '힘차게 팔 돌리기'를 해보면 어깨가 한결 부드러워진 것을 알 수 있듯이, '손 짚고 앉기'를 할 때는 골반이 매우 불편했는데 '누워 골반 풀기'를 하고 나서 다시 '손 짚고 앉기'를 해 보면 깜짝 놀랄 정도로 골반이 부드러워진 것을 알 수 있다. 골반 영역 운동이 어깨 영역보다 복잡한 이유는 팔뼈는 매달려 있어서 상대적으로 쉽게 할 수 있는 반면, 골반 영역은 지면에 붙어 있어서 운동하기 더 불편하기 때문이다.

01 | 손 짚고 앉기

1) 상하 앉기

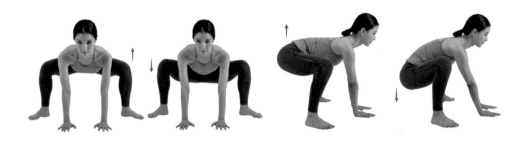

[사진47] 상하 앉기

▶ 운동 방법 : 어깨보다 넓게 다리를 벌린 채 앞에 손을 짚고 앉아 팔을 뻗어
   팔에 체중이 실리지 않을 만큼 가깝게 손을 짚는다. 허리는 깊이 넣고 시
   선은 전방을 주시하고 앉아서 엉덩이를 상하로 들썩이며 앉기를 8회씩 2
   회 반복한다.

▶ 주의 및 참고사항 : 팔은 반듯하게 편 상태를 유지하되 체중이 실리지 않도
   록 한다. 시선 전방주시 필수.

▶ 운동 효과 : 치켜든 고개를 통해 목뼈부터 시작하여 엉치뼈까지 척추를 교
   정하는 효과가 탁월하다. 골반을 둘러싼 근육을 풀어줌과 동시에 골반정
   렬 효과가 있다.

2) 좌우 앉기

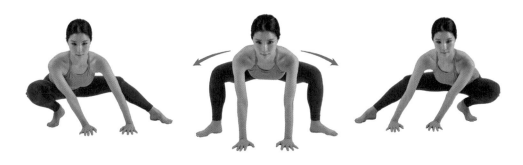

[사진48] 좌우 앉기

▶ 운동 방법 : 상하 앉기의 자세로 앉은 채로 체중을 좌우로 이동하여 앉기
  를 8회씩 2번 반복한다.
▶ 주의 및 참고사항 : 이때 뒤꿈치가 들리지 않아야 발목에 자극이 크게 오게
  되어 운동 효과를 제대로 볼 수 있다.
▶ 운동 효과 : 치켜든 고개를 통해 목뼈부터 엉치뼈까지 척추를 교정하는 데
  효과가 탁월하다. 골반을 둘러싼 근육을 풀어줌과 동시에 골반정렬 효과
  가 있다.

3) 4방 돌리기

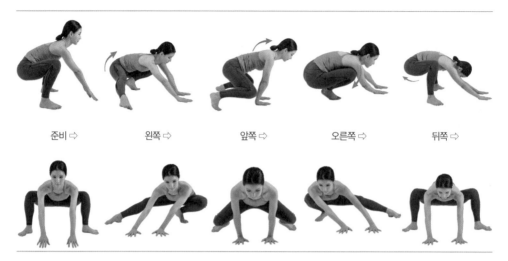

준비 ⇨　　　 왼쪽 ⇨　　　 앞쪽 ⇨　　　 오른쪽 ⇨　　　 뒤쪽 ⇨

[사진49] 4방 돌리기

▶ 운동 방법 : 상하 앉기 자세에서 손끝에 체중이 실리지 않은 상태에서 팔을 뻗었을 때 손끝이 닿는 위치에 손을 짚고, 4방향으로 최대한 넓게 원을 그리며 전신 돌리기를 좌우 5회씩 반복한다.

▶ 주의 및 참고사항 : 시선 전방주시를 잊지 말고 온몸에 힘을 빼고 중심이동을 하면서 돌리도록 한다. 팔꿈치가 굽지 않고 어깨뼈가 솟구치는 느낌으로 해줘야 한다. 골반 영역 '누워 골반 풀기'에서 '골반 밖으로 돌리기'와 '골반 안으로 돌리기'를 먼저 하는 것도 좋다.

▶ 운동 효과 : 골반과 무릎과 발목의 관절 가동범위를 넓혀주어 전반적인 하지의 순환과 운동기능을 향상시켜 준다. 더불어 어깨에 힘을 빼고 시행하면 어깨뼈 주변과 척추 전반에 영향을 미친다.

02 | 누워 골반 풀기

1) 골반 밖으로 돌리기 ➡

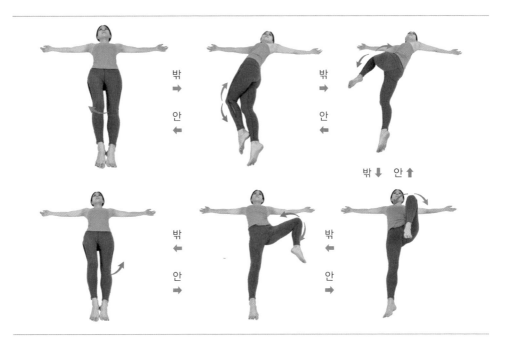

[사진50] 누워 골반 돌리기

▶ 운동 방법 : 누운 상태에서 팔을 벌리고 온몸의 힘을 뺀 상태에서 양 어깨
는 바닥에 붙이고 허리를 비틀어 위쪽 무릎이 아래 무릎 앞에 놓이도록
한 뒤 위쪽 무릎이 바닥을 스치면서 최대한 겨드랑이 밑까지 끌어올린다.
앞 허벅지를 가슴에 스치고 바깥으로 돌려서 바깥 무릎이 같은 쪽 겨드랑
이 밑에서 최대한 가까운 바닥에 닿게 하여 끝까지 뻗어 내린다. 이 운동
은 많이 할수록 좋은 운동이지만 기본적으로 5~10회 안에서 밖으로 돌

리기 5회, 밖에서 안으로 돌리기 5회를 수행 후 밖으로 돌리기 2회로 마무리 짓는다.

2) 골반 안으로 돌리기 ➡

▶ 운동 방법 : 골반 밖으로 돌리기의 역순이다. 무릎 바깥 부위가 바닥을 스치며 올라가 겨드랑이 밑에서 앞 허벅지가 가슴을 스치며 반대편 겨드랑이 밑에 무릎이 닿게 하여 끝까지 내린다. 5~10회 정도 시행한다.

▶ 운동 효과 : 가장 큰 효과는 고관절 주변이 획기적으로 풀린다는 사실이다. 골반 주변 근육은 물론이고 척추가 뒤틀리는 동작이어서 척추 주변과 어깨, 가슴, 등 근육까지 거의 온몸에 자극이 온다. 누워서 하는 '온몸 비틀기'라고 보면 무리가 없다. 전신의 유연성 확보와 운동능력 향상에 도움이 크다.

3) 발 합장 골반 벌리기

▶ 운동 방법 : 이 운동은 발 합장 상태에서 무릎을 상하로 반동을 주면서 골반을 벌리는 '발 합장 상하운동'과 발 합장 상태에서 다리를 뻗었다가 다시 오므리기를 반복하는 '발 합장 당기기'가 하나의 세트로 구성되어 있다. 발 합장 상하운동을 해 보면 자신의 골반에 대한 자극과 유연성에 대한 평가를 할 수 있다. 무릎을 상하 2회 반동을 주며 벌리기를 1세트로 보고 10세트를 실시한다. 그리고 '발 합장 당기기'를 10회 반복하는 것을 1세트로 보고 1~3세트를 해준다.

▶ 운동 효과 : 세트가 거듭될 때마다 골반이 더욱 유연해지고 편안해짐을 느낄 수 있다.

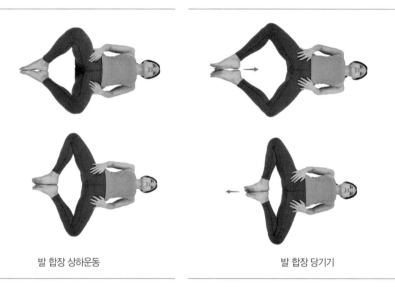

발 합장 상하운동   발 합장 당기기

[사진51] 누워 발 합장운동

▶ 주위 및 참고사항 : '발 합장 당기기'를 할 때 벌어진 골반이 자꾸 불규칙적으로 올라갈 수 있다. 이를 예방하기 위해서 이 운동을 할 때는 양손으로 양 허벅지를 가볍게 누르면서 시행하면 더욱 효과적이다. 이 운동은 골반이 너무 뻣뻣하고 아파서 다음 단계인 '엎드려 풀기'가 도저히 안 되는 사람들이 그 운동을 대신해서 해주는 운동이다. 엎드려 풀기가 안 되면 이 운동을 그만큼 더 해주면 된다.

03 | 엎드려 골반 풀기

1) 발 합장 상하운동

▶ 운동 방법 : 발 합장하고 엎 드린 상태에서 팔을 수직으 로 뻗어 짚은 상태에서 골 반을 위·아래 반동운동을 8회씩 2번 반복한다. 골반

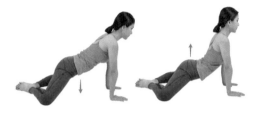

[사진52] 발 합장 상하운동

이 내려올 때 양 무릎은 벌어진다.

▶ 운동 효과 : 발 합장 상하운동과 앞뒤운동 모두 골반과 무릎 발목의 관절 가동 범위를 넓혀주어, 전반적인 하지의 순환과 운동기능을 향상시켜 준 다.

2) 발 합장 전후운동

▶ 운동 방법 : 발 합장하고 엎 드린 상태에서 팔을 수직 으로 뻗어 짚고 엉덩이의 높이가 변하지 않게 앞· 뒤 왕복 10회씩 반복한다.

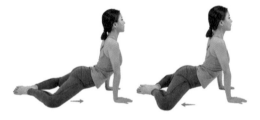

[사진53] 발 합장 전후운동

골반이 전후운동할 때 양 무릎의 간격은 골반이 내려가면 벌어지고 올라 오면 좁아진다.

3) 발 합장 어깨 비틀기

▶ 운동 방법 : 발을 합장하
고 엎드린 상태에서 팔을
수직으로 뻗어 척추를 젖
힌 후 시선을 고정하고 어
깨뼈를 왼쪽·오른쪽으로

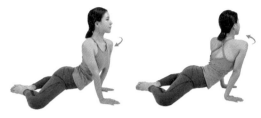

[사진54] 엎드려 발 합장 어깨 비틀기

10회씩 비틀어준다. 허리 전만의 체형을 가진 사람은 팔꿈치로 바닥을 짚
고 시행한다. 단 허리 전만 체형은 전만을 더 가속화시키기 때문에 이 과
정은 제외한다.

▶ 운동 효과 : 이 운동은 골반에 자극을 주기는 하지만, 운동 효과로 본다면
골반 영역보다는 척추 영역의 '팔꿈치 엎드려 어깨 비틀기'에 속한다. 그
러나 운동 순서의 편의상 이 과정에 포함시켰다. 이 자세에서 어깨를 좌
우로 비틀게 되면 굽었던 목뼈, 등뼈, 허리뼈가 펴지고 비틀어주는 어깨
의 영향으로 젖혀진 상태의 척추가 뒤틀리면서 척추 마디마디와 주변 근
육의 경직을 풀어준다. 특히 어깨, 가슴, 목 부위의 경직을 풀어주고 폐
기능 향상에 매우 효과적이다.

4 척추 영역

앞에서 자세와 건강과의 관계에 대하여 언급했던 바와 같이 척추 건강
은 단순히 척추질환으로 끝나는 것이 아니다. 목이 아프거나 허리가 아파
서 죽진 않지만 목뼈에 문제가 지속되면 머리에, 등뼈와 허리뼈에 문제가

생기게 되고 오장육부에 생명을 위협하는 질병이 발병되어 죽음을 맞이하게 된다. 즉, 척추 건강이 우리 인체 건강의 전부라고 봐도 과언이 아니다. 척추가 굽거나 기울거나 굳게 되면 그 척추 마디와 관계된 내장의 불수의 근에도 나쁜 영향이 축적되고, 생명유지에 적신호가 켜지게 된다. 척추의 이상은 척추 한 마디나 일부만 잘못되는 것이 아니다. 머리 혹은 어깨나 인체의 한 분절이 몸의 중심에서 벗어나면 전체 균형을 잡기 위해서 연쇄적으로 균형을 잃어가게 되고, 그러한 불균형한 자세가 지속되면 질병도 연쇄적으로 생긴다.

"사람이 늙으면 아프다."고들 하는데 맞는 말일까? 이 주장이 설득력을 얻고자 한다면 "사람이 젊으면 아프지 않다."도 성립되어야 한다. 하지만 그렇지 않다. 젊든 늙든 병이 오는 원인이 축적되면 서서히 질병으로 발전되는 것이다. 늙어서 아픈 것이 아니라 병을 유발하는 잘못된 자세와 습관과 환경에 노출되는 강도와 빈도수와 시간에 따라 병으로 발전되어 통증이 생긴다. 늙은 사람이라도 바른 자세를 유지하고 건강한 습관과 환경에서 살아간다면 나이와 무관하게 건강을 유지하고 아팠던 사람이라도 상당한 수준까지 건강을 회복하게 된다. 물론 인간의 몸은 유한하다. 하지만 사는 동안 몸을 잘만 사용한다면 죽는 그 순간까지도 건강하게 살다가 흙으로 돌아갈 수 있다고 필자는 확신한다.

척추는 부드러워야 하고 올바른 만곡을 유지하면서 탄력을 잃지 말아야 한다. 척추가 부드러워지면 그와 관련된 모든 장기가 부드러워지고, 부드러워진 상황이 지속되면서 서서히 면역력이 높아진다. 근골격계의 통증이 사라지기 시작하고 발걸음이 가벼워지며 피부는 탄력을 회복해 간다. 눈은 맑아지고 소화와 호흡이 원활해진다. 몸이 편안해지면서 사람이 관대해지고 얼굴 표정에 생기가 넘쳐난다.

하지만 자신의 잘못된 자세와 습관에 익숙해지고 적응되면 자신의 건강 상태에 대한 평가기준을 잃어가고 문제의식도 무뎌지게 된다. 유전, 체질, 나이, 운동부족 탓을 하기 바쁘다. 이제 그런 탓을 하지 말자. 나이를 먹어서 또는 유전과 체질 탓이라 믿었던 나의 뻣뻣한 몸은 결국 내 스스로 몸을 올바르게 사용하지 않으면서 생긴 결과였다는 것을 맵시운동 생활화와 구체적인 척추 영역 운동을 통해서 느껴보자.

사람은 나이를 먹으면서 키가 작아지는데 그 원인은 크게 세 가지가 있다. 첫째 척추 사이에 있는 디스크는 70~80%가 수분으로 이루어져 있는데, 대사기능이 떨어지면서 점점 수분이 빠지고 조금씩 납작해지면서 키가 줄어든다. 그와 더불어 척추를 둘러싼 근육의 힘이 약해지면서 디스크에 가해지는 압력이 커지는 것도 한 원인이다. 둘째 척추측만, 후만, 전만 등으로 척추와 골반이 변형되고 다리가 휘고 몸이 점점 굳어가면서 전체적으로 키가 작아진다. 셋째 골다공증과 같이 뼈나 인체를 구성하고 있는 조직들의 밀도가 낮아지면서 키가 줄어들게 된다. 이는 키가 줄어드는 원인 중 비중이 가장 낮은 원인이지만 건강에 미치는 영향은 크다.

이렇게 키가 줄어드는 원인을 찾아 개선하면 건강이 좋아지고 본래의 키를 회복할 수 있다. 굽고 경직된 몸이 부드러워지고 뼈가 정렬되면 당장 근골격계 통증으로부터 자유로워지고 대사기능이 좋아지면서 디스크나 인체조직에 수분과 영양이 공급되면서 일정 정도 원래의 크기로 되돌아간다.

이러한 대사기능이 회복되면 몸 전체 면역력이 강화되고 건강을 회복하게 된다. 척추 영역 운동을 하면 척추가 부드러워지는 것을 확인할 수 있다.

척추 영역 운동에 들어가기 전에 척추 영역의 구성이 어떻게 이루어졌는지 알고 시행하는 것이 운동에 도움이 된다. 척추 영역 운동의 구성은 개인의 몸 상태에 따른 개별성의 원리, 낮은 강도에서 높은 강도로 진행하는 점진성의 원리, 현재 가지고 있는 수준보다 점점 높은 자극을 통해 몸의 기능을 향상시키는 과부하의 원리, 각 부위별로 특정한 자극을 필요한 부위에 더 많이 주는 특이성의 원리 등으로 구성되어 있다. 척추 영역 운동은 먼저 방아운동을 통해서 온몸의 근육과 관절 마디의 긴장을 풀어준다. 그 다음으로 척추를 가장 안전하게 풀어주는 비틀기, 척추를 앞으로 말고 뒤로 젖히고 좌우로 최대한 늘려주고 흔들어 주는 방식이다. 척추가 움직일 수 있는 모든 경우의 수를 다 넣어서 척추 마디마디마다 풀어주고 늘려주어 부드러운 척추를 만들도록 구성되어 있다.

01 | 방아운동

방아운동은 척추 영역 운동을 하기 전 척추를 포함한 온몸의 긴장을 풀어주어 이후 진행되는 운동을 안정적으로 시행하기 위한 척추 영역 준비운동의 성격을 가지고 있다. 방아운동은 운동의 순서상 '골반 영역'의 '누워 골반 풀기' 과정 전에 시행하는 것도 합리적인 방법이다.

1) 엉치 방아

▶ 운동 방법 : 두 무릎을 세
우고 누운 상태에서 팔꿈
치로 바닥을 받치고 가볍
게 주먹을 쥔다. 골반을

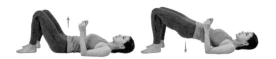

[사진55] 엉치 방아

들어서 자유낙하시키는 동작을 10회 반복한다.

▶ 운동 효과 : 골반과 허리뼈, 등뼈 일부, 이를 둘러싼 근육, 복부장기, 횡격
막 등에 자극을 주어 긴장을 풀어주고 정렬시키는 효과가 있다.

2) 등 방아

▶ 운동 방법 : 두 무릎을 세
워 누운 상태에서 팔꿈치
로 바닥을 받치고 가볍게
주먹을 쥔다. 머리와 양

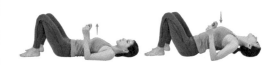

[사진56] 등 방아

팔꿈치, 엉치뼈를 바닥에 대고 등을 들어서 자유낙하시키는 동작을 10회
반복한다.

▶ 운동 효과 : 등뼈와 가슴 안에 충격을 주어 등뼈의 정렬과 폐와 심장근육,
횡격막의 이완을 돕고 기능을 향상시키는 효과가 있다.

3) 두 다리 방아

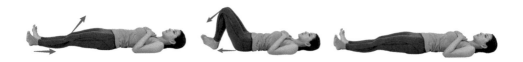

[사진57] 두 다리 방아

▶ 운동 방법 : 두 다리를 뻗고 누워 두 발을 수직으로 세운 상태에서 팔꿈치
로 바닥을 받치고 주먹을 가볍게 쥔다. 양 팔꿈치로 상체를 고정시키고
두 다리를 모아서 무릎을 구부렸다가 발뒤꿈치가 바닥을 스치면서 오금
이 바닥을 내리치는 느낌으로 다리를 뻗으며 20~30회 방아운동을 한다.

▶ 운동 효과 : 골반과 다리의 경직을 풀어주고 정렬시키는 효과가 있다. 특
히 O다리 교정에 탁월한 효과가 있어 약 30회씩 4~5세트 정도를 반복하
고 확인해 보면 두 다리가 확연히 더 붙는 것을 확인할 수 있다. '누워 걷
기'와 함께 O다리나 허리가 굽고 보행에 불편함을 느끼시는 어르신들에
게 힘들지만 권장하기에 아주 좋은 운동이다. 골반·오다리 교정효과, 그
리고 약해진 근육재활에 운동 효과가 좋다.

02 | 척추 비틀기

여기부터 사실상 본격적인 척추 영역 운동이다. 다른 운동도 마찬가지
이지만 척추운동에서 중요한 문제는 안전이다. 제일 안전한 척추운동은 비
틀기이다. 예를 들어 엿가락을 꺾으면 부러지지만 비틀면 엿가락이 늘어지
는 원리와 같은 이치다. 허리를 너무 굽히거나 뒤로 젖히거나 또는 좌우로

무리하게 기울이는 동작들은 척추에 부담을 줄 수 있다. 그렇게 본다면 '온몸 영역'에서 '온몸 비틀기' 과정은 척추를 풀어주는데 매우 안전하고 효과적인 운동법이다.

야외에서 서서 하는 맵시체조를 지도하다 보면 흔히 듣는 질문이 있다.

"선생님! 왜 맵시체조는 목운동이 없나요?"

"여러분들께서 잘 아시는 국민체조나 새천년체조 같은 것은 인체의 모든 분절을 하나하나 풀어주도록 되어 있는 매우 잘 구성된 운동법입니다. 하지만 인체를 그렇게 부위별로 나누어 보는 것은 서양의 이분법적 가치관에 기인하는 것으로 보입니다. '우리 몸은 하나'라는 관점에서 만든 맵시제조 중 '온몸 비틀기'는 한 가지 동작으로 인체의 모든 분절에 안전한 자극을 주는 가성비(시간, 노력, 효과)가 높은 원리로 되어 있죠. 이것이 맵시체조에서 목운동을 따로 할 필요가 없는 이유입니다. 목뼈를 뒤로 무리하게 젖히는 것이 아니라 목뼈를 바로 세우고, 턱을 적당히 든 상태에서 발과 머리를 고정시키고, 어깨뼈를 뒤쪽으로 최대한 모으고 하는 '온몸 비틀기'는 몸 전체의 분절에 끊임없이 적당한 자극이 이뤄집니다. 특히 목에 오는 자극을 느껴 보면 목뼈 뒤 부위에서 으적으적 모래 쓸리는 소리가 들립니다. 이는 매우 안전하게 목뼈와 주변 근육이 풀리는 증거가 됩니다. 목뼈에서 소리가 안 나는 사람도 있는데 이는 목이 너무 굳어서 잘 안 움직이거나 완전히 잘 풀려 있는 경우이거나 운동자세가 잘못된 경우입니다."

이렇게 척추를 적당히 풀어놓고 다음 척추 영역 운동에서 본격적이고 더 자극적인 운동을 수행하면 안전하게 척추운동을 할 수 있다.

1) 손 베개 무릎 모아 허리 비틀기

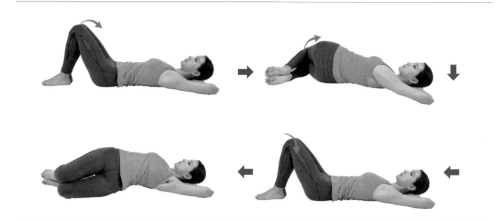

[사진58] 손 베개 무릎 모아 허리 비틀기

▶ 운동 방법 : 먼저 손깍지를 끼지 않고 두 손을 포개고 손바닥으로 머리를 받쳐서 무릎을 세우고 눕는다. 숨을 들여 마셨다가 내뱉으면서 팔꿈치는 바닥에 붙인 상태에서 두 무릎을 좌우로 번갈아 비틀기를 반복한다. 이때 두 다리와 발은 서로 착 붙었다는 느낌으로 완전 밀착시킨 상태에서 비틀기를 해야 한다. 이 운동에서 호흡법은 매우 중요한데 숨을 내뱉으면서 무릎을 비틀어 눕혀야 몸에 힘이 빠지고 자극도 더 강하게 온다. 두 번째 사진과 네 번째 사진처럼 두 발과 무릎이 나란하게 함께 움직여야 한다. 이때 발이나 발뒤꿈치가 들려서 기준점이 흔들리면 좌우 몸 상태를 정확히 느낄 수 없기 때문에 매우 주의해야 한다.

이렇게 운동을 하면 늘어나는 부위의 팔, 겨드랑이, 등, 옆구리, 엉덩이, 넓적다리 바깥 부위까지 자극이 강력하게 온다. 주의할 점은 무릎 모아 비틀기를 하다 보면 좌우 당김이 다르게 느껴지는데 더 많은 자극이 오는 쪽으로 척추가 측만이 있다는 증거이다. 그러므로 많이 당기는 쪽에서 시작해서 많이 당기는 쪽으로 끝내야 척추측만이 있는 부위에 대한 자극을 더 높일 수 있으며 측만에 대한 정렬효과도 나타나게 된다. 한 번 시행 시 3~7회 홀수로 시행한다.

▶ 운동 효과 : '무릎 모아 비틀기'는 등뼈와 겨드랑이까지 자극이 오지만, 허리뼈를 비틀면서 풀어주는 것이 주된 효과이다. 운동 자체로도 몸을 균형감 있고 안전하게 풀어주는 효과도 탁월하지만 자신의 척추와 몸 전체의 전반적인 좌우 균형에 대한 진단효과가 매우 좋다.

　예를 들어 무릎을 왼쪽으로 비틀 때는 가볍게 넘어가는데 오른쪽으로 비틀 때 잘 넘어가지 않는다면 척추가 전반적으로 왼쪽으로 기울어져 있다는 것을 증명한다. 이렇게 되면 잘 안 넘어가는 쪽으로 많이 해주면 기울어졌던 척추가 펴지게 되면서 수축과 이완이 원활하지 않아 굳어 있던 팔, 겨드랑이, 등, 옆구리, 엉덩이, 넓적다리 바깥 부위 근육도 같이 풀리게 된다.

2) 팔 벌려 골반 등 비틀기

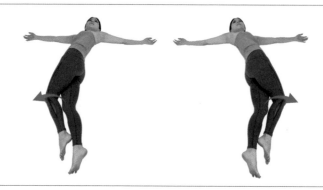

[사진59] 팔 벌려 골반 등 비틀기

▶ 운동 방법 : 두 팔을 벌린 상태에서 온몸의 힘을 빼고 한쪽 무릎을 반대편 무릎 옆에 놓는다. 이때 무릎이 너무 구부러져서 올라가면 운동 효과가 떨어지므로 무릎은 편 듯 만 듯하게 반대편 무릎 바로 옆에 놓는 것이 중요하다. 유연성이 부족한 사람들은 무릎이 닿지 않을 수 있다. 무릎이 닿는 것이 더 중요하므로 팔을 들어서라도 무릎을 닿게 해야 한다.

　　팔이 뜨게 되면 몸에 힘이 들어가게 되는데 가슴으로 숨을 크게 들이마셨다가 온몸에 힘을 빼면서 숨을 완전히 내뱉는다. 번갈아가며 2~5회 시행하되 불편하게 느껴지는 쪽에 더 많은 시간을 투자해서 운동을 해주어야 한다.

▶ 운동 효과 : 후만, 측만된 등뼈를 풀어주는데 주된 효과가 있다. 하지만 목뼈, 어깨뼈, 등뼈, 허리뼈, 엉덩이, 넓적다리까지 자극이 강하게 오며 주변 근육을 늘려주고 풀어주는 효과가 있음을 참고 바란다.

3) 목 말아 좌우 비틀기

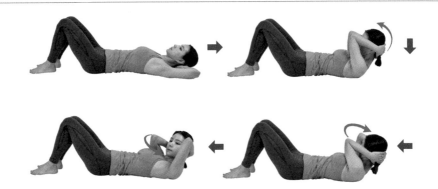

[사진60] 목 말아 좌우 비틀기

이 운동은 '척추 말기' 준비운동 성격이 강하다. 만약 '목 말기'를 충분히 안한 상태에서 '척추 말기'의 '양 무릎 잡고 뒤 구르기'를 시행할 경우 목과 등에 큰 부담을 주어 부상을 초래할 수 있다. '척추 말기' 전 이 운동은 필수이다.

▶ 운동 방법 : 두 다리를 뻗고 누운 상태에서 머리 뒤 깍지를 하고 눕는다. 가슴으로 숨을 크게 들여 마셨다가 한숨을 쉬듯이 숨을 모두 내뱉고 온몸의 힘을 뺀 상태에서 오직 팔 힘으로만 팔꿈치를 명치로 가게 한다는 느낌으로 머리를 당긴다. 이때 어깨가 들리면 척추에 힘이 들어가기 때문에 목뼈와 등뼈에 강한 자극을 주는 것이 부족해진다. 어깨가 들리면 안 된다. '목 말기' 상태에서 팔꿈치를 좌우로 강하게 비틀어주면 목, 등, 어깨 주변 뒤 부위에 대한 자극이 매우 좋다. 이를 3회 정도 반복 시행한다.

03 | 척추 말기

　이 운동 과정도 자가진단 성격이 강하다. 척추 말기를 수회 반복하는 과정에서 몸이 한쪽으로 기울어져서 정상적인 운동이 힘든 사람들이 있다. 이는 '오금 잡고 허리 말기'에서는 골반이 올라와 허리 측만이 있다는 것이고, '발 잡고 등 말기'를 할 때 기울어지는 방향은 등뼈가 휘어 있는 쪽으로 기울어진다. '오금 잡고 허리 말기'나 '발 잡고 등 말기'가 거의 안 되는 사람들은 허리 전만 환자들이다.

　이러한 척추 말기운동을 통해서 자신의 척추상태를 확인했다면 등과 허리에 '베개 무릎 모아 비틀기'로 측만을 교정하고 이 운동을 시행하는 것도 좋은 방법이다. 허리뼈 측만은 허리에, 등뼈 측만은 등에 베개를 대고 무릎이 넘어가는 것이 불편한 쪽으로 집중해서 '무릎 모아 비틀기'를 해서 좌우로 넘어가는 저항감이 비슷해지면 측만이 어느 정도 정렬됐다고 보면 된다. 이러한 운동수행 후 다시 '척추 말기'를 시도해 보면 더 바르게 넘어가는 것을 확인할 수 있다. 측만이 심하지 않고 '척추 말기' 자체가 잘 되지 않는 허리뼈 전만이나 등뼈 후만을 가진 체형은 '오금 잡고 허리 말기'와 '발 잡고 등 말기'에 집중해서 전만과 후만이 된 척추를 부드럽게 만들고 펴줘야 한다. 이렇게 되면 섬세하지는 않지만 전체적인 균형은 잡힌 것으로 보면 된다.

〈참고사항〉
　이 세 가지 척추 말기를 하기 전에 자신의 척추 유연성을 확인하는 '체전굴(다리를 뻗고 상체를 앞으로 숙이는 유연성 측정방법)'과 척추측만 정도와 유연성을 확인하는 '무릎 모아 비틀기'로 확인해 볼 필요가 있다. 왜냐하면 척추 말기 과정을 하고 나서 다시 체전굴과 무릎 모아 비틀기를 해 보면 놀라운 효과를 경험하게 되기 때문이다. 통상적으로 10회씩 2세트 정도를 하고 나서 측정해 보면 체전굴은 자연스럽게 3∼6cm 더 내려가는 것을 확인할 수 있고, 무릎 모아 비틀기는 잘 안 넘어갔던 방향으로 힘없이 부드럽게 넘어가는 것을 확인할 수 있다. 이는 운동을 하면 척추가 부드러워진다는 확신을 갖게 하고 운동수행의 중요한 동기부여가 되기 때문에 꼭 해 보고 운동에 들어가는 것이 좋다.

1) 오금 잡고 허리 말기

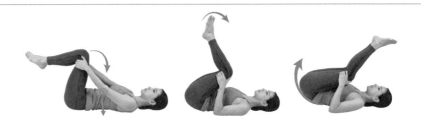

[사진61] 오금 잡고 허리 말기

▶ 운동 방법 : 머리를 바닥에 대고 오금 바깥 힘줄을 양손 손가락으로 갈고리 걸듯 걸고 눕는다. 그 상태에서 두 발을 가볍게 차듯이 뒤로 던짐과 동시에 두 팔꿈치를 바닥으로 닿게 힘차게 당긴다. 오금을 당길 때나 발이 넘어갔다가 내려올 때도 절대로 머리가 들리면 안 된다. 이러한 동작을 10∼30회 정도를 반복해 주는데 골반 후방, 허리 전만 환자들에게 좋은 운동이다.

▶ 운동 효과 : 이 운동의 가장 큰 효과는 허리 전만 환자들의 허리뼈를 뒤로 말릴 수 있도록 늘려주고 허리의 경직을 풀어줄 수 있다는 점이다. 물론 발을 최대한 뒤로 넘기면 등까지 자극이 강하게 오게 되어 있지만 그렇게

무리를 해서 할 필요 없이 허리에만 집중해 주는 것이 좋다. 왜냐하면 그 다음 운동이 등에 자극을 집중시켜 주는 '발 잡고 등 말기'이기 때문이다.

2) 발 잡고 등 말기

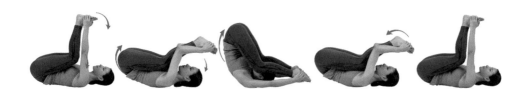

[사진62] 발 잡고 등 말기

▶ 운동 방법 : 머리를 바닥에 대고 누워 두 발을 들어 양손 손가락으로 발 바깥(새끼발가락 마디 시작지점) 부위에 갈고리 걸듯 걸고 눕는다. 그 상태에서 오직 팔의 힘으로만 두 발을 머리 뒤로 넘겼다 풀기를 반복한다. 이때 무릎은 살짝 벌려서 무릎으로 얼굴을 찍지 않도록 주의하고, 발을 넘겼다가 풀 때에 발은 무릎 밑으로 넘어가지 않도록 한다. 이러한 동작을 10~30회 정도 반복한다.

발이 내려가면 몸에 힘이 들어가고 머리가 자꾸 들리게 되며, 발의 반동력으로 등을 말려는 경향이 나타난다. 온몸에 힘을 빼고 오직 팔의 힘만으로 운동을 수행해야 척추에 힘이 빠지고 효과적인 운동이 가능하다. 운동하는 내내 등으로 오는 자극에 집중하고 자신의 몸에 맞게 자극을 주도록 한다.

이러한 동작을 10~30회 정도를 반복해 주는데 이 운동은 모든 체형의 사람들이 많은 시간을 투자해야 하는 운동이다. 혹시 유연성이 부족하여 발을 잡을 수 없는 경우에는 수건을 이용해서 발을 걸고 두 손으로 수건을 말아 쥐고 운동을 하면 가능해진다.

▶ 운동 효과 : 두 발이 머리 뒤로 넘어가면 갈수록 등뼈와 목뼈에 오는 자극이 커지고 척추와 주변 근육을 풀어주는 효과가 높아진다. 현대인들의 등이 대부분 굽어 있는데 더 굽게 하는 운동을 하는 것이 안 좋지 않겠는가라는 의문이 들 수 있다. 하지만 굽은 등을 더 굽게 자극을 주어 등을 풀어 놓고 등 펴기를 하면 일방적으로 굽은 등을 펴려고 하는 것보다 더 효과적이다. 이것은 마치 젖은 나무에 녹슨 못의 머리를 장도리로 걸고 당기면 못의 머리만 잘리고 빼내지 못할 수 있지만, 오히려 못을 더 강하게 박으면 못의 녹과 나무에 강하게 고정된 것이 깨지고 다시 못 머리를 장도리로 걸고 빼내면 빠지는 원리와 비슷하다.

3) 양 무릎 잡고 뒤 구르기

무릎 잡고 구르기를 하기 전에 자신의 몸을 먼저 진단할 필요가 있다. 이 운동은 골반 전방, 골반 후방의 허리 전만 환자들에게 무리한 운동이 될 수 있다. 허리가 앞으로 말리지가 않아서 구르기를 하려고 하면 구르기가 안 되고 통나무 쓰러지듯 1자 형태로 쿵! 하고 떨어지면서 몸에 부담을 줄 수 있다. 앞서 언급했지만, 이런 분들은 '오금 잡고 허리 말기'와 '발 잡고 등 말기'에 더 많은 시간을 투자해야 한다.

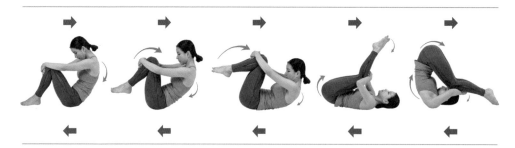

[사진63] 양 무릎 잡고 뒤 구르기

▶ 운동 방법 : 왼손으로 오른손 손날을 감싸 잡고 무릎 아래 부위에 손목을 걸고 무릎과 가슴이 최대한 벌어진 상태가 되도록 등을 구부리고 팔을 뻗은 자세로 앉는다. 이때 머리와 등은 최대한 둥글게 말아야 한다. 온몸에 힘을 빼고 천천히 무게중심을 뒤쪽으로 이동하면서 자유낙하하며 쓰러지듯 뒤로 넘어가면서 등뼈가 닿는 느낌이 오는 순간 다리를 머리 뒤쪽으로 최대한 넘기며 발끝이 바닥에 닿고 다시 앉기를 반복한다. 목에 무리가 올 수 있으므로 척추 비틀기에서 '목 말고 비틀기'가 필요한 것은 이 운동에서 오는 목의 부담감을 줄이기 위해서이다.

만약 구르기는 했는데 일어나는 것이 어려우면 일어나려는 순간 오금을 잡고 다리를 뻗어주면 매우 쉽게 일어날 수 있다. 일반 구르기처럼 몸에 힘이 들어가면서 잘 구르는 것에 초점이 맞춰지면 완전히 다른 운동이 되므로, 몸에 힘을 빼고 쓰러지듯 하는 것을 잊지 말아야 한다. 1세트에 10회씩 반복하는데 1~3세트 시행한다.

▶ 운동 효과 : 척추 말기의 마지막 단계로서 허리, 등, 목뼈에 대한 뒤쪽 자극이 강하게 오면서 늘려주고 풀어주는 효과가 매우 높다. 이 세 가지 척

추 말기를 하고 나서 다시 무릎 모아 비틀기나 체전굴(다리를 뻗어 상체를 앞으로 숙이는 유연성 측정방법)을 해 보면 확실한 운동 효과를 확인할 수 있다.

04 | 척추 젖히기

앞 단계에서 척추를 앞으로 말았다면 다음 단계에서는 척추를 뒤로 젖히는 동작이다.

1) 팔꿈치 엎드려 어깨 비틀기

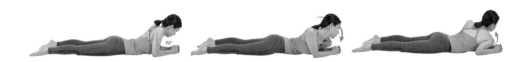

[사진64] 팔꿈치 엎드려 어깨 비틀기

▶ 운동 방법 : 엎드린 상태에서 가슴 앞에 어깨 넓이로 위팔이 수직이 되도록 팔꿈치를 짚고, 두 손은 가볍게 깍지를 끼고 1m 정도의 앞을 볼 수 있을 정도로 고개를 든다. 온몸에 힘을 쭉 빼서 수직인 두 팔에 몸이 축 처진 상태로 양 어깨를 좌우로 비틀기를 반복한다. 몸 상태에 따라 깊고 천천히 비틀기와 짧고 빠르게 비틀기를 1분여 반복한다.

▶ 효과 : 이 운동은 허리 전만, 후만의 체형 모두에게 부작용 없는 좋은 운동이다. 굽은 등뼈를 뒤로 젖혀주고 좌우로 비틀어 줌으로써 등뼈와 목뼈의

관절 가동범위를 높여준다. 특히 어깨 주변 회전근개를 풀어주는데도 매우 효과적이다. 이 동작에서 아랫배에 맵시베개를 가로로 놓고 이 운동을 수행하면 허리 전만 환자들에게는 허리가 뒤로 과하게 꺾이는 것을 예방하여 허리에 부담을 덜 주게 되고, 허리 후만·측만 환자들에게는 엉덩허리근(장요근)을 풀어주어 허리통증 개선에 효과적이다.

2) 엎드려 하늘 보며 뒤돌아보기

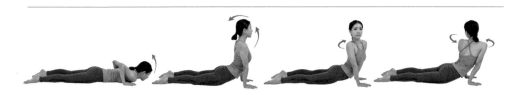

[사진65] 엎드려 하늘 보며 뒤돌아보기

▶ 운동 방법 : 엎드린 자세에서 양 손바닥을 어깨 넓이로 가슴 높이에서 바닥을 짚고 양팔을 지면과 수직이 되도록 쭉 편다. 어깨를 포함한 온몸에 힘을 빼고 몸이 수직의 두 팔에 의지해 축 처지도록 한 상태에서 좌우 뒤쪽 상향 대각선 방향을 바라본다. 좌우 각 3회씩 시행하되 자극이 많이 오는 쪽부터 시작해서 그쪽으로 마무리를 짓는다.

▶ 주의사항 : 이 운동은 척추 전만 환자들은 오히려 증상을 악화시킬 수 있기 때문에 절대 하지 않아야 하는 운동이다. 전만 환자는 '팔꿈치 엎드려 어깨 비틀기'로 이 동작을 대신한다. 그러면 허리에는 부담을 주지 않으면서도 굽은 등을 펴고 비틀어 줌으로써 척추가 유연해진다.

▶ 운동 효과 : 가슴과 골반을 앞쪽에서 위로 당겨 올리는 배곧은근(복직근), 앞에서 아래로 당겨 내리는 엉덩허리근(장요근), 넙다리곧은근(대퇴직근), 넙다리근막긴장근(대퇴근막장근) 등을 늘려주고, 척추를 뒤로 젖혀서 관절의 유연성을 확대시키는 효과가 있다. 특히 척추가 뒤로 젖혀진 상태에서 좌우 비틀기를 함으로써 목뼈, 등뼈, 허리뼈, 어깨뼈와 그 주변 근육에 대한 자극과 유연성 회복 효과가 더 높게 나타난다.

3) 꿇어 엎드려 앞 멀리 보기

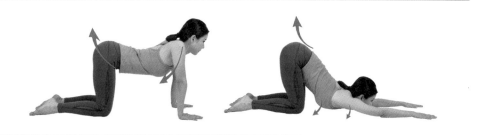

[사진66] 꿇어 엎드려 앞 멀리 보기

▶ 운동 방법 : 팔과 다리가 수직인 '엎드려 애기자세'에서 두 팔을 뻗어 겨드랑이가 바닥에 닿는 느낌으로 상체를 바닥에 밀착시킨다. 이때 엉덩이와 허벅지가 15도 정도 뒤로 빠지면서 시선은 멀리 본다는 느낌으로 고개를 치켜든다. 시작 자세로 돌아간 뒤 어깨를 포함한 온몸에 힘을 빼고 몸이 수직의 두 팔에 의지해 축 처지도록 한 상태에서 좌우 뒤쪽 상향 대각선 방향을 바라본다. 7~10초 1회 시행한다.

05 | 척추 좌우 늘리기

지금까지 '방아운동'을 통해 척추의 긴장을 풀고 척추를 안으로 말고 뒤로 젖히고 젖힌 상태에서 좌우로 척추를 비틀고 몸을 말은 상태에서 좌우로 비틀어 척추가 움직일 수 있는 다양한 각도로 입체적인 자극을 주었다. 이제는 마지막으로 척추를 좌우로 옆으로 움직여 척추가 움직일 수 있는 마지막 각도운동이다.

1) 애기자세 아래 좌우 흔들기

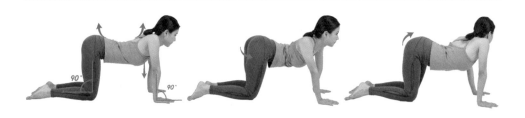

[사진67] 애기자세 아래 좌우 흔들기

▶ 운동 방법 : 팔과 다리가 수직인 상태로 엎드려 척추를 아래로 내린 애기자세에서 시선은 멀리 본다는 느낌으로 고개를 든다. 어깨를 포함한 온몸의 힘을 빼고 몸은 수직의 두 팔과 다리에 의지해 축 처지도록 한 상태에서 어깨와 엉덩이를 좌우로 흔들어 준다. 좌우 각 10회 시행한다.

▶ 운동 효과 : 척추가 아래로 처진 상태(젖혀진 상태)에서 어깨뼈와 골반을 좌우로 흔들어 줌으로써 골반, 어깨뼈 주변 근육, 몸통 전체 근육이 좌우로 수축·이완을 반복하며 몸 전체의 긴장과 경직을 풀어주는데 효과적이다.

2) 애기자세 위 좌우 흔들기

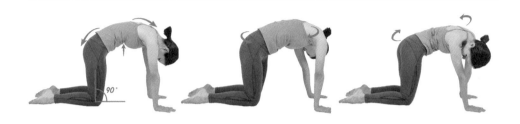

[사진68] 애기자세 위 좌우 흔들기

▶ 운동 방법 : 팔과 다리가 수직인 상태로 엎드려 머리와 등을 최대한 안으로 말은 상태에서 어깨와 엉덩이를 좌우로 흔들어 준다. 좌우 각 10회 시행하되 마무리는 '애기자세 아래 좌우 흔들기'로 한다.

▶ 운동 효과 : 척추가 안으로 최대한 말린 상태에서 어깨뼈와 골반을 좌우로 흔들어 줌으로써 골반과 어깨뼈 주변 근육, 몸통 전체 근육이 좌우 수축과 이완을 반복하며 몸 전체의 긴장과 경직을 풀어주는데 효과적이다.

3) 기지개 켜고 C자 만들기

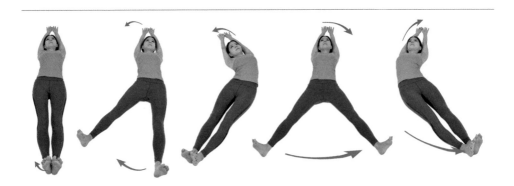

[사진69] 기지개 켜고 C자 만들기

▶ 운동 방법 : 팔과 다리를 뻗고 발이 수직이 되도록 세우고 기지개를 켠 다음 오른발을 벌린 후 왼발이 오른발과 나란히 되도록 옮긴다. 이 상태가 되면 왼쪽 엉덩이가 들리게 되는데 천천히 온몸에 힘을 빼게 되면 늘어난 쪽의 척추와 근육에 강한 자극이 수반된다. 같은 방법으로 반대쪽도 운동을 실행한다. 더 뻣뻣하여 자극이 많이 오는 방향에 더 많은 시간을 투자한다. 더 뻣뻣한 것은 그쪽으로 팔꿈치를 괴거나 짝다리를 짚는 습관이 있는 것으로 보면 된다. 자신이 느끼는 자극과 몸 상태에 따라 좌우 각각 1~3회 실시한다.

▶ 효과 : 척추를 좌우로 늘려주고, 골반 바깥 부위와 안쪽 겨드랑이 부위 근육을 늘려준다.

5 팔다리 영역

맵시진단법에서 '[표8] 인체 부위별 질병 원인 맵시관점 개념도'(p137)를 보면 허리 아래의 근육경직과 질병은 골반의 부정렬이 원인일 수 있고, 허리 위의 근육경직과 질병은 어깨뼈의 부정렬이 원인일 수 있다고 말했다. 또한 어깨뼈에 문제가 생기면 팔에도 문제가 생기고, 골반뼈에 문제가 생기면 다리에도 문제가 발생한다. 그래서 어깨뼈 주변이 충분히 풀리면 팔 근육의 경직이 풀리고, 골반이 충분히 풀리면 다리근육의 경직이 풀린다. 그래서 '팔다리 영역'을 하기 전에 어깨 영역과 골반 영역을 먼저 풀어주어야 '팔다리 늘리기'의 효과가 높아진다. 그래서 팔다리의 경직과 불편함이 높다고 해서 팔다리만 푼다면 결국 다시 경직될 가능성이 높아진다.

'어깨 영역'부터 '팔다리 영역'까지 다섯 영역의 맵시체조는 맨몸으로 하는 것이다(그 이후로는 공과 베개를 가지고 하는 체조이다). 도구 없이 운동하면서 온몸의 경직을 이완시키고 전반적인 몸의 정렬을 목표로 하고 있다. 온몸을 부드럽게 만들어서 몸의 전반적인 정렬상태를 만드는 과정인 셈이다.

'팔다리 영역' 운동에서 알아두어야 할 것이 있다. 앞서 '골반 영역' 운동을 설명하면서 '어깨 영역'에 대한 이해가 필요하다고 했듯이 팔다리 영역 또한 부착된 근육과 구조를 알면 이해가 더욱 쉽다. 예를 들어 어깨뼈 위치 가슴근육과 엉덩뼈 위치 엉덩근은 앞과 뒤 반대 위치에 있지만 같은 역할과 모양을 갖춘 근육으로 봐야 하고, 그곳에 연결된 위팔두갈래근과 넙다리두갈래근은 같은 원리로 만들어졌다. 또한 위팔세갈래근과 넙다리네갈래근 또한 비슷한 모양과 원리로 구성되어 있다. 그래서 근육을 푸는 방법도 기본적으로 동일한 원리로 구성되어 있음을 알아야 한다. 예를 들어 '팔 늘리기'와 '다리 늘리기'에서 '4방 늘리기'와 '2방 늘리기'면 꼼꼼함 면에서는 다소 아쉬움은 있지만 기본적으로 풀어야 할 근육은 대부분 다 포함되어 있다.

01 | 꿇어 엎드려 팔 늘리기

이 운동을 하고 나서 힘차게 팔 돌리기를 해 보면 어깨통증 개선 효과와 어깨가 없는 것처럼 가벼워진 어깨와 늘어난 관절 가동 범위에 깜짝 놀란다. 어깨 주변으로만 따로 운동을 구성해 보면 1단계는 서서 하는 '어깨 영역' 맵시체조, 2단계는 지금 소개하는 엎드려 팔 늘리기, 3단계는 어깨뼈 주변 공 비비기이다. 직접 제대로 한 단계 끝날 때마다 어깨질환이 더욱 개선되는 것에 놀라지 않을 수 없다.

1) 손바닥 4방 늘리기

▶ 운동 방법 : 먼저 팔과 다리가 수직인 상태의 애기자세를 취한다. 그 다음 한 손은 안정적으로 바닥을 짚어 중심을 잡고 지탱하며, 다른 손으로 최대한 멀리 뻗어 손가락을 다 펴고 벌린 상태에서 바닥을 짚는다. 뻗은 팔의 손은 그 자리에 고정을 시킨 상태에서 온몸에 힘을 빼고 겨드랑이나 가슴이 바닥에 밀착하도록 상체를 낮추면서 뻗은 팔의 반대 방향으로 몸을 도망가듯 뺀다. 이때 뻗은 손은 최대한 멀리 짚고 손바닥이 바닥에서 미끄러져 딸려오지 않도록 주의한다. 네 방향으로 늘어나는 근육의 강한

자극을 느끼지 못한다면 동작이 제대로 되지 않는 것으로 봐야 한다. 최대한 자극이 온 상태에서 좌우 각각 10초씩 2회 시행한다.

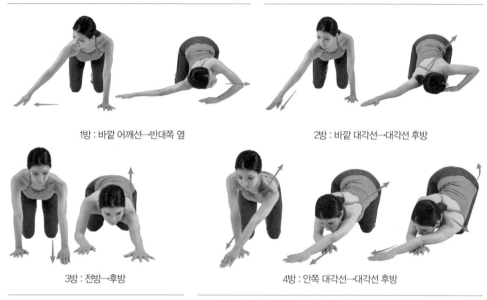

1방 : 바깥 어깨선→반대쪽 옆

2방 : 바깥 대각선→대각선 후방

3방 : 전방→후방

4방 : 안쪽 대각선→대각선 후방

[사진70] 손바닥 4방 늘리기

▶ 운동 효과 : 1방, 2방은 손바닥부터 노뼈(요골) 주변근, 위팔두갈래근(이두박근), 겨드랑이, 앞니톱근(전방거근), 큰가슴근(대흉근) 등 주로 몸과 팔의 앞 부위를 늘려주는 효과가 있는데 손등 쪽 통증 개선 효과가 있다.

3방, 4방은 손바닥부터 자뼈(척골) 주변근, 위팔세갈래근(삼두박근), 넓은등근(광배근), 배빗근(외복사근) 등 주로 팔의 뒤쪽과 어깨뼈 부위, 가슴 바깥쪽 부위 등 몸의 바깥과 뒤쪽을 늘려주는 효과가 있는데, 손날쪽 손목통증에 효과가 있다.

엄지손가락 쪽 손목 통증은 등세모근(승모근), 어깨세모근(삼각근),

어깨올림근(견갑거근) 등이 풀리면 효과가 있는데, 이 운동은 공과 베개를 이용해서 푸는 방법이 있으니 차후 소개를 하도록 하겠다.

2) 손깍지 2방 늘리기

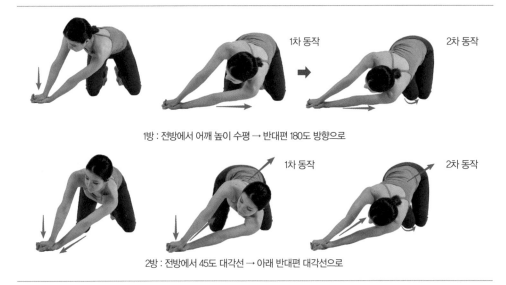

[사진71] 손깍지 2방 늘리기

▶ 운동 방법 : 손바닥 4방 늘리기에서 1, 2방 운동과의 비슷한 운동 효과를 가진 이 운동은 팔을 뻗는 방향과 몸이 빠지는 방향만 다를 뿐 방법은 같다. 어깨 넓이로 무릎을 꿇고 엎드린 자세에서 한 손으로 다른 손의 손가락만 잡는 깍지를 끼고 위 손의 손장심(손바닥의 한가운데)이 아래 손의 손바닥을 누른 상태로 중심을 잡고 엎드린다. 위 손으로 아래 손을 누르고 고정된 상태에서 두 팔 모두 완전히 펴고 반대편으로 도망치듯 몸을

빼면서 10초를 센다. 계속 몸이 늘어난 상태를 유지하면서 2차 동작을 시행하는데 손이 놓인 쪽의 무릎을 반대편 무릎 옆으로 모으고서 다시 숫자 10초를 센다. 무릎을 벌린 상태에서 하는 운동의 자극도 크지만 반대편으로 모으고 하는 동작의 자극은 대단히 강한 자극을 주면서 운동 효과는 극대화된다. 각 방향별 1회씩 실시한다.

▶ 운동 효과 : 이 운동은 손등, 팔 뒤쪽, 어깨세모근, 겨드랑이, 빗장아래삼각, 가슴근, 어깨뼈, 어깨 아래, 어깨 사이, 가쪽 가슴, 척추, 엉치 등 상체 모든 부위에 대한 강력한 자극을 준다. 허리 위 전체 '몸 늘리기(스트레칭)'의 결정판이라 봐도 과언이 아니다.

3) 손 뒤로 짚고 팔 앞 늘리기

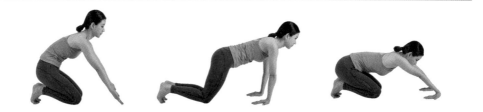

[사진72] 손 뒤로 짚고 팔 앞 늘리기

▶ 운동 방법 : 무릎을 꿇은 상태에서 엉덩이를 들고 손가락을 모두 벌리고 양 손바닥이 앞을 보게 한 후 손가락 끝부터 점점 손바닥이 젖혀지면서 손끝이 뒤로 향하도록 바닥을 짚는다. 손을 뒤로 짚은 애기자세에서 엉덩이가 발뒤꿈치에 닿는다는 느낌으로 몸의 무게중심을 뒤로 물린다. 속으

로 숫자 10을 세고 천천히 자세를 다시 푸는데 그 순서는 역으로 시행하면 된다. 1회 실시한다.

▶ 운동 효과 : 4방 늘리기와 2방 늘리기만으로도 손 근육까지 풀리기 때문에 꼭 할 필요는 없을 수 있다. 하지만 이 운동은 앞의 운동으로 부족할 수 있는 부위인 굽은 손가락, 손바닥, 손목 앞, 아래팔 앞 부위를 늘려주어 손과 팔 아래쪽의 경직을 풀어주는데 효과적이다.

02 | 앉아 다리 늘리기

다리 늘리기는 사실상 '발 4방 늘리기'와 '오금 접어 발 2방 늘리기'만으로도 대부분의 다리근육은 풀린다. 하지만 다양한 각도의 다리 늘리기는 그 효과를 극대화하는데 효과적이므로 더 많은 시간과 각도로 운동을 해주면 좋다.

1) 발 합장 당겨 배 내리기

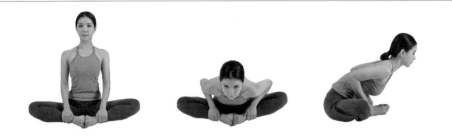

[사진73] 발 합장 당겨 배 내리기

▶ 운동 방법 : 발을 합장해서 두 손으로 발을 당겨 잡고, 목뼈를 바르게 세우

고 등 뒤 양 어깨뼈를 최대한 밀착한 상태에서 호흡을 깊게 들이마셨다가 내뱉으면서 상체를 숙인다. 10초 단위로 2~3회 실시하되 반동을 주는 방법도 좋다. 시선은 전방을 주시하면서 턱을 들고 머리는 뽑히는 느낌으로 배가 바닥에 닿도록 상체를 내린다. 이때 등이 굽지 않도록 주의한다.

▶ 운동 효과 : 고관절 주변과 허벅지 내측에 대한 자극이 강하다.

2) 발 합장 마름모 배 내리기

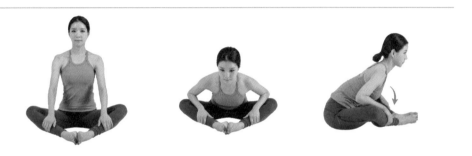

[사진74] 발 합장 마름모 배 내리기

▶ 운동 방법 : 발을 합장하고 마름모 모양으로 무릎을 벌린 상태에서 두 손을 발목에 가볍게 얹고 양 팔꿈치로 무릎 안쪽을 가볍게 누른다. 목과 등을 바르게 세우고 호흡을 깊게 들이마셨다가 내뱉으면서 배가 내려간다는 느낌으로 상체를 숙인다. 10초 단위로 2~3회 실시하되 반동을 주는 방법도 좋다.

▶ 운동 효과 : 고관절 주변과 허벅지 내측 부위와 넓적다리 뒤 부위에 대한 자극이 강하다.

3) 발 어깨 넓이 배 내리기

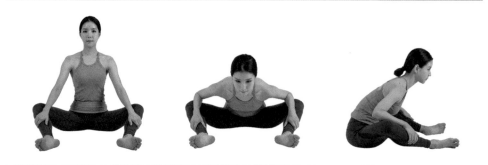

[사진75] 발 어깨 넓이 배 내리기

▶ 운동 방법 : 두 발을 어깨 넓이로 벌리고 두 손은 발목에 가볍게 얹고 팔꿈치로 무릎 안쪽을 가볍게 누른다. 목뼈를 바르게 세우고 등 뒤 양 어깨뼈를 최대한 밀착한 상태에서 호흡을 깊게 들이마셨다가 내뱉으면서 상체를 숙인다. 시선은 전방을 주시하면서 배가 내려간다는 느낌으로 상체를 내리도록 한다. 엉덩이를 좌우로 들썩이면서 움직이면 엉덩관절에 대한 자극이 매우 좋다. 10초 단위로 2~3회 실시하되 반동을 주는 방법도 좋다.

▶ 효과 : 고관절 주변과 허벅지 내측 부위와 넓적다리 뒤 부위에 대한 자극이 강하다.

4) 다리 벌려 상체 숙이기

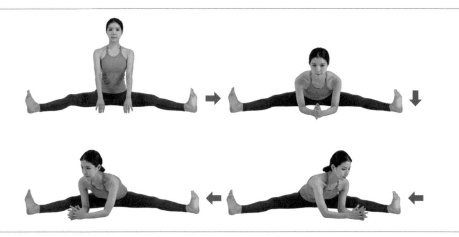

[사진76] 다리 벌려 상체 숙이기

▶ **운동 방법** : 다리를 최대한 벌리고 척추를 바르게 세우고 등 뒤 양 어깨뼈를 최대한 밀착한 상태에서 팔을 쭉 뻗어 손끝이 바닥에 닿게 한다. 호흡을 깊게 들이마셨다가 내뱉으면서 상체를 숙인다. 시선은 전방주시하면서 손끝이 닿은 지점을 고정지점으로 하고 팔꿈치를 내려서 바닥에 닿도록 배가 내려간다는 느낌으로 상체를 숙인다. 그 상태에서 속으로 숫자 10을 세고 팔꿈치로 조금씩 좌우 1회씩 이동을 하며 다리에 자극을 준다. 1회 실시한다.

▶ **운동 효과** : 다리 내측과 뒤 부위에 대한 다양한 자극으로 고관절과 다리의 유연성 확보에 도움을 준다.

5) 다리 벌려 옆구리 늘리기

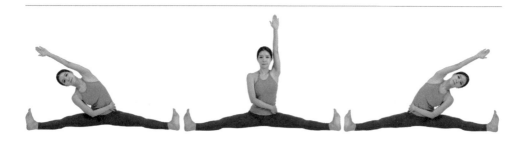

[사진77] 다리 벌려 옆구리 늘리기

▶ 운동 방법 : 다리를 최대한 벌리고 목뼈와 등뼈를 바르게 세우고 팔을 위로 뻗어 귀에 붙인다. 이때 뻗은 손의 엄지방향은 정확히 반대쪽 귀를 향하고, 호흡을 깊게 들이마셨다가 내뱉으면서 좌우로 1회씩 옆구리 늘리기를 한다. 이때 시선은 전방을 주시하며 좌우로 1회씩 시행 시 잘 안 되는 방향이 있다면 그 방향으로 더 많은 운동을 해준다.

▶ 운동 효과 : 다리 내측과 뒤 부위에 대한 다양한 자극으로 고관절과 다리 유연성 확보에 도움을 주고 옆구리 쪽 근육을 늘려주면서 척추측만 교정에 도움을 준다.

6) 발 4방 늘리기

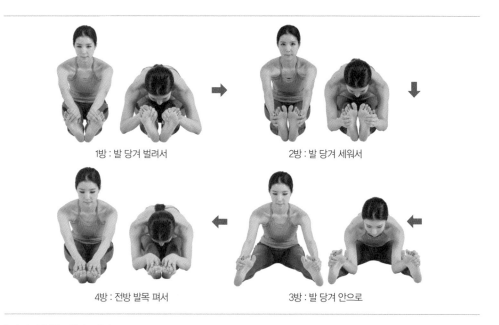

1방 : 발 당겨 벌려서   2방 : 발 당겨 세워서

4방 : 전방 발목 펴서   3방 : 발 당겨 안으로

[사진78] 발 4방 늘리기

▶ 운동 방법 : 발 4방 늘리기는 발바닥부터 엉덩이까지 다리 뒤 부위에 대한
다양한 각도의 늘리기 운동법이다. 10초씩 각 방향별로 1~3회 실시하되
자극이 많은 부위에 대해서 더 횟수를 추가하거나 반동을 주면 좋다.
1방 : 다리를 뻗어 발뒤꿈치끼리 붙인 상태에서 발을 V자로 벌리고 안
쪽 엄지발가락 시작 마디를 갈고리 걸듯 걸고, 전방주시하면서 팔꿈치
가 바닥에 닿도록 앞으로 상체를 숙인다.
2방 : 다리를 뻗어 발을 11자로 세워 손가락으로 바깥 새끼발가락 시작
마디를 갈고리 걸듯 걸고, 전방주시하면서 팔꿈치가 바닥에 닿도록 앞

으로 상체를 숙인다.

3방 : 다리를 살짝 벌리고 뻗어 양발을 A자로 모아 바깥 새끼발가락 시작 마디를 갈고리 걸듯 걸고, 전방주시하면서 팔꿈치가 무릎 사이 바닥에 닿도록 앞으로 상체를 숙인다.

4방 : 다리와 발등을 전방으로 펴고 손으로 발등을 누르면서 전방주시하고 팔꿈치가 바닥에 닿도록 앞으로 상체를 숙인다.

※ 만약 발을 잡는 것이 불가능하다면 발의 모양만 같은 방법으로 갖추고 시행해도 동일한 운동 효과가 나타난다. 좀 더 적극적이고 자극적인 운동을 원한다면 벽면에 발바닥을 붙이고 실시하면 더욱 좋다.

▶ 운동 효과 : 발 4방 내리기는 발바닥부터 엉덩이까지 다리 뒤 부위에 대한 다양한 각도의 늘리기 운동법이다. 운동 효과를 나눈다면 1방~3방은 주로 종아리 뒤 부위와 발바닥에 자극이 집중되며, 4방은 넓적다리 뒤 부위에 자극이 집중된다. 다리 뒤 부위는 버티거나 중심을 잡거나 하는 기능을 가지고 있다. 그래서 다리 뒤 근육이 뭉치면 스쿼트 같은 운동이나 계단을 내려갈 때 아래 무릎 부위가 시큰거리는 통증이 있고, 한 다리로 중심을 잡는 동작을 하면 바깥 복사뼈 주변이 불안한 현상들이 나타난다. 넙다리두갈래근의 경직이 풀리면 무릎 아래 부위의 시큰거리는 통증에 대한 개선 효과가 있다. 또한 종아리 부위의 경직이 이완되면 발목을 편안하게 해주고 족저근막염, 무지외반증, 무좀, 하지정맥류 등의 개선 효과가 높다. 또한 하지불안증으로 깊은 잠을 자지 못하는 사람들이 꾸준히 해주면 숙면에도 도움이 된다.

03 │ 누워 다리 늘리기

오금 접어 발 2방 늘리기

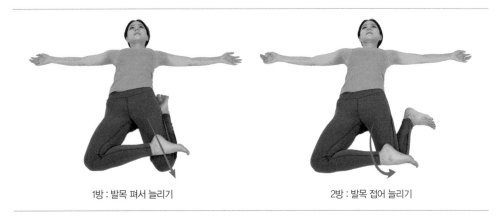

1방 : 발목 펴서 늘리기   2방 : 발목 접어 늘리기

[사진79] 오금 접어 발 2방 늘리기

▶ **운동 방법** : 각 방향별로 큰 숨쉬기를 7~10회 실시하되 자극이 큰 부위에
대해서 더 횟수를 추가하면 좋다.

1방 : 누운 상태에서 한쪽 다리의 오금을 완전히 접어 발등이 바닥에 닿
도록 눕고, 반대편 발을 무릎 위에 올려놓고 누르면서 호흡을 깊게 마셨
다가 내뱉기를 반복한다. 특히 숨을 뱉을 때 온몸에 힘을 빼면 뺄수록
자극은 높아진다.

2방 : 누운 상태에서 한쪽 다리의 오금과 발목을 접어 접은 발목의 안쪽
복사뼈(복숭아뼈)가 바닥에 닿도록 눕고, 반대편 발을 무릎 위에 올려놓
고 누르며 호흡을 깊게 마셨다가 내뱉기를 반복한다. 특히 숨을 뱉을 때
온몸에 힘을 빼면 뺄수록 자극은 높아진다.

▶ 효과 : 발 2방 내리기는 발등부터 다리 앞 부위에 대한 늘리기 운동법이다. 운동 효과를 나눈다면 1방은 발등, 정강이근, 넙다리네갈래근 등에 집중되고 2방은 가자미근, 장딴지근, 넙다리빗근 등에 더 높은 자극이 온다. 다리 앞쪽의 근육은 앞으로 나아가거나 뻗어 올리는데 역할을 한다. 넙다리네갈래근과 빗근의 경직이 풀리면 무릎 위 부위의 통증이 사라지고 앞으로 나가는 힘이 좋아지면서 계단 오르기나 등산을 하는 것이 수월해진다. 정강이근이 풀리면 다리가 가벼워져서 피로가 사라지고 걸음걸이가 경쾌해진다.

6 맵시공 영역

지금까지 맨몸으로 하는 맵시운동을 통해 어깨, 온몸, 골반, 척추, 팔다리 등 다섯 영역의 마디마디와 근육을 풀었고 전체적으로 균형감 있는 몸을 만들어 왔다. 맨몸으로 모든 것을 다 할 수 있으면 좋겠지만 이는 더 많은 시간과 지속적 반복운동을 필요로 한다. 여섯 번째 영역인 공운동은 맨몸운동의 부족한 부분을 채워, 빠른 시간 내에 근골격계는 물론이고 폐와 복부장기의 응어리까지 풀어주는 효과를 가지고 있다. 앞의 다섯 가지 영역 운동에 이어 맵시공운동을 덧붙이면 그동안 느끼지 못했던 온몸의 가벼움과 깊어진 폐활량, 통증 개선 효과를 느낄 수가 있다. 특히 맵시공운동은 이 작은 공 하나로 웬만한 마사지 기계보다 몸 구석구석을 더 잘 풀어주는 효과가 나올 뿐만 아니라 기계로는 할 수 없는 굽은 등을 펴주는 교정 효과까지 누릴 수 있다.

이 운동에 사용되는 '맵시공'은 큰 공(7인치)과 작은 공(5인치) 두 종류이다. 맵시공은 그동안 다양한 재질과 크기의 공과 용품들을 사용한 결과 아쉬웠던 부분의 문제를 극복하기 위하여 맵시운동에 최적화되게 제작하였다. 재질은 고무로 되어 있어서 가벼우면서도 탄성이 좋다. 만약 맵시공이 없다면 다른 용품을 사용해도 무방하지만 맵시공만큼의 효과를 기대하기는 힘들 수 있다.

맵시공운동에서 큰 공은 주로 비비고 문질러주는 역할을 하는데 몸의 앞과 옆 부위에 주로 사용한다. 겨드랑이와 복부내장뿐만 아니라 큰허리근(대요근), 작은허리근(소요근), 엉덩근(장골근) 등과 같이 겉으로 드러나지 않아 풀기 힘든 부위까지 꼼꼼히 풀어주는 운동에 사용된다. 작은 공은 몸 뒤 부위에 사용하는데 굽은 등뼈를 펴주는데 가장 큰 장점을 가지고 있으며, 이러한 효과는 폐활량을 높여주고 온몸의 경직을 풀어주는데 결정적 역할을 한다. 또한 등허리근막, 엉치 부위, 볼기 부위, 어깨 뒤 부위와 척주 부위 전반을 매우 섬세하고 꼼꼼하게 풀어주는 효과가 탁월하다.

특히 공운동에 앞서서 잊지 말아야 할 것이 있다. 엉치뼈와 허리뼈의 건강은 생식기 기능을 좋게 하고 등뼈의 건강은 생명력을 좋게 하고 대추를 포함한 목뼈의 건강은 뇌와 머리의 건강을 좋게 한다는 점이다. 이러한 부위의 질병은 주로 굽으면서 생기는데 맵시공운동이야말로 이러한 문제를 해결하는데 최고의 처방이라고 생각한다.

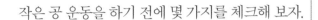

1. 수직의 벽에 발을 모으고 두 발의 뒤꿈치, 종아리, 엉덩이, 등, 어깨, 뒤통수를 벽에 붙인 상태에서 벽 걷기를 해 보자. 처음에는 발을 때기조차 힘들거나 서 있기조차 힘들었던 사람들이 벽 걷기가 더 수월해진다.

2. 해부학적인 바른 자세로 누워서 눈감아 보기−바른 자세로 잠을 자는 것이 가능한 몸인지를 체크해 본다. 등이 굽은 사람이라면 옆으로 눕고 싶거나 발을 어디든 올려놓고 싶은 충동을 느끼며, 그 상태로는 잠을 청하기 어렵다는 생각을 하게 된다. 또는 나름 편안하고 잠을 청할 수 있다고 의사표현을 하는 사람도 이 운동을 하고 나서 누워 보면 등과 어깨가 방바닥에 착 달라붙게 되는데 진짜 편하게 누울 수 있는 것이 어떤 것인지 확연한 차이를 느낄 수 있다.

3. 허리둘레 확인하기−운동 전에 허리둘레를 확인하고 운동 5분 실시 후 다시 확인하면 체형에 따라 다르지만 허리가 확연하게 줄어든 것을 확인할 수 있다. 다만 허리 전만 환자들에게는 효과가 더디게 나타난다. 하지만 꾸준히 하다 보면 전만이었던 허리가 제대로 만곡이 만들어지면서 허리둘레와 모양에 변화가 생기는 것을 확인할 수 있다. 복부, 내장비만이 아예 없는 사람들은 별다른 차이는 발견되지 않는다.

4. 큰 공으로 단전 누르기를 통해서 하복부의 엉덩허리근의 통증과 굳은 정도, 배가 나온 정도를 확인한다. 이 운동을 하고 나서 다시 확인해 보면 하복부의 통증이 크게 개선된 것을 느낄 수 있으며, 배가 부드러워지고 쏙 들어간 것을 확인할 수 있다.

5. 팔 돌리기를 해 보거나 등세모근(승모근), 목 주변, 어깨 주변의 통증 수준을 확인해 본다. 운동을 마친 후 확인해 보면 한결 부드러운 팔 돌리기가 가능하고 등세모근, 목 주변, 어깨 주변의 경직과 통증이 한결 완화되고 가벼워져 있는 것을 확인할 수 있다. 또한 작은 공 운동을 하기 전에 종아리의 두께와 경직도를 확인하고 운동을 마친 후 다시 확인해 보면 다리 부종이 빠져서 종아리가 말랑말랑하게 풀린 것을 확인할 수 있다.

01 | 작은 공 골반 · 허리운동

작은 공은 몸의 뒤 부위 운동에 사용된다. 엉치뼈와 허리뼈 부위, 엉덩뼈 주변 근육의 경직을 풀어주고 정상적인 허리만곡을 만들어 준다. 또한 골반의 좌우 불균형을 잡는 데도 탁월한 효과가 있다. 아울러 엉치뼈와 엉덩뼈의 정렬을 통해 두 뼈가 굽어서 눌려 있던 장기와 생식기관들의 경직을 풀어줌으로써 생리통과 같은 생식기질환, 대장, 소장, 방광기능을 향상시켜 주는 효과가 탁월하다. 이러한 효과는 허리통증의 원인을 감소시킨다.

단, 이 운동은 허리뼈 전만 환자들에게는 오히려 더 심한 전만을 만들어서 문제를 악화시킬 수 있으므로 엉치뼈 위에 정확히 놓고 시행해야 하므로 정확한 진단을 하고 운동을 수행해야 한다.

1) 엉치뼈 허리 넣기

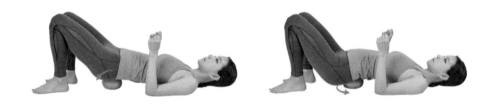

[사진80] 엉치뼈 허리 넣기

▶ 운동 방법 : 두 발은 어깨 넓이로 벌리고 사진과 같이 무릎을 세우고 작은 공을 엉치뼈에 대고 눕는다. 이때 팔꿈치는 세워서 몸이 딸려가지 않도록 고정하고, 온몸에 힘을 뺀다. 오직 골반만 움직여서 엉치뼈가 공을 허

리 등쪽으로 당기듯이 눌러준다. 허리뼈 5번에만 자극이 가도록 골반과 공을 이용해 허리를 넣어주고 풀어주기를 반복한다. 그러면 양쪽의 엉덩뼈 사이의 엉치뼈와 허리뼈 5번 사이가 꺾이면서 허리 후만이나 측만으로 허리에 문제가 있는 사람은 허리에 욱신거리는 통증을 확인할 수 있다. 허리를 꺾은 상태에서 속으로 숫자 3~5를 세고 풀었다가 다시 동작을 20~30회 반복한다. 여기서 허리가 들어가는 느낌이 제대로 들기 시작하면 그 다음 단계인 작은 공 '엉치 방아'로 넘어간다.

2) 엉치 방아

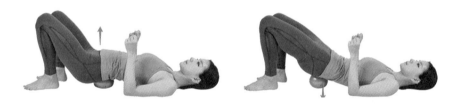

[사진81] 엉치 방아

▶ **운동 방법** : '엉치뼈 허리 넣기'가 정적인 운동이라면 '엉치 방아'는 동적인 운동이다. 골반과 허리가 움직이는 모양은 '엉치뼈 허리 넣기'와 같으나 이 운동은 몸에 힘을 빼고 공의 반발력을 이용하여 끊임없이 상하 반동운동을 하는 것이다. 약 3~5분 정도 수행하면 배와 허리가 부드럽고 가벼워지게 된다. 골반 전체와 허리의 경직까지 풀어주는 이 운동은 몸에 무리를 주지 않으므로 틈틈이 자주 해주면 좋다.

3) 엉덩뼈 주변 비비기

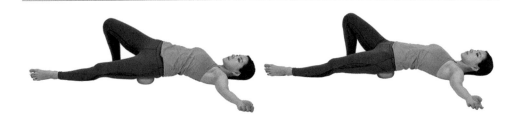

[사진82] 엉덩뼈 주변 비비기

▶ **운동 방법** : 두 팔을 벌린 상태에서 온몸에 힘을 빼고, 풀고자 하는 볼기 부위에 공을 넣고 다리를 편 상태에서 반대쪽 다리는 세워서 공에 체중이 실리도록 균형을 잡는다. 이때 온몸에 힘을 뺀 상태에서 세운 다리의 힘 만으로 몸을 움직여서 공 위에 풀고자 하는 뭉친 응어리 부위를 놓고 체 중이 실리도록 하면 문제가 있는 사람들은 숨쉬기조차 힘들 정도의 통증 을 느끼게 된다.

이렇게 정확한 압통점을 찾았다면 통증 부위가 있는 엉덩이에 힘을 완전히 빼고 숨을 깊게 들이켰다가 내뱉기를 반복하는데 힘을 빼고 숨 을 뱉을 때 심한 통증을 더 느낄 수 있다. 이러한 통증을 느끼면서 응어 리 부위를 아주 천천히 맴돌면서 응어리를 달래주듯이 풀어주면 된다. 볼기 부위, 엉치뼈 주변까지 통증 부위를 찾아서 통증이 다 사라질 때까 지 틈틈이 자주 풀어주는 것이 좋으나 보통 3~5분 정도 풀어준다. 허리 의 힘은 주로 엉덩이에서 나오므로 이 부위가 풀리면 허리통증 개선 효 과가 크다.

4) 넙다리 근막긴장근 비비기

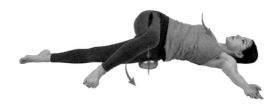

[사진83] 넙다리 근막긴장근 비비기

▶ 운동 방법 : 두 팔을 벌린 상태에서 온몸에 힘을 빼고, 풀고자 하는 넙다리 근막긴장근 아래에 공을 넣고 다리를 편 상태에서, 반대쪽 다리를 몸의 앞 부위에 놓아 공에 체중이 실리도록 균형을 잡는다. 이때 앞으로 넘긴 다리의 힘만으로 몸의 움직임을 조절해서 풀고자 하는 통증 부위를 찾아서 풀어준다. 호흡과 푸는 방법은 '엉덩뼈 주변 비비기'와 동일하다. 통증을 느끼는 부위가 다 풀릴 때까지 틈틈이 자주 풀어주는 것이 좋지만, 보통 3~5분 정도 풀어준다. 만약 공으로 중심을 잡기가 힘들다면 빵빵한 맵시베개를 활용하는 것도 좋다. 이 운동은 허리통증으로 인해 다리에 저림이 심한 사람들에게 매우 큰 효과가 있다.

5) 한 무릎 잡기(골반, 허리뼈)

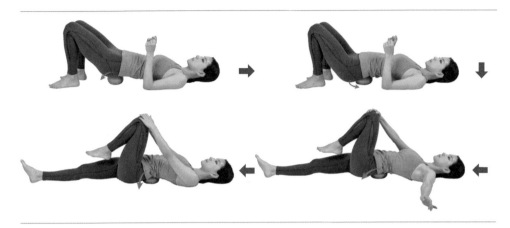

[사진84] 한 무릎 잡기(골반, 허리뼈)

▶ 운동 방법 : 작은 공 골반·허리운동의 마지막 단계이다. 먼저 내 몸에 대한 정확한 진단이 필요하다. 첫째, 누운 상태에서 양 갈비뼈에 손을 얹어 갈비뼈 위치를 확인한다. 갈비뼈가 높은 쪽의 골반이 올라왔다는 증거이다. 둘째, 두 다리를 붙이고 오금을 접어 올려서 두 무릎의 높이를 비교해 봤을 때 한쪽이 더 높다면 그쪽의 골반이 더 올라오고 허리뼈 측만이 있다는 증거이다. 셋째, 평소 허리가 아팠던 쪽으로 허리 측만이 있는 것이고, 그쪽의 골반이 높다고 보면 거의 정확하다. 여기서 주의해야 할 점은 허리 전만 환자들에게는 증상을 악화시킬 수 있으므로 하지 않는 것이 좋다.

한 무릎 잡기 운동은 작은 공을 허리에 넣은 상태에서 엉덩이가 바닥에 완전히 닿을 정도로 허리 넣기를 하는 운동이다. 엉치뼈와 허리뼈가 공을 감싼다는 느낌으로 엉덩이를 내려야 한다. 그리고 아픈 쪽의 무릎은 접은 상태로 놓아두고 반대쪽 다리는 편하게 뻗어 내린다. 다음은 반대 팔을 뻗어 무릎뼈에 갈고리 걸듯 걸고, 나머지 한 손은 그 위에 자연스럽게 포개놓는다. 온몸에 힘을 빼고 약 5분 정도를 기다리다 보면 서서히 올라왔던 골반이 내려가고 양 무릎의 높이가 비슷하게 만들어진다.

※이 운동은 삐뚤어진 골반과 엉치뼈와 허리뼈 후만을 정렬시켜 주는 운동으로서 순서상 공운동의 마지막 단계로 베개운동과 병행하는 것이 좋다.

02 | 작은 공 등 · 어깨운동

등뼈는 12마디의 척추와 24개의 갈비뼈가 있는 매우 복잡한 구조를 가지고 있다. 뼈마디가 많은 발, 골반, 흉부 등은 가동성을 필요로 하는 부위이고 무릎, 허리, 목뼈와 같이 단순한 구조를 가지고 있는 부위는 안정성을 요구하는 부분이다. 질병의 신호는 주로 힘의 하중을 많이 받는 안정성을 요하는 부위에 먼저 오고, 큰 병은 가동성을 요하는 부위로 찾아온다. 특히 등뼈와 갈비뼈는 우리의 생명과 직접 관계된 심장, 폐, 간, 췌장, 위, 신장, 부신 등 중요한 장기를 감싸고 있기에 등뼈의 건강이 몸 전체의 건강을 결정한다고 해도 과언이 아니다. 등뼈는 모두 12마디이므로 그 중앙은 6번으로 생각할 수 있으나, 굽은 등의 중심은 7번으로 보는 것이 합리적 판단이다. 등뼈 7번은 양 어깨뼈 아래가 수평으로 만나는 위치에 있으며 일반적으로 여성들을 기준으로 볼 때 브래지어 끈 위선이 등뼈 7번이라고 보면 된다. 그 등뼈가 굽으면 몸통 전체가 굽었다고 볼 수 있고, 관련 내장근(불수의근)이 눌려 있으므로 자기 기능을 다하지 못하여 항상성이 저하되고, 진짜 큰 병의 원인이 된다.

맵시운동에서 한 가지 운동만 하라고 한다면 나는 주저 없이 '작은 공 등'운동을 선택한다. 굽은 등뼈를 펴줌으로써 정상적인 심장기능과 폐활량을 회복하고, 모든 장기가 눌리지 않고 자기 기능을 다하도록 만들어 주기 때문이다. 또한 어깨뼈 주변을 풀어주어 어깨뼈가 자기 자리로 돌아가도록 도와줌으로써, 어깨중심 관점에 따라 몸 전체의 부정렬을 막아주는 결정적 역할도 한다. 이 운동만 제대로 해도 허리통증이 개선되고 아랫배가 들어가고 부드러워지며 하체의 근육이 자동적으로 풀어진다. 한 마디로 수의근, 불수의근을 모두 포함해서 몸 전체가 풀어지고 부드러워진다.

무엇보다도 이 운동의 최대 장점은 바르게 잘 수 있는 몸을 만들어 준다는 점이다. 옆으로 자는 사람은 건강한 사람이 단 한 사람도 없다. 이 운동 후 공을 빼보면 허리와 등이 편안하게 바닥에 '착' 달라붙고, 평소 옆으로 자던 사람들도 바르게 눕는 것이 편할 뿐만 아니라 등의 답답함이나 결림, 허리통증, 하지불안증이 사라진 것을 확인할 수 있다. 타 운동과 차별화된 맵시운동의 최대 장점이 등뼈와 어깨뼈 주변을 제대로 풀어주고 정렬시켜 주는 데 있다.

1) 등뼈(7~3) 펴기 가슴호흡

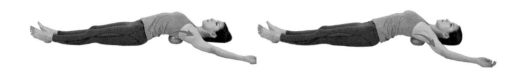

[사진85] 등뼈 7번~3번 펴기 가슴호흡

▶ 운동 방법 : 등뼈 7번(브래지어 끈 윗선, 어깨뼈 아래 끝자리 높이)에 작은 공을 대고 팔꿈치가 적당하게 펴진 상태에서 45도 만세 상태로 눕는다. 이때 팔꿈치가 바닥에 닿아야만 온몸에 힘이 빠지고 굽은 등이 펴지는데 효과적이다. 만세 상태에서 팔꿈치가 바닥에서 뜨는 경우가 있는데 '어깨가 안으로 몰리고 등뼈가 많이 굽었다'는 뜻이다. 운동 시 팔을 내려서라도 팔꿈치가 바닥에 닿는 것이 중요하다. 가급적이면 아침과 저녁으로 등 펴기운동을 하는 것이 좋다. 특히 굽은 등을 펴는 데 탁월한 효과가 있는데 등이 펴지지 않고서는 어깨도 펴지지 않음을 잊지 말아야 한다.

이 운동에서는 호흡이 절대적으로 중요하다. 배가 나오지 않도록 배는 넣으면서 오직 가슴만 부풀어 오르듯 폐부로만 최대한 깊게 호흡하기를 반복해야 하는데 들이마시는 것도 중요하지만 숨을 최대한 끝까지 뱉는 것이 매우 중요하다. 깊은 자극과 몸을 펴주는 효과는 잔기량이 없이 숨을 완전히 내뱉는 데에 달려 있다. 몸 상태에 따라 다르지만 등뼈 7번에서 3번까지 위치를 조금씩 바꿔가면서 5~10분 정도 시행한다. 운동 초보자라면 초기에 최대한 많은 시간을 투자하는 것이 좋다.

▶ 주의사항 : 등이 심하게 굽어 있거나 혈압에 문제가 있는 사람인 경우 현기증이나 울렁거림이 올 수 있다. 그러면 운동을 멈추고 휴식을 취하여 울렁거림이 멈춘 상태에서 다른 운동을 수행하다가 괜찮아지면 등이 완전히 펴질 때까지 다시 하도록 해야 한다. 짧게 빈도수를 높여서라도 신념을 가지고 꾸준히 하다 보면 몸이 펴지고 울렁거림도 사라진다. 이 운동은 결코 포기해서는 안 된다. 등이 굽고 심하게 굳어 있는 경우에는 머리와 어깨가 바닥에서 떠 있어도 별다른 불편함을 느끼지 못하는 사람이 있다. 이 경우에도 다양한 통증을 느낄 수도 있는데 지도자와 상의하여 문제를 극복할 수 있도록 해야 한다.

2) 어깨뼈 주변 가슴호흡 · 비비기

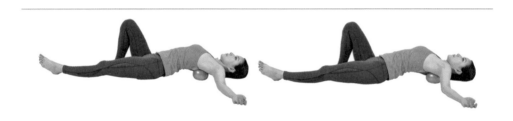

[사진86] 어깨뼈 주변 가슴호흡 · 비비기

▶ 운동 방법 : 사진과 같이 어깨 높이로 팔을 벌리고 뭉친 한쪽 어깨뼈 부위에 공을 넣은 상태에서 그쪽 다리는 펴고 반대편 무릎은 세우고 눕는다. 온몸의 힘을 빼고 세운 다리로 힘을 조절하여 공에 온전하게 체중이 실리도록 하여 숨을 크게 들이켰다가 깊게 내쉬게 되면 통증 부위를 발견할

수 있다. 가슴호흡을 반복해서 푸는 방법도 좋고, 세운 다리의 힘으로 몸을 움직여가면서 통증 부위를 찾아 공으로 비비면서 풀어도 좋다. 특별히 통증을 많이 느끼는 부위가 있다면 그곳에 자극을 집중한다. 횟수에 제한은 없으며 아프지 않을 정도로 개인이 조절해서 하면 된다.

▶ 효과 : 등뼈 측만 또는 담결림 현상으로 인해 등뼈와 어깨뼈(견갑골) 사이의 근육통을 호소하는 경우가 많다. 또한 넓은등근(광배근)의 경직이 어깨경직과 함께 오더라도 속수무책인 경우가 많다. 이 운동으로 경직을 풀면 많이 부드러워지고 통증개선 효과가 있다. 하지만 이것으로 끝내면 안된다. 작은 공으로 하는 등 펴기와 맵시베개로 하는 '등뼈 베개 무릎 모아 비틀기'로 등뼈 측만을 잡아야 근본적으로 해결된다.

03 ᐥ 큰 공 배 · 다리운동

'큰 공 배 · 다리운동'은 주로 골반을 둘러싼 근육 중 엉덩허리근(장요근), 배곧은근(복직근)과 자궁, 방광, 대장, 소장 등의 경직을 풀어주는데 대단히 큰 효과를 가지고 있다. 본 운동을 배우기에 앞서 엉덩허리근이 어떤 근육인지 알아보자. 엉덩허리근은 엉덩뼈에 붙은 엉덩근과 허리뼈에 붙은 큰허리근의 두 부분으로 구성된 큰 근육이다. 엉덩허리근은 고관절의 굴곡, 외전, 외회전 작용을 하는데 제기차기 동작을 생각하면 이해하기 쉽다. 엉덩허리근을 단축시키는 자세는 짝다리를 짚고 서기, 허리가 굽은 상태로 장시간 앉아 있기, 무릎을 세워서 가슴을 기대어 앉는 자세 등이다. 특히 일상생활에서 앉아 있는 경우가 많기 때문에 엉덩허리근은 평소에 수축되어 있는 경우가 대부분이다. 근육과 장기들은 등뼈와 허리뼈가 굽거나 기울면서 근육이 눌리면 수축과 이완이 원활하지 않아 경직된다. 즉, 지속적인 부정렬된 자세가 근육을 경직되게 만든다.

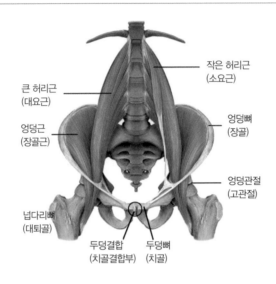

[그림11] 엉덩허리근(장요근)

이들 근육의 경직은 허리에 대한 통증과 생식기 질환(생리통, 방광염, 요실금 등), 소화기 질병(변비, 설사, 치질, 직장암, 대장암 등)의 직·간접적 원인이 되는데 이 운동은 이러한 문제를 해결하는데 높은 효과를 가지고 있다. 근본 원인은 부정렬된 자세로 살아가는 생활습관으로 생긴 이 근육들의 경직이다. 특히 최근에는 엉덩허리근이 경직되면 다른 부위의 암이 자궁암, 대장암, 위암으로 전이된다는 논문들이 많이 발표되고 있다. 필자 역시 짝다리를 짚은 쪽의 엉덩허리근이 반대쪽의 근육보다 더 많이 뭉치고 그쪽으로 더 많은 질병이 발생된다는 것을 경험을 통해 알게 되었고 그러한 경험을 통해서 맵시진단법을 만들 수 있었다.

통증은 주로 등쪽의 허리를 따라 나타나며 넙다리두갈래근(대퇴이두근)의 경직을 일으키고 아래 무릎에 통증과 하지불안증, 족저근막염, 무지외반증으로 이어진다. 배를 눌렀을 때 통증이 심하므로 엉덩허리근의 문제는 내장기관의 문제로 오인되기도 한다.

1) 엉덩허리근(장요근) 비비기

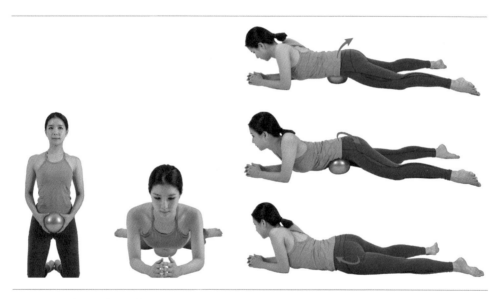

[사진87] 엉덩허리근(장요근) 비비기

▶ 운동 방법 : 사진과 같이 두덩뼈(치골) 바로 위 단전이 있는 곳에 공을 대고 가볍게 깍지를 끼고 엎드린다. 팔은 수직이 되게 하고 팔에 기대어 어

깨와 온몸에 힘을 뺀 상태에서 시선은 전방을 주시한다. 이렇게 온몸에 힘을 빼게 되면 큰허리근과 장기에 강력한 자극이 온다. 시계방향으로 허리를 돌려 움직여 가며 통증 부위를 찾는다. 특별히 통증이 많이 오는 부위가 있다면 그곳에 자극을 집중한다. 횟수에 제한은 없으며 아프지 않을 정도로 개인이 조절해서 하면 된다.

이때 아프지 않다면 배곧은근(복직근)에 힘을 주었거나 몸을 지탱하는 팔이나 다리에 너무 힘을 주었기 때문이다. 진짜 아프지 않은 건강한 몸일 가능성이 높지만, 대부분의 현대인들은 이 부위에 공을 대었을 때 아프지 않은 사람은 거의 없다. 참고로 40대 이전의 골반 전방, 허리 전만 사람들은 엉덩허리근이 상대적으로 덜 뭉쳐 있다. 이러한 경우는 가슴과 어깨를 풀어주고 굽은 등과 대추뼈를 펴주는 운동에 집중해 주어야 한다.

2) 단전 비우기

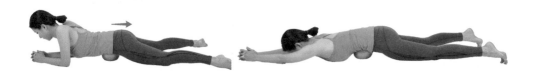

[사진88] 단전 비우기

▶ 운동 방법 : 사진과 같이 두덩뼈(치골) 바로 위 단전이 있는 곳에 공을 대고 가볍게 깍지 끼고 엎드린다. 팔은 수직이 되게 하고 팔에 기대어 어깨와 온몸에 힘을 뺀 상태에서 시선은 전방을 주시한다. 이렇게 온몸에 힘

을 빼게 되면 큰허리근(대요근)과 장기에 강력한 자극이 오는 데 자극을 느끼는 상태에서 팔꿈치를 고정한 상태로 몸을 뒤로 밀어 물러난다. 그러면 공이 큰허리근을 타고 올라가면서 허리근 전체에 강한 자극을 준다. 아래로 처져 있던 대장, 소장 등을 위로 올려주면서 풀어주는 효과가 강력하다. 특별히 통증이 많이 오는 부위가 있다면 그곳에 자극을 집중한다. 횟수에 제한은 없으며 아프지 않을 정도로 개인이 조절해서 하면 된다.

※ 이 운동에서 절대 조심해야 할 일이 있다. 골밀도가 약한 50대 이상의 사람들은 갈비뼈 11, 12번에 골절이 올 수 있으므로 공을 배꼽 높이 이상으로는 올리지 않아야 한다. 어르신들은 특히 안전을 기해야 하는 운동이다.

3) 샅골 부위(서혜부) 비비기

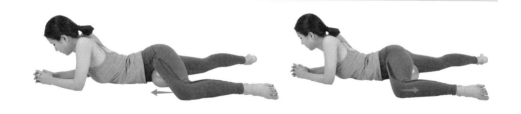

[사진89] 샅골 부위(서혜부) 비비기

▶ 운동 방법 : [사진89]과 같이 양 팔꿈치로 바닥을 짚고 엎드려서 풀고자 하는 쪽의 다리를 접어 올려 샅골 부위에 공을 대고 몸을 위아래나 좌우로 움직이며 비빈다. 엉덩뼈 안쪽의 엉덩근까지 같이 풀어주면 엉덩관절(고관절)이 부드러워지면서 하체 부종과 경직을 풀어주고 예방한다.

4) 넙다리삼각 비비기

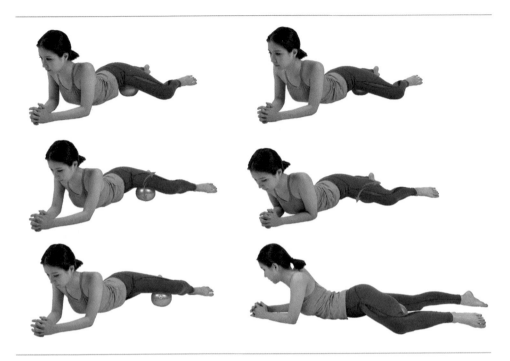

[사진90] 넙다리삼각 비비기

▶ 운동 방법 : 풀고자 하는 쪽의 다리를 접어 올려서 [사진90]과 같이 엎드려
서 샅골 부위(서해부) 가까운 곳 넙다리삼각(넙다리 안쪽 부위)부터 무릎
안쪽까지 자극이 큰 곳을 찾아다니며 골고루 비빈다. 좌우 각각 실시하되
자극이 더 많이 오는 곳에 많은 시간과 횟수를 투자하여 시행하며 아프지
않을 정도로 충분히 풀어주는 것이 좋다. 이곳이 풀리면 다리를 들어올리
는 동작이 수월해져 골반의 가동범위가 충분히 넓어진다.

※ 샅골 부위(서해부) : 넓적다리 부위의 위쪽 주변을 말하며 넓적다리뼈(대퇴골) 앞의
위앞엉덩뼈가시(전상장골극)와 두덩뼈결절(치골결절) 사이에는 서혜부인대(샅고랑인
대)가 있다. 서혜부인대는 배바깥빗근 건막과 결합조직섬유로 구성되어 있으며 주위
의 근막과 피부에 붙어 있다. 샅골 부위 인대 안쪽 부분의 바로 위에는 샅굴(서혜관)
이 지나간다.

04 │ 큰 공 겨드랑이 · 가슴 주변운동

유연성과 컨디션에 따라 다르겠지만 기본적으로 이 운동은 큰 공으로 진
행하는 것이 좋다. 하지만 유연한 사람은 작은 공이 더 효과적일 수도 있다.
통증과 자극에 따라 공의 크기와 공기량을 조절해서 사용하는 것이 좋다.

이 운동은 엄밀히 말하면 어깨를 둘러싼 주변의 모든 근육을 공으로 비
벼서 풀어주는 운동이다. 운동을 마치고 힘차게 팔 돌리기를 해 보면 어깨
관절의 가동범위가 확연히 넓어져 있고, 어깨가 없는 것처럼 가벼워져 있
음을 느낄 수 있다. 이 운동은 어깨통증 개선과 어깨관절 가동범위 확대에
큰 효과가 있다. 이 운동을 통해서 가슴이 부드러워지면 유방암 예방은 물
론이고 어깨통증, 테니스엘보, 차가운 손, 뻣뻣해지는 손, 주부습진, 손목
터널증후군 등의 원인 해결과 개선 및 예방 효과가 크다.

척추가 굽고 측만이 있다면 당연히 어깨 높이가 달라지는데 어깨 높이
가 맞지 않는다고 해서 어깨 높이만 맞추게 되면 오히려 부정렬된 어깨가
될 수 있다. 어깨의 위치가 목뼈와 등뼈의 모양을 결정짓지만 척추가 굽고
기울어진 상태에서 어깨 높이만 맞추는 것은 무의미한 일일 뿐만 아니라
불편하고 부자연스러운 상태가 된다. 반드시 척추를 풀고 바르게 펴야만
어깨가 좌우 균형을 유지할 수 있다. 이후 진행되는 공 척추 펴기, 베개 목

떨구기, 등뼈 베개 무릎 모아 비틀기 등을 하면 등뼈와 목뼈, 어깨뼈를 바르게 잡을 수 있음을 알고 운동을 시작하면 많은 도움을 받는다.

※ 참고로 어깨만 별도로 풀기를 원한다면 어깨 영역(팔 돌리기, 박수 치기) → 척추 영역(척추 말기-목 말아 좌우 비틀기, 발 잡고 등 말기) → 팔다리 영역(4방 늘리기, 2방 늘리기) → 맵시공 영역(허리 위 비비기, 공 등뼈 펴기 가슴호흡) → 맵시베개 영역(등뼈운동, 목뼈운동) 순으로 하면 된다. 점점 어깨와 척추가 풀리면서 균형을 잡아가는 순서로 되어 있다.

1) 옆으로 누워 가슴 가쪽 비비기

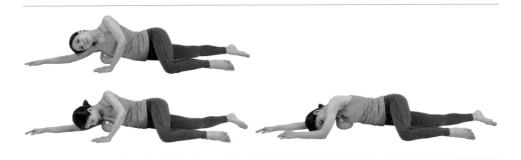

[사진91] 옆으로 누워 가슴 가쪽 비비기

▶ 운동 방법 : [사진91]과 같이 겨드랑이 바로 밑 갈비뼈에 공을 대고 갈비뼈를 타고 큰가슴근을 모으고 몸에 힘을 빼서 공에 가슴근이 눌리게 한다. 이 상태에서 통증이 있는 곳을 확인하여 좌우 비비기를 반복한다. 이러한 방법으로 큰가슴근 맨 위에서부터 가슴 중간, 젖꼭지 위치까지 갈비뼈에서 시작해서 근육을 모아 눌리게 한 후 비비기를 반복한다. 특별히 통증

이 많이 오는 부위가 있다면 그곳에 자극을 집중한다. 횟수에 제한은 없으며 적당한 자극을 느끼면서 개인이 조절해서 실시한다.

2) 옆으로 누워 겨드랑이 비비기

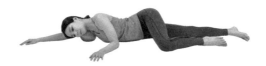

[사진92] 옆으로 누워 겨드랑이 비비기

▶ 운동 방법 : [사진92]와 같이 옆으로 누워서 겨드랑이 속에 공을 넣고 통증이 오는 곳이나 몽우리 같은 것이 있는 곳에 대고 비벼 주면서 풀어준다.

3) 옆으로 누워 어깨뼈 가쪽 비비기

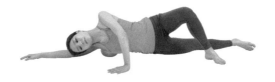

[사진93] 옆으로 누워 어깨뼈 가쪽 비비기

▶ 운동 방법 : [사진93]과 같이 옆으로 누워서 손과 발을 세워 중심을 잡으면서 어깨뼈 가쪽 아래에서부터 위쪽까지 공을 대고 체중을 실어서 비벼 주기를 반복한다.

4) 옆으로 누워 어깨세모근 비비기

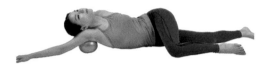

[사진94] 옆으로 누워 어깨세모근 비비기

▶ 운동 방법 : [사진94]와 같이 옆으로 누워서 어깨세모근 아래에 공을 대고 눕는다. 반대편 팔은 뒤로 젖혀 손바닥이 하늘을 본 상태에서 손과 접어 올린 무릎을 이용하여 공에 체중이 실리도록 중심을 잡고 비벼 주기를 반복한다. 특별히 통증이 많이 오는 부위가 있다면 그곳에 자극을 집중하는데, 뭉친 근육이 풀렸다고 느낄 때까지 시행하면 된다.

7 맵시베개 영역

우리 몸은 206개의 관절로 이루어져 있고 각 관절은 뼈와 뼈를 연결하는 인대와 그 관절을 구성하는 관절주머니로 구성되어 있다. 이 모든 것 사이로 모세혈관이 있어 피가 흐르면서 끊임없이 생명에 필요한 것들이 공급되고 신경도 지나간다. 교감신경과 부교감신경이 끊임없이 소통하면서 생명유지 활동을 하고 있다. 나이를 먹어서 관절이 굳었어도 운동을 하면 관절 마디가 다시 유연해지고 생명활동은 더욱 활발하게 유지되게 되어 있다. 이렇게 유연해진 몸은 일정한 힘을 가하면 인체 각 분절을 움직일 수 있고, 부정렬됐던 몸을 바르게 정렬시킬 수 있는 조건이 만들어진다.

지금까지 맨몸으로 하는 맵시운동을 통해 어깨, 온몸, 골반, 척추, 팔다리 등 5영역의 마디마디와 근육을 풀었고, 꼼꼼하지는 않지만 전체적으로 균형 잡힌 몸을 만들어 왔다. 또한 6번째 영역인 맵시공운동을 통해 맨몸체조로는 부족한 부분을 채워 빠른 시간 내에 근골격계는 물론이고 폐와 복부장기 등의 응어리까지 풀어주는 운동을 했다. '맵시베개운동'은 '순환·정렬 7영역 23종 77동작' 중 마지막 단계이다.

맵시공 영역까지만 제대로 수행해도 무겁던 몸이 가벼워지고 다양한 근골격계의 통증이 완화되지만, 최종적으로 정렬된 몸을 만들고 생활하는 습관이 이어지지 않는다면 통증은 재발하게 되어 있다. 그동안 6단계까지 해온 과정이 몸을 정렬시키기 위한 준비 과정이었다면 본 과정의 목적은 몸의 정렬이다. 본 과정을 통해서 몸이 정렬되고, '어깨중심 신체이론'에 입각한 맵시생활 태도로 바른 생활습관을 유지하는 것이 맵시운동이 추구하는 운동이다. 이렇게 바른 자세로 생활하는 습관이 지속되면 몸이 점점 더 가벼워지고 변이 깨끗해지고 호흡이 깊어지며 피부가 탄력을 회복하면서 병은 자연치유된다.

모든 운동 과정이 자기 몸에 대한 정확한 진단이 이루어진 후에 자기 몸에 맞는 운동을 하는 것이 원칙이지만 이 과정은 운동의 마지막 정렬단계인 만큼 정확한 진단은 절대조건이다. 진단에 따른 운동 방법을 잘 보고 따라 하기를 바란다.

01 │ 목 베개운동

1) 베개 가로 목(1번~5번) 떨구기

▶ 복잡한 척추측만 유형

진단결과가 매우 특이한 경우가 있다. 목뼈 1~5번까지는 좌측만, 목뼈 6번~등뼈 10번 정도까지는 우측만, 등뼈 아래 일부와 허리뼈 위쪽 일부는 좌측만, 허리뼈 4, 5번은 우측만이 발생된 경우이다. 지금 예를 든 경우를 분석해 보면 서 있을 때는 [사진95] A처럼 왼쪽 짝다리 습관, 앉아 있을 때는 [사진95] B처럼 무릎을 포개서 오른쪽으로 빼는 습관이 있는 경우에 이런 체형이 만들어진다.

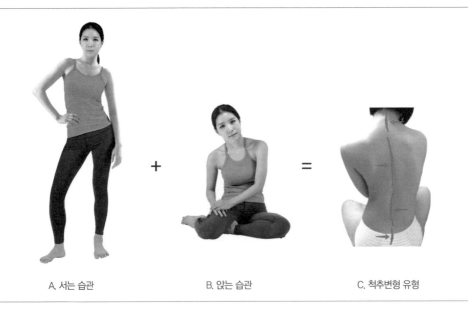

A. 서는 습관   B. 앉는 습관   C. 척추변형 유형

[사진95] 이중 S자 측만의 원인

이는 제일 복잡한 이중 S자 측만인 경우로서 맵시운동을 지도하거나 스스로 시행하기에 가장 어려운 경우이다. 일반적으로 짝다리를 짚은 쪽의 다리가 짧은 경우가 많은데 이런 습관일 경우에는 등뼈 하위 일부와 허리뼈 1~3번까지 우측만 각도가 커져서 짝다리를 짚는 다리가 오히려 더 길게 진단이 나오는 경우도 있다. 이러한 습관을 가지고 있는 사람이라 하더라도 서 있는 시간이 많은 사람이라면 짝다리 짚는 쪽의 다리가 더 짧을 것이고, 앉아 있는 시간이 많은 사람은 짝다리를 짚는 쪽의 다리가 오히려 더 길게 나타난다.

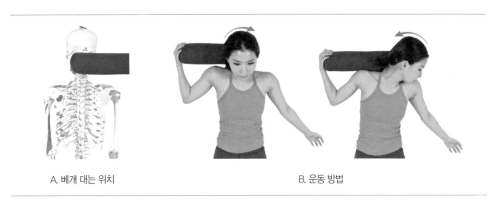

A. 베개 대는 위치   B. 운동 방법

[사진96] 베개 가로 목(1번~5번) 떨구기

▶ 운동 방법 : 먼저 오른쪽으로 기울어진 목뼈 1번~5번을 왼쪽으로 펴주면서 풀어주어야 한다. 운동 방법은 [사진96] A와 같이 베개 끝이 목뼈를 약간 지나친다는 느낌으로 뒤통수부(후두부)와 목뼈 2, 3번 사이에 베개 끝을 걸치게 누워서 [사진96] B와 같이 도리도리하듯이 목 떨구기를 한다. 몸 상태에 따라 다르나 10~15회 정도를 시행하는데, 어지러우면 큰 숨을

들이켰다가 내뱉으면서 '목 늘리기'로 대신해서 반복하는 것도 좋은 방법이다.

그 다음에는 굽고 우측만 상태인 목뼈 6, 7번과 등뼈 교정은 베개끝을 등뼈 3, 4번에 걸어 왼쪽에 대각선으로 놓고 '베개 대각선 목(대추) 떨구기'를 통해 풀고 펴주는 운동을 해줘야 한다. 만약 목뼈가 오른쪽으로 기울지 않고 등뼈와 함께 왼쪽으로 기울어 있다면 '베개 가로 목 떨구기'는 생략하고 바로 '대각선 목 떨구기'만 해주면 된다. 그 다음이 '베개 등뼈 무릎 모아 비틀기'로 왼쪽으로 기운 등뼈 측만을 잡고, 그 다음이 등뼈 아래 일부와 허리뼈 위쪽 일부가 오른쪽으로 기울어져 있는 것을 '등뼈 베개 무릎 모아 비틀기'로 잡고, 마지막으로 골반정렬과 허리뼈 4, 5번 측만은 '베개 허리 무릎 모아 비틀기'로 척추측만을 정렬시키면 정렬 과정이 완성된다.

2) 베개 대각선 목(대추) 떨구기

목뼈와 등뼈가 왼쪽으로 기울어져 있는 우측만일 경우 왼쪽은 눌러서 뭉친 것이고, 오른쪽도 뭉쳤다면 오른쪽은 근육이 늘어난 상태가 지속되면서 과부하가 걸리거나 근육을 많이 써서 뭉쳐 있다. 이런 경우 왼쪽은 오른쪽으로 운동을 해서 목뼈를 바르게 펴면 뭉친 근육이 풀리고 뭉친 원인이었던 부정렬도 바로잡히게 된다. 반면 오른쪽은 과부하에 의한 경직이므로 근육만 풀어주면 된다.

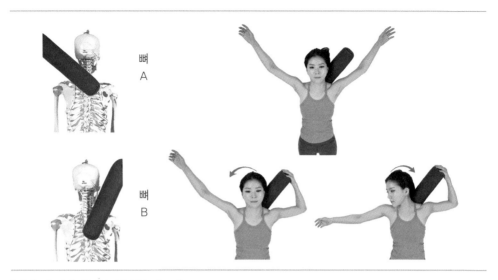

[사진97] 베개 대각선 목(대추) 떨구기

▶ 운동 방법 : 운동 방법은 호흡으로 하는 방법과 목 떨구기 등 두 가지 운동
법이 있다. 우선 [사진97] 뼈A와 같이 왼쪽의 대추(大椎-한의학에서 목뼈
7번과 등뼈 1번 사이에 있는 혈자리)와 등뼈 3번에 베개의 끝이 걸리도록
누워서 대각선으로 팔을 펴고 가슴호흡을 깊게 들이마셨다가 내뱉는 것
을 10~15회 반복한다. 그러면 시간이 지날수록 대추와 등, 가슴, 팔 주위
에 저리는 현상이 오면서 주변 근육이 풀린다. 그 자극이 느껴져야 베개
를 제대로 댄 것이다. 그 다음 오른쪽으로 도리도리하듯이 목 떨구기를
10~15회 행한다. 그러면 왼쪽으로 목뼈가 기울어져서 뭉친 근육이 풀리
고 뭉친 원인이었던 기울어진 목뼈가 바로잡힌다. 만약 '목 떨구기'가 어
지러우면 '목 늘리기(스트레칭)'로 대신해도 좋다.

만약 왼쪽으로 기울어진 목인데 오른쪽도 아프다면 이것은 목이 굽거나 과부하에 의한 경직이므로 근육만 풀어주면 된다. [사진97] 뼈B와 같이 등뼈와 어깨뼈 사이에 베개 끝을 놓고 누워서 [사진97] 뼈A 운동과 동일한 방법으로 큰 숨 쉬기와 목 떨구기를 한다. 그러면 어깨세모근(승모근), 어깨 사이 부위, 목빗근(흉쇄유돌근) 등이 풀리면서 통증이 해결된다. 그리고 마지막으로 처음 했던 [사진97] 뼈A와 같이 베개를 놓고 재차 10~15회 정도 목 떨구기를 하고 마친다. 순서가 이러한 이유는 처음 왼쪽으로 기운 등과 목뼈를 오른쪽으로 펴놓았으나 오른쪽 [사진97] 뼈B 운동을 할 때 또다시 목뼈가 왼쪽으로 다시 기울지기 때문에 왼쪽으로 기울어진 목뼈를 정렬시키고 마무리해야 한다.

3) 등뼈7 베개, 대추 공 눕기

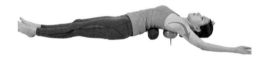

[사진98] 등뼈7 베개, 대추 공 눕기

▶ 운동 방법 : 이 운동은 '베개 대각선 목(대추) 떨구기'와 더불어 맵시운동에서 가장 중요한 운동이다. 굽은 대추와 등을 펴서 등뼈 측만, 허리 측만까지 올바르게 정렬시키는 데 도움을 준다. 맵시공과 맵시베개를 함께 사용한다. 등뼈 7번이나 약간 아래에 베개를 대고 튀어나온 대추에 작은 맵시 공을 넣고 10분 이상 온몸에 힘을 뺀 상태로 만세를 하고 누워 있도록 한다. 여기서 베개의 역할은 몸이 좌우로 기울지 않도록 중심을 잡아주고

작은 공에 정확히 대추를 중심으로 몸무게가 실려서 굽은 대추가 펴지도록 압박을 극대화한다.

이 운동만 해도 펴지는데 도움이 되겠지만 대추가 펴질 수 있는 전제 조건은 '베개 대각선 목(대추) 떨구기'를 통해 대추의 경직이 풀렸을 때 가능하다. 목뼈와 등뼈를 충분히 풀어주는 '작은 공 운동'과 '대추 공 눕기'는 펴질 때까지 최대한 자주 많은 시간을 투자할수록 좋다. 3개월 정도만 지속적으로 해주면 놀라운 변화가 생긴다. 한 번 펴는 것이 어려울 뿐 펴놓고 나면 어깨만 펴고 생활하는 습관을 갖게 되면 다시 굽지도 아프지도 않게 된다. 아침과 저녁으로 가급적이면 많은 시간을 등을 펴는 데 투자하는 것이 좋다. 특히 굽은 등을 펴는 데 탁월한 효과가 있는데, 등이 펴지지 않고서는 어깨도 펴지지 않음을 잊지 말아야 한다.

▶ 주의 및 참고사항 : 등이 심하게 굽어 있거나 혈압에 문제가 있는 사람들일 경우 현기증이나 울렁거림이 심하게 올 수 있다. 그러면 짧게 빈도수를 높여서 신념을 가지고 시행할 필요가 있다. 등이 심하게 굳어 있는 경우에는 몸과 어깨가 떠 있는 데도 별다른 느낌이 없는 사람이 있다. 이 경우에는 꾸준히 하면 상당한 명현현상을 느낄 수도 있다.

▶ 운동 효과 : 대추가 펴지고 굽은 등이 펴지면 어깨와 등, 머리에 관련한 다양한 질병의 원인이 해결된다. 머리와 눈이 맑아지고 안구건조증과 두통이 해결되고 막힌 코가 뚫리면서 비염, 축농증의 구조적 원인이 해결된다. 흉곽이 넓어지면서 폐활량이 좋아지고 조급함이 사라지며 심장, 폐, 기관지 등 심장질환, 호흡기질환의 구조적 모순이 해결된다. 등이 펴지면서 바르게 누워 잠자는 것이 가능해지고, 점차적으로 혈압이 정상으로 돌

아온다. 위산역류, 역류성 식도염, 잦은 체기의 구조적 원인이 해결된다.

4) 목뼈7 베개 T자 눕기

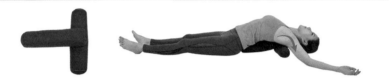

[사진99] 목뼈7 베개 T자 눕기

▶ 운동 방법 : 운동 도구만 다를 뿐 '등뼈7 베개, 대추 공 눕기'와 운동 방법
과 효과는 같다. [사진97]과 같이 맵시베개 두 개를 T자 모양으로 둔 다
음 그 위에 눕되, 대추가 베개 제일 높은 곳에 걸쳐서 자극이 오도록 하여
7~10분 정도 시행한다. 이때 가슴호흡을 깊게 해주면 더 큰 효과를 볼 수
있다. 등이 심하게 굽은 사람들도 편안한 상태에서 운동을 할 수 있는 좋
은 방법 중 하나이다.

5) 어깨 베개 엎드려 목 비틀기

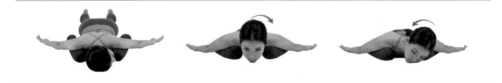

[사진100] 어깨 베개 엎드려 목 비틀기

▶ 운동 방법 : 양 어깨에 베개를 받치고 턱을 세워 엎드려서 턱이 미끄러지지 않도록 제자리에 고정된 상태에서 고개를 좌우로 돌린다. 이때 고개가 왼쪽으로 돌아가지 않으면 목뼈가 오른쪽으로 기운 것이고, 오른쪽으로 돌아가지 않으면 왼쪽으로 기운 것이다. 잘 넘어가지 않는 방향으로 고개 비틀기를 2~3분 정도 반복하다 보면 좌우로 목뼈가 돌아가는 것이 같은 수준이 된다. 그렇게 되면 목뼈 측만이 어느 정도 정렬된다. 어깨에 베개를 대는 이유는 온몸을 편안하게 하기 위함이다. 어깨에 베개를 받쳐주면 어깨뼈가 정렬된 위치에 있기 때문에 상체 전체가 편안하고 근육의 경직이 서서히 풀린다. 같은 상태에서 베개를 빼고 엎드려 비교해 보면 베개를 댄 것이 얼마나 편안한지 확실히 느낄 수 있다.

02 ㅣ 등뼈 베개운동

1) 등뼈7 베개 눕기

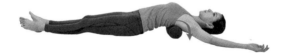

[사진101] 등뼈7 베개 눕기

▶ 운동 방법과 효과 : [사진101]과 같이 등뼈 7번이나 제일 많이 튀어 나왔다고 느끼는 부분에 베개를 받치고 만세 상태로 눕는다. 작은 공을 등뼈 7번에 대고 누워 있는 운동과 같은 방법으로 하며 그 효과는 비슷하다. 이 운동의 장점은 공보다는 중심을 잡기 편하고 안정적인 운동이 가능하다

는 점이다. 단점이 있다면 공은 등에 댄 상태에서 잠이 들어도 몸에 무리
가 없지만, 베개의 경우 몸에 부담을 준다. 따라서 몸 상태를 확인하고, 5
분에서 10분 이내에서 멈추는 것이 바람직하다.

2) 등뼈 베개 무릎 모아 비틀기

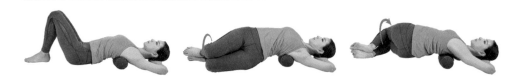

[사진102] 등뼈 베개 무릎 모아 비틀기

▶ 운동 방법 : 굽은 대추와 등을 충분히 풀고 폈다면, 이제는 측만을 정렬하
는 마지막 단계이다. 사진과 같이 등뼈 4번 정도 위치에 베개를 가로로
받치고 무릎은 세우고 손베개를 하고 눕는다. 팔꿈치를 바닥에 붙인 상태
에서 두 발과 무릎은 접착제로 붙여 놓은 듯이 하고, 발이 뜨지 않도록 주
의하면서 가슴으로 숨을 크게 들이마셨다가 내뱉으면서 좌우로 무릎을
비틀어 본다. 무릎을 세울 때는 들이마시고, 내뱉으면서 비틀기를 하되
불편한 쪽으로 집중해준다. 이때 좌우 무릎이 넘어가는 느낌이 비슷하면
측만이 정렬되고 있다는 것을 증명하는 셈이다. 등뼈 4번(어깨뼈 가운데)
에서 먼저 하고, 등뼈 7번(어깨뼈 끝자리)으로 베개를 옮기면서 재차 같
은 운동을 시행한다. 횟수에 제한은 없으며 좌우의 느낌이 같아질 때까지
하는 것이 좋다.

▶ 효과 : 만약 오른쪽으로 무릎이 잘 안 넘어간다면 등뼈가 왼쪽으로 기울어
졌다는 뜻이다. 그렇게 되면 왼쪽 어깨 사이 부위에 담결림이 자주 오고,
왼쪽 어깨 오십견이나 팔 저림, 테니스엘보, 손목터널증후근, 주부습진과
같은 질병들이 오게 되어 있다. 그러한 원인인 등뼈의 굽음과 측만이 해
결되면 이러한 현상들이 점차 사라진다.

3) 베개 옆으로 눕기(측만)

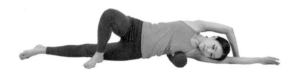

[사진103] 베개 옆으로 눕기(측만)

▶ 운동 방법 : '무릎 모아 비틀기'보다 더 적극적인 운동법이다. 사진과 같이
측만으로 튀어나온 쪽에 베개를 대고 깊은 가슴호흡을 통해 몸에 힘을 빼
기를 2~3분간 반복한다. 하지만 이 운동만으로 끝내면 안 된다. 마무리
는 무릎 모아 비틀기로 좌우 정렬 상태에 대한 정확한 확인을 하고 마무
리를 지어야 한다.

03 | 허리뼈 · 골반뼈 베개운동

1) 베개 허리 넣기

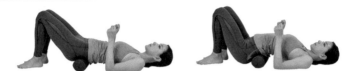

[사진104] 베개 허리 넣기

▶ 운동 방법 : 두 발을 어깨 넓이로 벌리고 사진과 같이 무릎과 종아리는 수직으로 세우고 베개를 엉치뼈에 대고 눕는다. 이때 팔꿈치는 세워서 몸이 딸려가지 않도록 고정시키고, 몸에 힘을 빼고 허리를 꺾듯이 엉덩이가 바닥에 닿는 느낌으로 허리 넣기를 한다. 그러면 양쪽의 엉덩뼈 사이의 엉치뼈와 4번 허리뼈를 중심으로 5번, 3번이 꺾이면서 허리 후만이나 측만으로 허리에 문제가 있는 사람은 욱신거리는 통증을 확인할 수 있다. 허리를 꺾은 상태에서 속으로 숫자 7~10을 세고 푸는 동작을 10회 반복한다. 여기서 허리가 들어가는 느낌이 제대로 들기 시작하면 그 다음 단계인 '허리 베개 양 무릎 잡기'로 넘어간다.

▶ 운동 효과 : '작은 공 엉치뼈 허리 넣기'가 엉덩뼈 사이의 허리뼈 5번을 직접 자극해서 허리 넣기가 된다면, 베개 허리 넣기는 베개가 엉덩뼈에 걸려서 4번에 대한 자극이 이루어진다. 물론 5번에 자극이 이루어진다면 4번까지도 자극이 온다. 그렇기 때문에 이 운동은 굳이 운동 목적을 따지자면 '허리 베개 무릎 모아 비틀기'를 하기 위한 예비운동이라고 보면 정확하다.

2) 허리 베개 양 무릎 잡기

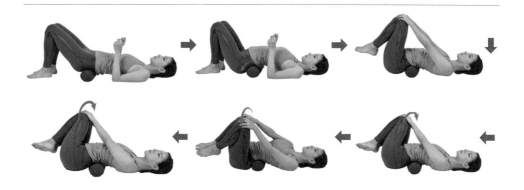

[사진105] 허리 베개 양 무릎 잡기

▶ **운동 방법** : 앞의 '허리 넣기'를 통해 허리가 들어가는 느낌이 제대로 들기 시작하면 엉덩이가 바닥에 닿도록 내린다. 그 상태에서 두 팔을 뻗어 양 무릎뼈에 손가락으로 갈고리를 걸듯 걸치고 좌우로 비비기를 해준다. 이 운동을 통해 허리가 더욱 부드러워지고, 엉치뼈와 엉덩뼈 사이의 경직이 완화되면 다음 단계인 '한 무릎 잡기'를 통한 골반 좌우 정렬이 더욱 수월해진다. 이때 등이나 허리에 맵시베개를 대고 무릎을 당기면 굽은 등이나 허리뼈가 펴지고 늘어나는 효과가 있어서 척추관협착증과 굽은 등, 허리를 펴는데 그 효과가 탁월하다.

3) 허리 베개 한 무릎 잡기

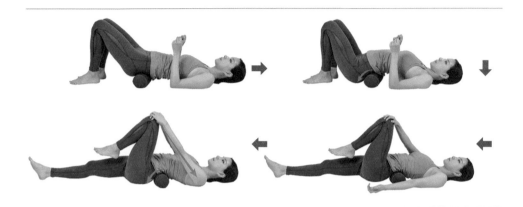

[사진106] 허리 베개 한 무릎 잡기

▶ 운동 방법 : 앞의 '양 무릎 잡기'는 골반 부정렬에 대한 진단이 중요한 목적이다. 팔을 뻗어서 양 무릎에 손을 얹어 보면 무릎의 높이가 다르게 나타나는 경우가 있다. 무릎의 높이가 높은 쪽이 평소 짝다리를 짚은 다리이고, 그쪽으로 골반이 올라가 있는 것을 증명한다. 한 무릎 잡기는 그 올라가 있는 무릎을 잡는 동작이다.

'양 무릎 잡기'를 통해서 올라가 있는 골반을 확인했다면 '허리 넣기'를 통해 양 엉덩이가 바닥에 닿게 하고, 잡고자 하는 무릎은 세우고 다른 다리는 뻗어 내린다. 잡고자 하는 세워진 무릎에 대각선으로 반대편 팔을 뻗어 무릎을 손가락으로 갈고리 걸듯 잡고 같은 쪽 손은 자연스럽게 뻗어 무릎을 잡은 손에 포개어 보조한다. 이렇게 '한 무릎 잡기'를 하고 약 10~15분 정도 시간이 지나면 양 무릎의 높이가 같아지게 된다.

이 운동은 척추 전만 환자들은 절대 해서는 안 된다.

물론 골반의 높이가 같다고 해서 다리 길이가 같아지거나 짝다리 짚었던 쪽의 튀어나온 갈비뼈가 들어가는 것은 아니다. 왜냐하면 허리뼈 측만은 아직 잡힌 것이 아니기 때문이다. 다음의 '허리 베개 무릎 모아 비틀기'를 통해 허리뼈 측만을 잡게 되면 다리 길이도 같아지고, 한쪽이 튀어나왔던 갈비뼈의 높이도 같아지게 된다.

▶ 주의사항 : 여기서 '한 무릎 잡기'의 아주 중요한 효과를 부연 설명하고자 한다. 허리가 아팠던 사람들이라면 살면서 갑자기 허리가 끊어질 것 같이 아프고 움직이거나 숨을 쉬기조차 힘든 상황에 처할 수도 있다. 그때 응급처치로 이 '한 무릎 잡기'를 하면 어느 정도 움직일 수 있는 상태로 만들어 줄 수 있다. 아주 특별한 운동법으로 기억할 필요가 있는 운동이다. 물론 등뼈 7번에 작은 공을 넣고 누워서 가슴호흡을 해도 효과가 탁월하지만 마무리는 '한 무릎 잡기'로 해주어야 한다. '한 무릎 잡기'를 통해서 허리가 어느 정도 편안해졌다면 그대로 엎드려서 애기자세를 해주고, 두 무릎으로 선 다음에 한 다리는 발로 바닥을 딛고, 가슴이 하늘을 향한다는 느낌으로 수직으로 일어서면 일어서서 걸어다닐 수 있는 몸을 만들 수 있다. 이때 명심해야 하는 것이 있다. 반드시 등뼈 7번을 펴줘야만 효과를 지속할 수 있다.

4) 허리 베개 무릎 모아 비틀기

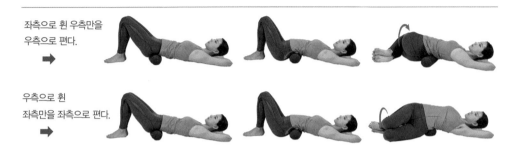

좌측으로 휜 우측만을
우측으로 편다.

➡

우측으로 휜
좌측만을 좌측으로 편다.

➡

[사진107] 허리 베개 무릎 모아 비틀기

▶ **운동 방법** : 이 운동은 허리뼈 측만과 후만의 마지막 정렬운동 과정이다. 허리 넣기 상태에서 좌우로 번갈아 무릎 모아 비틀기를 하여 잘 안 되는 쪽으로 집중해 주면 된다.

예를 들어 왼쪽 무릎이 높다면 허리뼈가 그쪽으로 휘어 있다는 증거이고, 아래 갈비뼈가 튀어나온 쪽이 있다면 그쪽으로 측만이 있다는 증거이다. 그러니 그 반대로 무릎 모아 비틀기를 해주면 측만이 정렬되면서 갈비뼈 높이도 같아지고 허리통증도 점점 감소하기 시작한다. 이러한 방법으로 허리부터 등뼈까지 조금씩 올라가면서 '허리 베개 무릎 모아 비틀기'를 해주면 복합 측만의 경우도 하나하나 찾아내어 정렬을 시킬 수 있다.

04 │ 베개 다리운동

이 운동은 머리에서 발끝까지 신체교정 효과가 있을 뿐만 아니라 온몸의 근육을 풀어준다. 특히 다리 근육이 풀리면서 하지불안증으로 인한 불면증 해소와 족저근막염, 무좀, 뒤꿈치 갈라지는 현상, 부종 등에 탁월한 효과가 있다. 꾸준히 오랫동안 시행하면 좌골신경통에도 좋다.

1) 베개 오금 다리 풀기

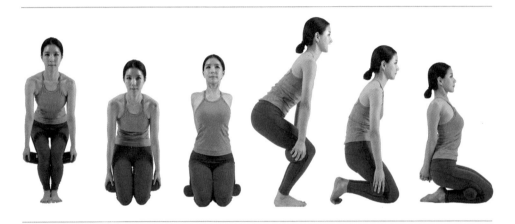

[사진108] 베개 오금 다리 풀기

▶ **운동 방법** : 반 일어선 상태에서 발과 무릎을 모아 오금에 베개를 넣고 무릎을 꿇고 앉는다. 뒤 깍지를 끼고 앉아서 하는 맵시자세를 취한다. 너무 아프면 위아래 반동운동(들썩들썩)을 하면 발의 저림이 덜해진다. 3~5분 정도 시행한다. 너무 아프면 짧게 자주 시행한다.

▶ **주의사항** : 굽은 등 골반 전방의 체형을 가진 사람들은 다리 앞 부위의 경직이 심하므로 무릎 꿇고 앉는 것이 어려울 수 있다. 발등이 펴지지 않아 무릎 꿇기가 어려운 경우에는 발목에 수건을 말아서 대고 시행하면 된다.

특히 수건을 둥글고 단단하게 말아서 발목과 정강이근까지 베개의 위치에 따라 이동시키면서 운동을 해주면 그 효과는 더욱 극대화된다. 이 운동은 초보자들에게는 통증이 너무 심할 수 있으니, 다른 운동으로 종아리가 어느 정도 풀린 상태에서 시행하는 것이 좋다.

2) 베개 종아리 다리 풀기

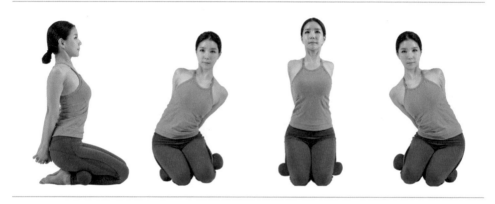

[사진109] 베개 종아리 다리 풀기

▶ 운동 방법 : 베개를 종아리의 가장 두꺼운 부분에 놓고 오금 풀기와 같은 방법으로 약 1~2분 정도 시행하는데, 더 하고 싶다면 그래도 좋다. 좌우로 비벼 주면 더욱 효과적이다.

3) 베개 발목 다리 풀기

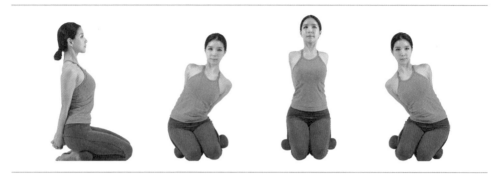

[사진110] 베개 발목 다리 풀기

▶ 운동 방법 : 발목에 베개를 넣고 뒤 깍지를 끼고 좌우로 움직이며 비벼 주기를 좌우 20~30회 반복을 해준다. 더 많이 할수록 효과가 높다.

4) 베개 밟고 맵시

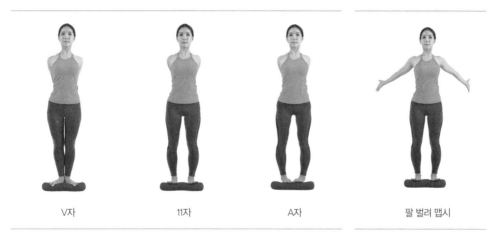

| V자 | 11자 | A자 | 팔 벌려 맵시 |

[사진111] 베개 밟고 맵시

▶ 운동 방법 : 발뒤꿈치가 바닥에 닿은 상태에서 발 앞 장심으로 베개를 밟고 종아리에 부담이 덜한 순서인 V자, 11자, A자 등 3가지 모양의 발 각도로 바꿔서 10초씩 '뒤 깍지 맵시자세'를 취한다. 이때 '뒤 깍지 맵시자세'가 안 되는 사람은 '팔 벌려 맵시자세'로 대신하면 된다.

▶ 운동 효과 : 요즘은 아이들부터 성인들에 이르기까지 등이 굽은 상태에서의 과도한 스마트폰과 컴퓨터를 사용함으로 인해 척추 후만이 되고 이로 인한 온몸의 피로도가 높은 것이 일반화되어 있다. 특히 성장기 어린이들의 경우 다리 뒤쪽의 경직으로 인한 오다리와 뒤꿈치 통증을 호소하는 경우가 많은데, 이 운동을 하면 굽은 다리를 펴주고 발과 종아리, 허벅지 뒤의 경직을 풀어주어 전체적으로 하체가 가벼워짐을 느낄 수 있다. 또한 굽은 몸으로 인한 오장육부의 경직과 어깨통증, 목의 뻐근함과 두통이 호전되는 효과가 있다.

이 운동의 또 다른 효과는 하지의 근육이 부드러워지면서 혈액순환이 원활하게 되고, 이는 족저근막염이나 무지외반증 외에 무좀과 같은 세균성 질환까지 호전되는 효과를 기대할 수 있다.

04 맵시
생활운동

　　　　　　　　　　　　맵시운동을 통해 아무리 정렬된 몸을 만들었더라도, 잘못된 습관과 자세로 생활한다면 운동 효과는 지속될 수 없다. 맵시운동을 통해 몸을 정렬시키는 것은 정렬된 상태를 유지하면서 생활하기 위한 목적이다. 부정렬된 상태에서 억지로 바른 자세로 생활을 하려고 하면 굽은 부분이 펴지는 것이 아니라 굽은 부위는 그대로 굳어 있고 상대적으로 약한 부위가 오히려 더 심각한 부정렬을 만들어 내게 된다. 그래서 바른 자세는 하고 싶다고 할 수 있는 것이 아니다. 바른 자세는 바른 몸을 가진 사람만이 할 수 있다.

1 아침에 일어나는 방법

몸이 불편한 사람이라면 잠자리를 바르게 시작했어도 자는 동안 잘못된 자세로 잘 수도 있다. 그렇게 되면 아침에 일어날 때 허리가 더 아플 수 있다. 아픈 몸으로 하루를 시작하면 하루를 힘들게 시작하고, 하루 종일 몸이 무겁고 불편할 수밖에 없다. 이는 학습의욕 저하와 업무능률 저하로 이어지고, 하루의 행복을 보장받기 어려운 결과를 낳게 된다. 그래서 아침에 잠에서 깨면 최소 10분 이상 맵시운동으로 하루를 시작하자. 아침에 몸이 정렬되고 통증이 해결되면 하루가 가볍고, 펴진 몸으로 바른 자세를 유지하는데 어려움이 없게 된다. 운동을 통해서 몸을 정렬시키지 않고 하루를 시작했을 때에는 바른 자세를 하고 싶어도 되지 않고, 오히려 다른 신체 부위의 부정렬을 초래한다.

① 기지개 켜기(최대 신전의 70% 이하로 할 것) → ② 손 베개 무릎 모아 비틀기 → ③ 베개 허리 넣기 → ④ 베개 허리 넣고 무릎 모아 비틀기 → ⑤ 등 베개 무릎 모아 비틀기 → ⑥ 베개 목 떨구기 → ⑦ 베개 등 만세 누워 있기 → ⑧ 베개 빼고 기지개 켜기 → ⑨ 팔꿈치 엎드려 어깨 비틀기 → ⑩ 애기자세 흔들기 → ⑪ 베개 다리 풀기 → ⑫ 가볍게 팔 돌리기 → ⑬ 큰 숨 팔 돌리기 → ⑭ 온몸 비틀기 → ⑮ 베개 밟고 맵시자세 → 온몸 비틀기 많이 ⇨ 하루 일과 시작

이 운동의 시작은 짧게는 5분에서 15분 정도면 소화할 수 있는 운동이다. 물론 아침에 일찍 일어나서 1시간 정도 운동을 해주면 건강하고 활기찬 하루를 맞이할 수 있다.

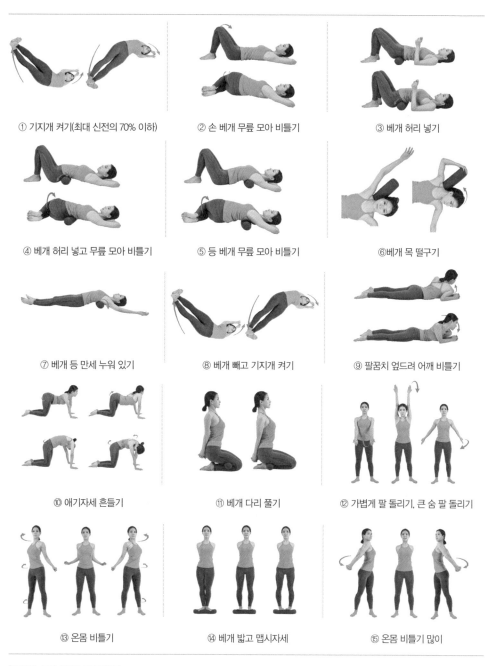

① 기지개 켜기(최대 신전의 70% 이하)　② 손 베개 무릎 모아 비틀기　③ 베개 허리 넣기

④ 베개 허리 넣고 무릎 모아 비틀기　⑤ 등 베개 무릎 모아 비틀기　⑥베개 목 떨구기

⑦ 베개 등 만세 누워 있기　⑧ 베개 빼고 기지개 켜기　⑨ 팔꿈치 엎드려 어깨 비틀기

⑩ 애기자세 흔들기　⑪ 베개 다리 풀기　⑫ 가볍게 팔 돌리기, 큰 숨 팔 돌리기

⑬ 온몸 비틀기　⑭ 베개 밟고 맵시자세　⑮ 온몸 비틀기 많이

[사진112] 아침 기상운동

② 학업 및 업무·일상에서 실천

■ 일상에서의 바른 자세

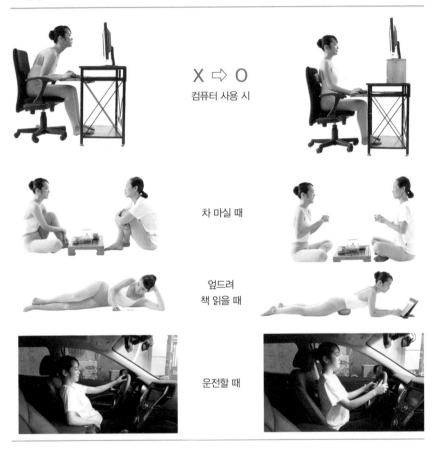

X ⇨ O
컴퓨터 사용 시

차 마실 때

엎드려
책 읽을 때

운전할 때

[사진113] 일상에서의 바른 자세 1

　아침에 아무리 맵시운동을 열심히 했어도, 자기 직업현장에서 잘못된 자세로 임하게 되면 열심히 한 운동의 효과를 지속시킬 수 없다. 예를 들어 굽은 자세로 학업과 업무에 임하다가 30분마다 바른 자세를 잡고 1분씩 운동을 해준다면 아주 열심히 했다고 할 수 있다. 하지만 생각해 보면 그 사람의 몸이 펴져 있는 시간은 하루 중 아침 운동 시간을 포함해 2시간도 채 안 되게 되고, 나머지 20여 시간은 굽은 상태로 생활하게 되는 셈이다. 그렇게 되면 열심히 수행한 운동 효과는 지속되기 어렵다. 아침에 운동을 하는 이유는 '하루 종일 바른 자세로 생활할 수 있는 몸을 만들고 실천하기 위한 것'이라는 걸 잊으면 안 된다.

■ 일상에서의 바른 자세

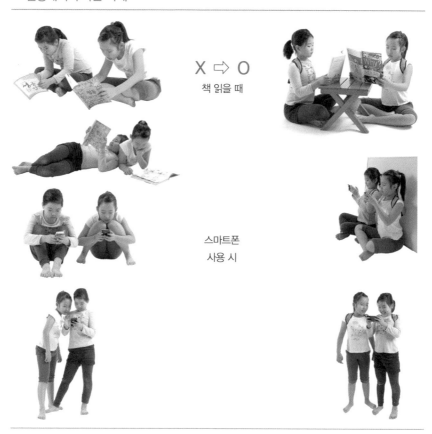

[사진114] 일상에서의 바른 자세 2

3 잠자리 들기 전 운동

몸이 굽은 사람은 바른 자세로 잘 수 없다. 물론 잠자리 바닥이 포근한 메트리스나 물침대가 깔려 있다면 부정렬된 상태에서 해부학적인 자세로 잠을 잘 수 있다. 하지만 그것은 엄밀히 말하면 해부학적 바른 자세라고 할 수 없다. 왜냐하면 아무리 하늘을 보고 누워서 잠을 자더라도 몸이 굽은 것은 변화가 없기 때문이다.

바른 잠자리는 바른 몸을 가진 사람만이 가능하다. 해부학적인 바른 몸으로 잠을 자게 되면 낮에 쌓였던 근육의 피로가 풀리면서 숙면과 에너지 재충전의 시간이 되게 된다. 반면 부정렬된 몸으로 잠을 청하게 되면 밤새 근육은 더욱 뭉치고, 불편한 몸으로 인해 뒤척이며 숙면을 취하기 어렵다. 그래서 아침운동만큼이나 잠자기 전에 하는 맵시운동은 보약과 같은 것이다. 저녁 시간에 '순환 정열 7영역 23종 77동작'을 제대로 실천한다면 최상의 잠자리가 되겠지만, 최소한 선택적으로 운동을 한다면 다음의 동작들을 하는 것이 좋다.

온몸 비틀기, 팔 돌리기, 박수 치기, 누워서 골반 돌리기, 손 베개 무릎 모아 비틀기, 작은 공 등 부위 비비기, 큰 공 몸 앞 부위 비비기, 작은 공 등 만세 누워 있기, 베개 허리 무릎 모아 비틀기, 베개 등 무릎 모아 비틀기, 베개 목 떨구기, 베개 오금 다리 풀기, 온몸 비틀기, 팔 돌리기, 베개 밟고 맵시자세 등 아침에 일어날 때 하는 운동과 내용은 비슷하다. 거기에 매우 중요하게 추가되는 것이 '작은 공 등 펴기'인데 몸 상태에 따라 약간 다르지만 초보자라면 가급적 시간을 많이 투자할수록 좋다.

05 걷기에 대한 새로운 시각 '맵시 걷기'

마사이족의 워킹을 잘못 이해한 유럽인들의 착각

전 세계적으로 바른 걷기의 정석으로 알려진 '마사이 워킹'은 아프리카 케냐의 마사이족의 걸음에서 나온 말이다. 마사이족은 육식 위주의 식생활을 하지만, 하루 3만보 이상을 걸어도 바른 걸음걸이와 꼿꼿한 자세로 걷기 때문에 근골격계 질환이 거의 없다고 한다.

마사이워킹의 특징은 걷는 동안 무게중심이 발 전체에 고루 전달된다는 점이다. 발걸음을 옮길 때마다 무게중심이 뒤꿈치에서 발바닥 중앙으로 다시 발가락으로 무게중심이 뒤에서 앞으로 자연스럽게 이동하면서 지면에 발바닥이 모두 닿는 것이 특징이다. 허리를 곧추세우고 팔을 앞뒤로 자연스럽게 흔들며 걷는 이들의 걸음걸이는 매우 빠르기까지 하다.

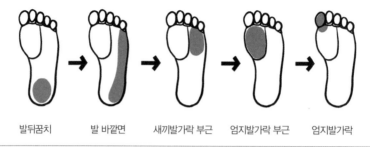

발뒤꿈치　　　발 바깥면　　새끼발가락 부근　엄지발가락 부근　　엄지발가락

[그림12] 바른 보행시 지면에 발바닥이 닿는 순서

　　마사이 워킹은 몸 속의 콜레스테롤 수치를 낮추고 살을 빼는데 큰 효력을 발휘하는 것으로 알려져 있는데, 아프리카 킬로만자로 산기슭에서 사는 마사이족은 고기를 주식으로 하는 식습관에도 불구하고, 콜레스테롤 수치가 서구인의 1/3 수준이며 남녀 평균 신장이 180cm에 육박할 만큼 키가 크고 남녀 구분 없이 날씬하다.

　　유럽인들은 자신들과 같이 육식 위주의 식생활을 하는 그들에게 자신들과 별다른 차이를 찾지 못하다가 그들의 걸음걸이에 관심을 갖기 시작했다. 유럽인들은 걸을 때 발의 앞꿈치부터 닿거나 발바닥의 전체 면으로 걸음을 걷는데 반해, 마사이족은 바닥과 접촉 부위가 뒤꿈치부터 점차 앞꿈치 쪽으로 이동하는 보법으로 걷고 있었다. 그렇게 유럽인들은 마사이족의 걸음걸이를 따라 하기 시작했으며, 그들을 통해 마사이족의 걷는 방법은 전 세계에 걷기운동의 정석으로 알려지기 시작했다.

　　유럽인의 그러한 판단은 우리나라에도 무비판적으로 받아들여지면서 우리나라 역시 마사이 워킹이 유행을 타고 번지며, 그와 관련된 상품이 큰 호황을 누렸다. 그러나 여기서 분명히 해둘 것이 있다. 마사이 워킹은 유럽인들이 평가한 것처럼 완벽에 가까운 걷기운동이었고 그것을 부정할 수는 없다. 그러나 이미 몸이 굽은 상태에서는 아무리 마사이 워킹을 해도 굽은 척추가 펴지거나 소화가 잘되거나 운동능력이 좋아지지는 않는다. 몸이 굽은 사람이 억지로 발뒤꿈치부터 닿는 방법으로 걷게 되면 오히려 정강이 근육이나 발등의 경직을 초래한다. 이는 혈액순환 장애로 부종과 하지불안증, 무지외반증, 족저근막염, 무좀과 뒤꿈치가 갈라지는 피부질환의 원인이 되기도 한다. 또한 부정렬된 몸의 관절은 특정 부위에 마찰이 집중되면서 퇴행성관절염을 가속화시키는 원인이 되기도 한다. 즉, 몸이 올바르게 펴진 사람만이 제대로 된 마사이 워킹을 했을 때 효과를 볼 수 있다고 생각한다.

아래 표에서 유럽인과 마사이족 간의 문화적 차이와 신체 변화를 살펴보자.

[표12] 유럽인과 마사이족의 생활환경 및 건강상태 비교

구분 \ 내용	유럽인	마사이족
식생활	육류 위주	육류 위주
생활환경	의자, 침대생활	바닥 생활
	시야가 좁은 도심	시야가 넓은 평야
신체변화	부정렬된 굽은 몸	정렬된 몸

신체변화 결과	근육의 경직으로 인한 신경통과 뼈의 부정렬에 의한 관절의 편마모 발생으로 퇴행성관절염이 빠르게 진행	정렬된 몸은 근육을 부드럽게 만들고 관절에 힘이 고르게 분산되어 오랫동안 건강한 관절 유지
	장기능 약화, 각종 성인병, 근골격계 질환	건강한 장기능, 염증이 없는 관절
	목, 등, 허리, 허벅지와 종아리 근육이 짧아짐으로써 발 앞꿈치부터 닿는 걸음걸이 형성	목, 등, 허리, 허벅지와 종아리의 근육이 부드러워 발뒤꿈치→발 바깥 측면→새끼발가락 부근→엄지발가락 부근→엄지발가락의 순으로 올바른 걸음걸이 형성

01 | 같은 먹을거리 다른 건강상태

고대 바빌로니아와 이집트의 주식은 밀·보리를 중심으로 하는 곡식이었다. 부식으로는 콩류와 채소류를 먹고 양파·마늘 등을 양념으로 썼으며, 과일로는 딸기·포도·석류·배·대추야자 등을 먹었다. 육류로는 물고기와 물새의 고기가 널리 식용되었으며, BC 1500년 이후에는 쇠고기도 먹었다고 한다. 오리엔트에서는 신분의 차이가 심하여 계급에 따라 식생활이 완전히 달랐는데 왕후·귀족은 대연회에서 공작새 로스트나 오리, 훈제한 물고기, 고급 과일, 그리고 맥주·포도주 등이 식탁에 올랐었다. 고대 그리스·로마인의 일반적인 식사도 빵과 밀이나 보리로 만든 죽, 여기에 채소·육류·양념이 있었다. 그리스에서도 빈부의 차이가 심하여 귀족계급은 육류를 즐겨 먹었으나 일반 서민은 채식주의자이며 절식을 하였다.

이렇듯 고대 유럽에서 육식은 귀족들의 전유물이었고 산업사회 이후 물질의 풍요로움을 누린 그들은 점차 서민사회에도 육식이 주류를 이루는 식생활로 변화되었다. 이런 식생활의 변화는 유럽인들에게 달갑지 않은 여러 성인병을 가져오게 되고, 유럽인들은 육식위주의 식생활이 각종 질병의 원인이 되어왔다고 판단하고 있었다. 그래서 요즘은 곡류와 야채에 눈을 돌리고 있는 상황이다.

하지만 먹는 것으로만 본다면 그런 판단은 오류가 있을 수 있다. 마사이족은 육식위주의 식생활문화를 가지고 있으면서도 튼튼한 장기를 가지고 있고, 내장비만과 각종 성인병으로부터 자유롭다. 이는 먹는 것이 같아도 몸의 자세와 활동상황에 따라 소화능력이나 면역능력이 다르게 나타난다는 것을 고려하지 못한 결과로 생각된다. 그래서 그들은 자신들과 마사이족과의 차이를 마사이 워킹에 있다고 판단한 것으로 보인다. 하지만 필자는 걷기에 있는 것이 아니라 그들의 의자와 침대생활로 인한 부정렬된 몸에 있다고 확신하고 있다.

02 | 생활환경에 따른 신체변화

[표4] '건강 측면에서 본 인류 역사의 3단계(p68)'에서 필자가 주장한 것처럼 물질의 풍요는 인간의 기계화와 과도한 노동이라는 대가를 치러야 했고, 부자들의 전유물이었던 의자와 침대의 대중화를 낳게 되었다. 그러한 생활문화는 점점 그들의 몸을 굽게 만들어 갔으며 더 이상 딱딱한 바닥에서 잠을 청할 수 없는 몸과 바른 걸음걸이를 걸을 수 없는 몸, 쪼그려 앉아서 배변활동을 하기 불편한 몸을 만들게 되었다. 이러한 부정렬된 몸은 그들의 근골격계와 각종 장기의 질병을 유발하게 했다.

1) 유럽인들의 몸을 굽게 만든 귀족문화(의자, 침대)의 대중화

유럽인들의 대표 생활문화인 의자의 기원은 원래는 서민들의 삶과는 전혀 다른 고대 이집트의 옛 왕조시대에 왕좌인 권좌에서 유래하였다. 고대 이집트에서 의자란 안락하게 앉는 가구로서보다는 왕후·귀족의 권위를 나타내는 것이고, 서민은 의자 없이 지내는 평좌식(平座式) 생활을 했다고 한다. 왕좌 중에서도 대표적인 것이 제18왕조의 투탕카멘의 의자이다. 그것은 동물의 다리 모양의 의장(意匠)을 택하였고 시트는 높고 전면에 금을 바르고 장식부에는 금은·보석·상아 등을 사용한 호화로운 형태이며 이것은 모든 왕좌의 원형이 되었다. 귀족들이 사용한 의자는 장식이 간소하고 시트도 낮고 계급에 따라서 의장도 달랐다.

침대의 기원은 좀 다른 것 같다. 여러 학설이 있지만 인간이 설치류나 벌레의 공격을 피하기 위해 만들었을 것이라는 학설이 가장 유력하다. 선사시대 인간은 동굴 안에서 주거하면서 잠도 바닥에서 잤는데, 쥐나 벌레를 피하기 위해 바닥보다 높은 자리를 만든 뒤 마른 식물이나 또는 동물 가죽으로 만든 더미 위에서 잠을 잤다. 해충을 쫓기 위해 침대에 해충이 싫어하는 풀이나 나무를 깔았다는 기록도 있다. 2011년 12월 23일 남아프리카 공화국에서는 중석기시대 약 77,000년 전 것으로 추정되는 인류 최초의 침대가 발견됐다. 이 침대는 남아공 위와터스랜드대학의 린 시파츠 교수에 의해 남아공의 한 동굴에서 발굴되었다. 가로 1m 세로 2m 크기로 이 지역에서 많이 나는 '사초과'와 나무 잎을 엮어 만들어졌고, 침대 위에는 모기를 쫓아주는 모과나무 잎으로 덮혀 있던 흔적이 발견됐다. 이러한 침대는 이후 그리스와 로마를 거쳐 유럽지역에 확대된 것으로 알려져 있는데, 고대

의 침대는 귀족이나 상류층만 사용했던 고가의 특별한 가구였지만 이제는 누구나 쓸 수 있는 가구가 되었다.

2) 의자와 푹신한 침대생활에 따른 신체변화

의자생활을 하는 사람들은 자연스럽게 등이 굽고 허리뼈가 뒤로 빠지는 현상을 가져오게 된다. 이렇게 등이 굽은 유럽인들의 몸은 침구문화를 바꾸는 계기가 된 것으로 보인다. 등이 굽게 되면 바르게 누워 잠을 잘 수 없기 때문에, 몸이 정렬이 되지 않아도 몸을 부드럽게 받쳐주는 물침대나 스프링이 들어간 메트리스 침대로의 변형이 불가피해졌다고 본다. 이외에도 공부를 하거나 의자에서 여러 업무를 보거나 또는 오늘날 컴퓨터나 스마트폰과 같은 물질문명 속에서 등은 굽어져 가고 있다. 이렇게 일상생활이나 잠자리에서까지 굽은 습관을 가진 몸은 허벅지 뒤쪽과 장단지 근육의 수축을 가져오면서 짧아진 발뒤꿈치 힘줄로 인해 걸을 때 자연스럽게 발 앞꿈치부터 닿게 되었다.

이렇게 허벅지 뒤와 장딴지의 근육이 짧아져서 발뒤꿈치 힘줄이 더 팽팽해진 유럽인들은 맨바닥에 양반다리를 하거나 가부좌를 틀고 앉는 것이 매우 불편하거나 앉을 수 없는 몸이 되었다. 그들의 이러한 신체 변화는 의자처럼 앉아 배변을 하는 좌변기의 탄생을 가져오는 계기로 작용했다. 초기 좌변기 또한 귀족들의 전유물이었고 더 이상 쪼그려 앉는 것이 불편해진 유럽인들에게 좌변기는 생활의 필수품이 되어 버렸다.

3) 시야가 좁은 도심과 물질문화

유럽의 산업화는 건물로 꽉 찬 도시에 사는 사람의 시야를 좁게 만들었다. 또한 많은 물질문명은 생활을 더욱 편리하게 만들어 굳이 멀리까지 걸어가거나 몸을 펴고 일어나지 않아도 되는 편리함을 선물하였다. 특히 의자나 침대생활과 더불어 앞에 놓여 있는 여러 가지 물건과 기기들은 사람들을 더욱 굽게 만들어 갔다. 바로 앞에 필요한 모든 것이 놓여진 사람들에게 넓은 시야는 그다지 필요치 않게 되었다. 인간의 편리함과 행복을 위해 만들어진 물질들이 인간에게 몸의 부정렬과 그로 인한 각종 현대병이라는 신종 질환을 갖다 주었다.

반면 마사이족은 아프리카 케냐의 넓은 초원에서 목축생활을 하므로 시야가 넓고 이동거리가 길다. 또한 현대인과 달리 여러 가지 편리한 생활용품이 개발되지 않아 그러한 것들로 인해 몸이 굽을 일이 없었다.

4) 그렇다면 우리나라는 어떠했을까?

침대나 의자가 우리나라에 널리 보급된 이후 국민 건강은 다른 나라와 유사한 변화를 겪었다. 하지만 우리나라의 보편적인 바닥 난방인 온돌은 세계에서 유일하게 사용하고 있는 독특한 주거문화이다. 온돌에 대한 가장 오래된 기록은 중국 고대기록인 《구당서(舊唐書)》의 고려(고구려를 말함)항에 나와 있는데, 《신당서(新唐書)》에도 비슷한 내용이 기록되어 있다. 고구려, 백제, 신라가 같은 문화권을 형성한 것으로 볼 때 우리의 온돌문화는 그 문화적 독창성과 역사가 매우 깊은 것으로 보인다. 일부 유럽 국가에서도 온돌을 사용한 유적이 발견됐지만 이는 귀족 등 일부 계층에 한정된 것이지 일반적인 형태는 아니었다. 물론 중국의 입식난방인 '캉'도 고구려에서 유래된 변형으로 보고 있으며 현재는 점점 사라져가고 있다. 하지만 최근 우리나라의 우수한 온돌문화가 중국에 수출이 되면서 중국 내 새로운 한류 주거문화를 만들어 내고 있다.

이러한 온돌문화는 서양의 침대와는 다르게 몸을 바르게 펴주고 혈액순환에 도움을 주어 숙면을 취하고 피로를 풀어주는데 매우 효과적인 주거양식이다. 그러나 우리나라에도 산업화 이후 유럽과 같이 물질문명이 팽배해지면서 몸이 굽는 현상과 식생활의 변화를 가져오기 시작했다. 그 뒤 유럽인들이 겪고 있는 여러 현대병들이 우리나라 사람들에게도 나타나기 시작하였고 자연스럽게 과도한 육식문화, 의자문화, 침대문화가 자리를 잡게 됐고 몸이 굽어지자 더이상 침대나 매트리스와 같은 포근한 바닥 없이는 잠을 청하기 어려운 상태에 이르게 되었다. 이러한 잘못된 자세로 잠을 자는 우리나라의 침대문화는 몸을 더욱 굽게 만들었으며 그로 인해 삐뚤어진 몸을 더 부드럽게 받쳐 감싸주는 제품을 찾게 되면서 최근엔 값비싼 라텍스 같은 제품이 인기를 누리고 있다. 하지만 이러한 침구생활은 잘못된 몸을 바르게 펴주지 못하고 고착화시킴으로써 도리어 몸을 병들게 하는 원인이 될 수 있다는 것을 명심해야 된다.

03 | 부정렬된 굽은 몸이 가져온 유럽인들의 현대병

유럽인들도 우리나라 사람들도 물질문명을 누리는 속에서 목, 등, 허리, 다리가 점차 굽는 과정을 겪게 되었다. 이러한 신체변화는 자라목이 되면서 목디스크, 오십견, 팔꿈치통증, 손목터널증후군, 허리디스크, 무릎, 발목, 발가락 등에 관절질환을 유발시키고 부정렬된 몸은 근육의 경직으로 이어져 각종 신경계를 자극하면서 다양한 통증의 원인이 되었다. 부정렬된 몸은 각종 장기까지 굳게 만들어 우리 몸의 항상성을 유지시켜 주는 모든 장기가 자기 역할을 수행하지 못함으로써 소화를 방해하고 정상적 호흡을 어렵게 만들며, 여러 화학반응이 유기적으로 일어나는 것을 막음으로써 몸 전체의 면역력을 약화시키는 결과를 만들게 되었다. 이렇듯 우리 몸이 제 기능을 하지 못하여 심하게 마르거나 비만이 되고 이것이 또 다른 현대병을 가져오는 악순환이 반복된다.

2 바른 자세가 바른 걷기를 만든다

01 | 마사이 워킹화의 위험성

(굽은 사람이 억지로 마사이족 걷기를 시도하면 더 위험할 수 있다.)

앞꿈치부터 걸었기 때문에 현대병에 시달렸다는 생각은 유럽인들이 착각한 것이다. 앞꿈치부터 닿는 걸음걸이는 몸이 굽은 사람들이 갖는 필연적이며 인체 역학적으로도 자연스런 걸음이다. 굽은 몸을 펴지 않고 마사이족처럼 뒤꿈치부터 닿는 걸음걸이를 한다고 해서 몸이 건강해지는 것은 아니다. 굽은 사람의 자연스러운 걸음걸이인 앞꿈치부터 닿는 걸음걸이를 억지로 발뒤꿈치부터 닿는 방법으로 걷게 되면 오히려 정강이 근육이나 발등의 경직을 가져오게 된다. 이는 혈액순환 장애로 이어져 부종과 하지불안증, 무지외반증, 족저근막염, 무좀과 뒤꿈치가 갈라지는 피부질환의 원인이 되기도 한다. 또한 부정렬된 관절은 눌리는 부위에 마찰이 집중되면서 퇴행성관절염을 가속화시키는 원인이 되기도 한다.

중요한 것은 우리 몸은 항상 중력에 영향을 받고 있으며 전신은 206개의 분절로 연결되어 있어서 어느 한 분절이 부정렬이 되면 중심을 잡기 위해 연쇄적으로 거의 모든 분절이 서로 엇갈리며 온몸의 관절이 부정렬된다. 이러한 상태에서 과도한 운동은 가장 큰 부담을 느끼는 관절 부위에서부터 염증이 발생되고, 서서히 몸 전체로 확대되어 가게 되어 있다.

02 ┆ 정렬된 몸이 바른 걷기를 만든다

자세에 따라 걸음걸이의 형태가 바뀌고, 자신의 운동수행능력이 다르게 나타난다. 바른 몸이 되면 바른 걸음걸이를 배우지 않아도 자연스럽게 바른 걸음걸이가 나온다. 역으로 바른 걸음걸이로 바른 몸을 만든다는 것은 불가능한 것은 아니지만 어려운 문제다.

마사이족 걸음걸이는 그들의 바른 자세에서 자연스럽게 형성된 것이지 따로 배워서 그런 이상적인 걸음걸이가 탄생된 것이 아니다. 만약 마사이족도 경제적으로 윤택해지면서 유럽인들처럼 살게 되면 그들의 걸음걸이도 유럽인들처럼 걷게 되고 똑같은 현대병에 시달릴 것이라고 생각된다.

03 ┆ 바른 걷기에 대한 올바른 이해

걷기운동은 유산소운동이다. 유산소운동을 하면 규칙적으로 산소가 공급됨으로써 글리코겐이 연소되면서 생산되는 젖산이 바로바로 분해되기 때문에 근육이 뭉치지 않아야 한다. 하지만 대부분의 걷기운동을 하는 사람들의 다리를 만져 보면 정강이근과 장딴지가 단단히 뭉쳐 있는 것을 볼 수 있다. 이는 부정렬된 자세에서 잘못된 걷기운동을 했기 때문이다. 바른 자세에서 올바로 걸을 때에만 완전한 유산소운동이 가능하여 젖산을 완전 연소시키므로 근육은 매우 부드러운 상태를 유지한다. 그런데도 단단한 장딴지를 자신의 건강함을 나타내는 상징인 양 자랑하는 사람들을 주변에서 많이 볼 수 있다. 빨리 잘못된 상식에서 벗어나야 한다.

정렬상태에서 걷기운동을 하면 관절에 오는 부담감이 없어지고, 관절의 특정 부위에 마찰이 집중되지 않아 아프지 않게 오래 걸을 수 있다. 그러나 부정렬된 몸으로 걷게 되면 온몸의 근육이 더 경직됨은 물론이고, 관절의 특정 부위에 대한 마찰이 집중됨으로써 퇴행성관절염이 발생한다. 그래서 무엇보다 몸을 바르게 정렬시키는 것이 최우선임을 알아야 한다. 몸을 바르게 정렬한 후 아래와 같은 방법으로 걷기운동을 하면 제대로 된 유산소운동의 효과를 볼 수 있다.

04 | 기존 걷기운동법에 대한 생각

1) 가슴을 펴고 목을 당긴 상태에서 10~15m 멀리 보며 걷기

어깨와 등이 펴지면 목뼈가 펴지면서 자연스럽게 멀리 보게 되어 있다. 굽은 등과 거북목인 사람이 억지로 가슴을 펴려고 하면 허리뼈 1, 2번의 과전만을 초래하고 목뼈 5번과 6번 사이가 역으로 꺾이게 되어 목의 질환을 더욱 촉진시킨다. 이렇듯 바른 몸을 만들지 않고 배워서 하는 걸음걸이는 다른 문제를 일으키게 되어 있다. 먼저 바른 몸을 만든 후 걷기운동을 해야 한다.

2) 허리와 등을 곧게 펴기

어깨가 펴지면 등과 목이 똑바로 서게 되고 골반이 몸의 중앙으로 오게 되면서 허리는 자연스럽게 펴지고 정상적인 만곡을 이룬다. 그러나 굽은 등뼈와 어깨뼈는 펴고 싶다고 펴지는 것이 아님을 알아야 한다. 바른 몸을 만들지 않고 억지로 허리를 펴고 걸으면 근육은 쉽게 경직되고 젖산역치에 빨리 도달해 몸의 피로감이 높아져 운동을 지속하기 어렵다. 먼저 바른 몸을 만든 후 걷기운동을 해야 한다.

3) 아랫배에 힘을 주고 걷기

몸이 정렬되면 자연스럽게 단전에 힘이 들어간다. 등이 굽은 사람이 아랫배에 억지로 힘을 주면서 걸으면 자연스럽지 못해 지속적으로 운동하기 어렵다. 먼저 바른 몸을 만든 후 걷기운동을 해야 한다.

4) 엉덩이를 자연스럽게 움직이기

걸을 때 엉덩이의 흔들림은 보폭, 보행속도, 자신의 골반건강에 따라 자연스럽게 달라진다. 경직된 골반으로 자연스럽게 움직이라는 것은 되지 않는 무리한 요구이며, 엉덩이의 흔들림을 인위적으로 제어하려는 것 자체가 자연스럽지 못한 방법이다. 바른 몸이 되면 굳이 동작 하나하나를 신경 쓰지 않고도 바른 자세로 자연스럽게 움직일 수 있다.

5) 허벅지와 허리의 힘을 빼고 발목으로 걷기

누구든지 일부러 힘을 주고 걸으려고 하는 사람은 없다. 최대한 편안하고 힘차게 걷기를 원한다. 모든 운동에서 기술을 익힐 때 힘을 빼는 것이 중요하다. 그런데 부정렬된 몸은 힘을 빼고 싶다고 해서 뺄 수 있는 것이 아니다. 관절의 각도에 따라서 모든 신경이 협응하여 근육을 조절하는데 이에 따라 근육의 경직성은 달라진다. 그러니 허벅지와 허리의 힘을 빼라고 억지로 가르치는 것은 부자연스러운 방법이다. 몸이 정렬되면 몸에서힘은 자연스럽게 빠지고 또한 자연스럽게 걸을 수 있게 되어 있다. 그러니바른 몸을 만드는 것이 먼저이다.

6) 발을 11자로 걷기

일반적인 보행에서 발은 11자로, 체중은 발뒤꿈치 바깥쪽을 시작으로발 가장자리에서 엄지발가락 쪽으로 이동하며 걷게 된다. 양발의 벌어진각도는 걷는 속도와 몸의 체형에 따라 달라지는데, 일반적으로는 11자로걷는 것이 맞으나 바른 몸에서도 속도가 느릴수록 발의 각도가 15도 정도벌어져 삼각형의 안정된 걸음을 걷게 된다. 그래서 구두 뒤 굽을 보면 바깥뒤꿈치가 먼저 닳는 것이다. 등이 굽고 다리가 O다리인 사람이 11자로 걷게 되면 고관절과 샅골 부위(서혜부)에 무리가 오고, 허리 뒤 부위에 경직을유발시킨다. 빠른 걸음에서 자연스럽게 11자 걸음이 되는 것은 바른 몸에서 가능하다.

7) 다리 길이가 차이가 나면 깔창 깔기

신발의 한쪽이 더 많이 닳게 되거나 기우뚱 걷는 사람은 골반이나 척추가 기울어져 양쪽 다리의 길이가 외형상 서로 다르다. 이렇듯 골반의 좌우 부정렬은 다리 길이를 다르게 만들고 보행에 불편을 주는 원인이 된다. 그래서 그 차이만큼 다리 길이에 맞는 깔창을 깔게 되면 지면에 바닥을 짚는 다리의 수평이 이루어져서 걸음걸이가 자연스럽게 바뀐다. 또한 한쪽 다리에 과도한 체중이 가해지는 것을 방지하여 근육의 경직도도 낮아지게 되어 통증이 완화되는 효과를 볼 수 있다.

그럼에도 불구하고 나는 깔창을 반대한다. 왜냐하면 깔창을 깔았을 때 당장은 보행이 편안할지 몰라도 골반과 허리뼈, 등뼈, 목뼈, 어깨뼈는 부정렬 상태가 지속된다. 이러한 부정렬의 지속은 상체의 근골격계 질환을 더욱 악화시키고 우리 몸의 항상성을 유지시켜 주는 불수의근의 경직을 가속화시켜서 결국 큰 병을 앓게 만드는 원인이 되기 때문이다. 특히 발의 아치를 없애는 깔창은 발이 가진 보행 시 충격 완화기능을 없앰으로써 무릎으로 충격이 직접 전달되어 일차적으로 무릎관절의 병을 일으킨다. 따라서 이런 사람들은 깔창을 사용하기보다는 어깨뼈, 등뼈, 목뼈, 골반, 허리뼈를 똑바로 정렬시켜서 다리 길이를 정상화시킨 상태에서 걷게 하는 것이 더 올바른 처방이다.

3 순환·정렬 맵시 걷기

맵시 걷기는 맵시운동을 통해 몸을 정렬시켜서 온몸의 대사기능이 정상화된 상태에서 시행하는 것이 원칙이다. 걷기운동의 신체적 조건을 만들기 전에는 가급적 일반적인 걷기운동을 하면 안 된다. 젊은 사람들은 적극적인 신체활동을 하다 보면 바르지 못했던 몸도 바르게 될 수 있지만 30대만 넘어가도 그런 운동은 관절의 퇴행성만 가속화시킬 뿐이다.

맵시 걷기는 수직 벽에 등을 대고 섰을 때 발뒤꿈치, 종아리, 엉덩이, 어깨, 손등, 뒤통수가 수직 벽에 닿은 상태에서 시선은 자연스럽게 상향 15도를 유지하면서 앞으로 걸어가는 걷기운동이다. 이러한 자세로 걷게 되면 발바닥이 지면을 편안하게 감싸고 구르듯이 안정적인 착지와 보행이 이뤄진다. 또한 몸이 가벼워져서 미끄러지듯 걸음이 앞으로 나아가며, 근육이 뭉치지 않는 마사이족 워킹과 같은 바른 걷기가 된다. 본질적으로 마사이 워킹과 맵시 걷기는 같다.

바람직한 걷기는 성장기 아이들에게 최고의 성장 프로그램이고, 스포츠인들에게 최상의 컨디션을 제공하며, 성인들에게 무병장수하고 안전한 걷기를 가능하게 하는 프로그램으로 모든 운동의 기초운동법이라 할 수 있다.

[표13] 순환 · 정렬 맵시 걷기

순환 · 정렬 맵시 걷기					
영역	종류	동작	영역	종류	동작
01 기준 잡아 걷기	1) 누워 걷기	가. 발뒤꿈치 바닥 누워 걷기	03 정렬 걷기	1) 박수 걷기	가. 앞뒤 박수 걷기
		나. 발뒤꿈치 들어 누워 걷기			나. 어깨 박수 걷기
	2) 벽 걷기	가. 발뒤꿈치 벽 걷기			다. 위로 박수 걷기
		나. 무릎 들어 벽 걷기			
02 순환 걷기	1) 두 주먹 온몸 비틀며 걷기	가. 높은 두 주먹 온몸 비틀며 걷기	04 힘내 걷기	1) 가슴 걷기	가. 뒤 깍지 걷기
		나. 낮은 두 주먹 온몸 비틀며 걷기			나. 짧은 두 주먹 온몸 비틀며 걷기
	2) 한 주먹 온몸 비틀며 걷기	가. 낮은 한 주먹 온몸 비틀며 걷기		2) 빨리 걷기	
		나. 높은 한 주먹 온몸 비틀며 걷기			

01 | 기준 잡아 걷기

순환정렬 7영역 23종 77동작을 통해 몸을 충분히 펴게 되면 바르게 누워서 잠자기와 벽 걷기가 가능하고, 벽 걷기가 잘 되면 제대로 된 바른 걷기가 가능해진다. 그러나 노인과 같이 몸이 굽고 굳은 분들이나 근골격계 환자들은 정상적인 보행이 어렵다. 그분들은 몸이 풀리고 정렬되는 과정에 오랜 시간이 걸리므로 정렬되기 전에라도 정렬된 자세로 걷기운동을 할 수 있도록 개발한 '누워 걷기'와 서서 맵시 걷기가 가능한지에 대한 기준을 확인하는 '벽 걷기'를 시키는 것이 좋다.

몸이 굽은 상태로는 걷기운동 효과가 떨어지고 질병을 유발시킬 염려가 있기 때문에 벽 걷기가 되지 않는 사람은 어깨와 척추를 풀고 펴는 데 집중하고, 걷기를 하고자 한다면 가급적 '누워 걷기'에 시간을 더 많이 투자하는 것이 좋다.

1) 누워 걷기

건축물의 바닥은 수평으로 되어 있다. 그 수평에 미치는 중력에 의해서 몸이 바르게 펴지면서 진행되는 누워 걷기는 일어섰을 때 몸이 바르게 설 수 있는 근 · 골격을 발달시켜 준다.

누워 걷기는 특히 무릎이 아프거나 등이 펴지기 힘든 노인들에게 좋다. 굽은 등을 펴주고 골반과 인체의 올바른 정렬상태를 만들어 주어 근육의 정상적인 수축과 이완이 이루어지면서 완벽한 유산소운동을 할 수 있게 한다. 이러한 유산소운동은 뭉친 근육이 풀리고 바른 자세를 유지하게 할 뿐만 아니라 혈액순환에도 도움을 준다.

가. 발뒤꿈치 바닥 누워 걷기

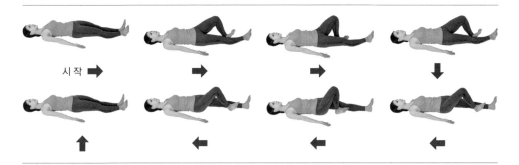

시작 ➡

[사진115] 발뒤꿈치 바닥 누워 걷기

▶ 운동 방법 : 누워 걷기의 준비 자세는 벽 걷기의 준비 자세인 벽 서기와 같은 자세로 눕는다. 바르게 누운 상태에서 발은 수평의 바닥을 딛고 서 있는 것처럼 발을 11자 수직으로 세우고 양 종아리, 엉덩이, 어깨, 뒤통수가 바닥에 닿은 상태에서 발뒤꿈치가 바닥을 스치면서 무릎을 구부렸다가 오금이 바닥을 내려치듯이 힘차게 다리를 뻗으면 된다.

이때 내려진 다리와 발은 나란히 처음 자리로 돌아와야 하고, 양발 사이가 벌어지거나 발목이 펴지지 않도록 주의하고 90도를 유지해야 한다. 손의 자세는 편하게 가슴 위에 올리거나 손바닥이 하늘을 보게 두어도 좋다. 몸을 풀어주거나 정렬시키는 효과는 좋으나 근육강화에는 부족함이 있다. 자신의 운동 시간에 따라 다르나 1세트 20~30회로 5세트 정도 시행한다.

나. 발뒤꿈치 들어 누워 걷기

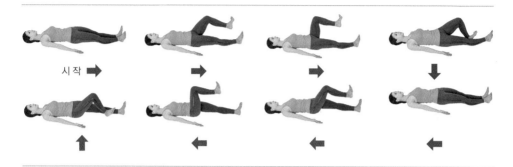

[사진116] 발뒤꿈치 들어 누워 걷기

▶ 운동 방법 : 누워 걷기와 같은 자세에서 무릎과 발을 들어 골반 높이까지
올렸다가 비행기가 착륙하듯이 발뒤꿈치가 바닥을 스치듯 다리를 내리며
뻗는다. 잘못하면 발뒤꿈치로 망치질하듯이 바닥을 내려칠 수 있는데 그
렇게 되면 발뒤꿈치가 매우 아플 수 있으니 주의한다. 앞의 [사진115]의
'발뒤꿈치 바닥 누워 걷기'를 충분히 연습해야 여기서의 누워 걷기가 수월
하다. 이 운동은 전신의 근육강화와 몸의 정렬에 더 큰 효과가 있다. 자신
의 운동 시간에 따라 다르나 1세트 20~30회로 5세트 정도 시행한다.

2) 벽 걷기

벽 걷기는 벽 서기가 되어야 가능하다. 벽 서기는 양쪽 발뒤꿈치, 종아
리, 엉덩이, 어깨, 뒤통수가 벽에 닿은 상태로 서는 것을 말한다. 바르고 편
안한 벽 서기가 된다는 것은 몸이 바르게 정렬되었다는 뜻으로 이 벽 서기
가 안 되면 '맵시순환정렬 7영역 23종 77동작'을 통해 바른 몸을 먼저 만들

어야 한다. 벽 걷기는 운동 수행자가 정상적인 걸음을 걸을 수 있는지 알려준다. 굽은 몸이 충분히 펴지고 기울어졌던 어깨와 골반이 바르게 정렬되면 벽 서기와 벽 걷기가 편안해진다.

벽 걷기는 아래 [사진 117] '가'번의 걷기처럼 발뒤꿈치가 벽을 스치며 걷는 연습을 먼저 해서 '균형 잡힌 몸이 되었는가?'를 먼저 확인해야 한다. '가'번의 걷기가 가능해지면 본격적으로 [사진 117] '나'번 걷기로 운동을 하는데 이는 균형 있는 바른 걷기로 균형 잡힌 근골격을 발달시키게 된다. 자신의 운동 시간에 따라 다르나 1세트 20~30회로 5세트 정도 시행한다.

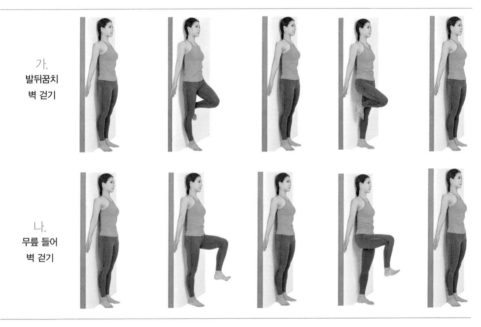

가.
발뒤꿈치
벽 걷기

나.
무릎 들어
벽 걷기

[사진117] 벽 걷기

02 | 순환 걷기

'순환·정렬 7영역 23종 77동작'에서 온몸 비틀기의 방법과 동일한 이 운동은 앞으로 걸어가면서 하는 온몸 비틀기로 보면 된다. 운동의 효과 또한 발가락, 발허리, 발목, 무릎, 고관절 및 골반, 허리, 등, 목, 어깨, 팔까지 인체의 모든 관절부에 대한 뒤틀림 자극을 통해 관절을 둘러싸고 있는 주변 근육, 인대, 건, 신경 등을 풀어주는데 탁월한 효과가 있다.

순환 걷기는 몸을 풀고 정렬시켜 주는 효과가 있어, 벽 걷기와 맵시 걷기가 어려운 사람들이 바른 걷기를 하고자 할 때 매우 유용한 걷기 방법이다. 순환 걷기를 많이 하고 벽 걷기를 해 보면 훨씬 수월하다는 것을 확인할 수 있다.

1) 두 주먹 온몸 비틀며 걷기

두 주먹 온몸 비틀며 걷기는 발을 안짱걸음처럼 나아가며 걷는 운동이다. 빠른 걸음걸이가 목적이 아니라 나아가면서 온몸이 뒤틀리면서 풀릴 수 있도록 하는 것이 이 운동의 주된 목적이다. 맵시체조의 온몸 비틀기와 같은 효과가 있는데, 발가락부터 발허리→발목→무릎→고관절→골반→허리→등, 가슴→어깨, 팔, 손→목→머리까지 한 번에 푸는 원리로 되어 있다.

가. 높은 두 주먹 온몸 비틀며 걷기

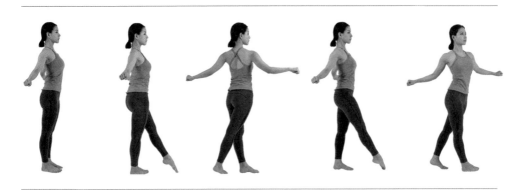

[사진118] 높은 두 주먹 온몸 비틀며 걷기

▶ 운동 방법 : 벽 서기 자세처럼 몸을 바르게 펴고, 시선은 상향 15도를 유지
한 상태에서 팔은 원하는 자극 부위에 따라 수직의 몸통에서 바깥 45~90
도 사이로 벌리고 손바닥이 땅을 향하게 두 주먹을 가볍게 쥔다. 팔꿈치의
각도를 90도로 유지한 상태에서 양 어깨뼈 내측연을 최대한 좁혀 고정시
키고 온몸을 비틀며 걷는데, 등뼈와 가슴에 자극을 높여주는 효과가 있다.
보폭이 매우 중요하다. 앞으로 발을 내디딜 때 나가는 발에 무게중심이 바
로 실리지 않도록 발은 1족장(자기 발길이) 이내에 놓고, 뒤에 디딤발에서
앞으로 내디딘 발로 무게중심을 이동하면서 몸을 비틀기 시작하여 체중이
내디딘 발에 완전히 실릴 때 몸도 완전히 비틀면서 앞으로 걷기를 반복한
다. 어깨에 힘을 주고 운동을 할 경우 승모근(등세모근)의 경직을 유발할
수 있으니 편안한 자세로 운동을 수행하되 아래의 여러 가지 걷기운동을
섞어서 하게 되면 수월하게 진행할 수 있다. 자신의 운동 시간에 따라 다

르나 1세트 20~30회(좌우 1번을 1회)로 5세트 정도 시행한다.

나. 낮은 두 주먹 온몸 비틀며 걷기

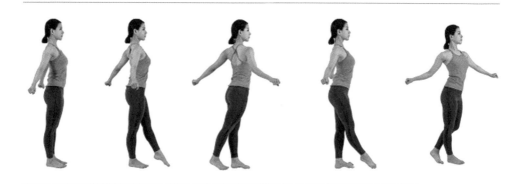

[사진119] 낮은 두 주먹 온몸 비틀며 걷기

▶ 운동 방법 : 낮은 두 주먹 온몸 비틀며 걷기도 팔꿈치만 아래로 내려서 할
  뿐 운동 방법은 [사진118]의 높은 두 주먹 온몸 비틀며 걷기와 마찬가지
  이다. 주로 허리와 골반 다리에 높은 자극을 주는 운동이다. 자신의 운동
  시간에 따라 다르나 1세트 20~30회로 5세트 정도 시행한다.

2) 한 주먹 온몸 비틀며 걷기

가. 낮은 한 주먹 온몸 비틀며 걷기

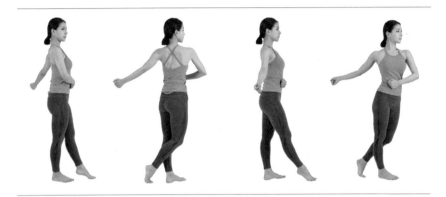

[사진120] 낮은 한 주먹 온몸 비틀며 걷기

▶ 운동 방법 : 엄지손가락이 하늘을 본 모양으로 주먹을 가볍게 쥐고 팔은 뻗어서 수직의 몸통에서 45도 각도로 벌려주고 주먹의 높이가 변하지 않도록 사진과 같이 좌우 수평회전을 하며 걷는다. 주먹이 뒤쪽으로 회전할 때 수평이동이 아닌 높이가 낮아지게 되면 자극과 운동 효과는 급격히 떨어진다. 내딛는 앞발에 급격히 체중이 실리지 않도록 주의한다. 무게중심은 뒷발에 두고 안정적으로 1족장 정도의 보폭을 유지하면서 몸의 뒤틀림을 느끼면서 천천히 걷도록 한다. 자신의 운동 시간에 따라 다르나 1세트 20~30회로 5세트 정도 시행한다.

나. 높은 한 주먹 온몸 비틀며 걷기

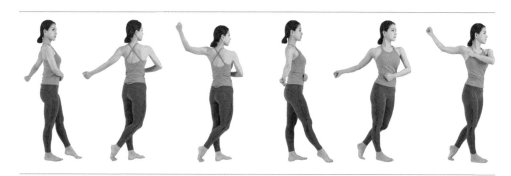

[사진121] 높은 한 주먹 온몸 비틀며 걷기

▶ **운동 방법** : 엄지손가락이 하늘을 본 모양으로 가볍게 주먹을 쥐고, 팔은 자연스럽게 뻗어 몸의 바깥방향으로 회전시키면서 주먹의 높이가 어깨 높이에서 몸의 회전을 극대화한다. 이때 회전의 정점에서 몸통과 위팔과의 각도는 90도, 팔꿈치의 각도는 135도(135도＿／)를 유지해야 몸에 자극이 정확하게 온다. 팔꿈치보다 주먹이 뒤로 가야 함을 잊지 말아야 한다. 또 보폭에 있어서도 내딛는 앞발에 급격히 체중이 실리지 않도록 주의한다. 무게중심은 뒷발에 두고 안정적으로 1족장 정도의 보폭을 유지하면서 몸의 뒤틀림을 느끼면서 천천히 걷도록 한다. 자신의 운동 시간에 따라 다르나 1세트 20~30회로 5세트 정도 시행한다.

03 | 정렬 걷기

정렬 걷기는 박수 걷기로 이루어진 걷기 과정으로써 굽은 등과 목을 풀어줌은 물론이고, 어깨와 위팔 뒤 부위를 둘러싸고 있는 지방덩어리들을 분해시키는데 큰 효과가 있다. 기본적으로 정렬 걷기와 순환 걷기는 하나의 세트로 구성된 것으로 보아도 무방하다. 두 과정은 많이 해줄수록 몸을 좋게 해준다. 하지만 '위로 박수 걷기'는 등세모근의 경직을 초래하므로 많이 하지 않는 것이 좋다.

1) 박수 걷기

가. 앞뒤 박수 걷기

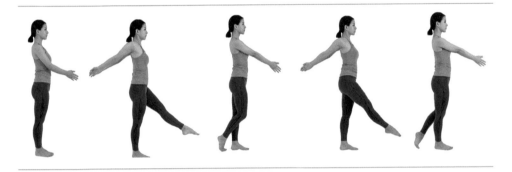

[사진122] 앞뒤 박수 걷기

▶ 운동 방법 : 벽 서기 자세로 바르게 서서 팔을 편 상태에서 수직의 몸통과 팔의 각도를 45도를 유지하며 앞뒤 박수를 치며 걷는다. 방법은 왼발을 앞으로 뻗을 때 동시에 손은 몸 뒤로 힘차게 던지듯 손등 박수를 치고, 바닥에 닿은 왼발에 몸의 무게중심이 실리면 앞으로 손바닥 박수를 친다. 다시 오른발을 앞으로 뻗으며 동시에 팔은 뒤로 손등 박수를 치고, 바닥에 닿은 오른발에 몸의 무게중심이 실리면서 앞 손바닥 박수를 친다.

이때 보폭은 내딛는 앞발에 급격히 체중이 실리지 않도록 보폭을 1족장 이내의 보폭을 유지한다. 무게중심은 딛고 있는 발에 두고 나가는 발을 뻗는 순간 팔을 힘차게 뒤로 젖혔다가 발이 땅에 닿으면서 팔을 앞으로 모으며, 바닥에 발의 체중이 완전히 실리는 순간 박수 치기며 걷기를 반복한다. 이때 몸이 반동하지 않고 오직 팔만 움직이되 팔이 뒤로 갈 때는 힘을 빼고 팔을 던지듯이 손등 박수를 친다. 자신의 운동 시간에 따라 다르나 1세트 20~30회로 3세트 정도 시행한다.

▶ 효과 : 어깨가 안으로 몰린 상태에서 생활습관이 오랫동안 지속되면 가슴, 빗장, 어깨, 겨드랑이, 위팔, 아래팔, 손바닥 순서로 근육이 경직되어 짧아지고 통증이 유발된다. 더 큰 문제는 이러한 짧아진 근육으로 인해 어깨뼈가 제자리로 돌아가는 것이 제한되면 가슴과 어깨를 제대로 펼 수가 없다. 팔 벌려 맵시, 앞뒤 박수, 가슴 박수, 위로 박수 등의 운동은 가슴과 회전근개를 포함한 다양한 어깨통증의 근본 문제인 근육의 경직을 풀어 주는데 효과가 있다.

▶ 주의사항 : 손등 박수 치기할 때 손의 모양을 지나치게 뒤로 쫙 펴서 하게 되면 아래팔 앞 부위의 근육이 먼저 자극을 받게 되어 이 운동의 목적인 가슴, 빗장, 어깨, 겨드랑이 앞, 위팔 앞 부위의 이완은 상대적으로 부족해진다. 또한 손목을 과도하게 뒤로 젖힌 상태에서 손등 박수를 치다 보면 손톱에 의해 손에 상처를 입을 수 있음을 잊지 말아야 한다. 몸은 항상 고정된 상태에서 시행해야 하며 배를 앞으로 내밀거나 머리가 앞뒤로 요동치며 흔들리지 않도록 하고 오직 팔만 회전하도록 한다.

나. 어깨 박수 걷기

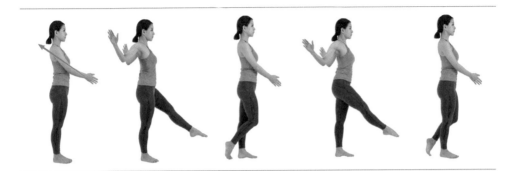

[사진123] 어깨 박수 걷기

▶ 운동 방법 : 벽 서기 자세로 바르게 서서 손은 배꼽 높이에 두고 팔을 편
듯 만 듯 구부린 상태(팔꿈치를 135도___╱)에서 왼발이 앞으로 걸어 나가
면서 어깨 높이 박수를 치며 걷는다. 이때 보폭은 내딛는 앞발에 먼저 체
중이 실리지 않도록 작게 하여 1족장 이내의 보폭을 유지한다. 방법은 왼
발을 앞으로 뻗음과 동시에 배꼽 높이에 있던 두 손을 대각선 어깨 뒤로
힘차게 W 모양으로 던지고, 왼발에 체중이 실리면서 앞 손바닥으로 배꼽
높이 박수를 친다. 다시 오른발이 앞으로 뻗음과 동시에 배꼽 높이에 있
던 손을 어깨 높이 넓은 W 모양으로 힘차게 던지고, 오른발에 체중이 실
리면서 손을 내려 배꼽 높이 박수를 친다. 자신의 운동 시간에 따라 다르
나 1세트 20~30회로 3세트 정도 시행한다.

▶ 효과 : 주로 가슴과 겨드랑이, 위팔 앞 부위 근육을 풀어주는데 효과가 있
다.

▶ 주의사항 : 팔을 뒤로 젖힐 때 팔꿈치보다 손이 뒤로 가도록 해야 자극을 높일 수 있다.

다. 위로 박수 걷기

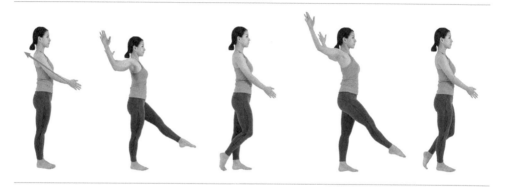

[사진124] 위로 박수 걷기

▶ 운동 방법 : 벽 서기 자세로 바르게 서서 팔을 편 듯 만 듯 구부린 상태에서 손을 가슴 높이에 둔다. 왼발이 앞으로 걸어 나가는 동시에 팔꿈치가 어깨 높이 이상이 되도록 하고 손등은 서로 부딪치는 느낌으로 머리 뒤 대각선 방향으로 힘차게 던지고, 왼발에 체중이 실리면서 배꼽 박수나 가슴 박수를 친다. 다시 오른발이 앞으로 뻗으며 동시에 팔은 뒤로 힘차게 던지고, 오른발에 체중이 실리면서 앞가슴 박수 치기를 반복하며 걷는다. 보폭은 내딛는 앞발에 먼저 체중이 실리지 않도록 보폭을 최대한 작게 하여 1족장 이내의 보폭을 유지한다. 자신의 운동 시간에 따라 다르나 1세트 20~30회로 3세트 정도 시행한다.

▶ 효과 : 주로 가슴과 겨드랑이, 위팔 앞 부위 근육을 풀어주는데 효과가 있다.

▶ 주의사항 : 팔을 뒤로 젖힐 때 팔꿈치보다 손이 뒤로 가도록 해야 자극을 높일 수 있다.

04 | 힘내 걷기

몸이 부정렬 상태에서 운동을 계속하면 관절의 퇴행성과 근육의 경직이 심해져 몸의 피로도가 높아지고, 오히려 각종 질병의 원인이 될 수 있다. 기준 잡기를 통해 바른 걷기에 대한 개념을 숙지하고 몸을 정렬시킨 상태에서 걷기를 시행하면 운동의 지속성을 높이고 피로를 예방하고 건강을 회복하는 운동이 된다는 것을 지금까지 설명해 왔다. 순환 걷기를 통해 몸을 더욱 부드럽게 만들고 정렬 걷기를 통해 바른 걷기를 할 수 있는 몸을 만들었다면 이제는 운동량을 높이는 과제가 남았다. '힘내 걷기'는 운동량을 높여서 건강하고 아름다운 몸을 갖게 하기 위한 과정이다.

1) 가슴 걷기

가슴을 앞으로 내민 듯이 걷는 가슴 걷기의 궁극적인 목적은 양 어깨뼈 내측연이 최대한 서로 밀착된 상태에서 걷기를 하도록 한다. 어깨뼈가 최대한 뒤로 간 상태에서 뒤 깍지가 된다면 뒤 깍지 걷기를 하면 되고, 정확하고 편안한 뒤 깍지가 되지 않는 사람들은 그냥 '짧은 두 주먹 온몸 비틀며 걷기'를 하면 뒤 깍지 걷기와 같은 운동 효과를 누릴 수 있다.

가. 뒤 깍지 걷기

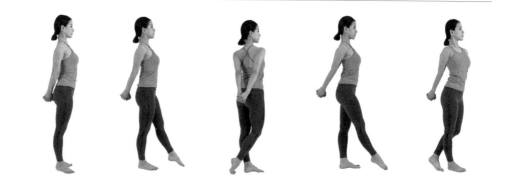

[사진125] 뒤 깍지 걷기

▶ 운동 방법 : 뒤 깍지 맵시자세에서 팔을 좌우로 흔들면서 빠르게 걸어 나
가면 된다. 이때 허리 전만이 되지 않도록 주의해야 한다. 뒤 깍지 상태에
서는 보폭을 크게 하기도 어렵지만 보폭을 크게 하려 하기보다는 몸을 많
이 흔들면서 보폭을 짧게 하는 것이 온몸 구석구석 자극과 운동량을 높여
주는데 도움이 된다. 자신의 운동 시간에 따라 다르나 1세트 20~30회로
3세트 정도 시행한다.

나. 짧은 두 주먹 온몸 비틀며 걷기

▶ 운동 방법 : '짧은 두 주먹 걷기'라는 것은 순환 걷기의 '두 주먹 온몸 비틀
며 걷기'처럼 전신에 대한 몸의 뒤틀림에 의한 자극이 아니라 양 어깨뼈
가 모아진 상태에서 등에 오는 자극을 높여 주는 걷기운동이다. 팔꿈치를
어깨 높이 가까이까지 올린 상태에서 등뼈와 양 어깨뼈 사이에 자극을 집

중적으로 느끼면서 두 주먹 온몸 비틀며 걷기를 하는데 회전각은 짧고 걸음은 빠르게 한다. 보폭을 짧게 하는 것이 온몸 구석구석 자극과 운동량을 높여 주는데 도움이 된다.

2) 빨리 걷기

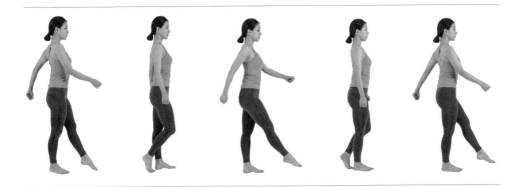

[사진126] 빨리 걷기

▶ 운동 방법 : 벽 서기 자세의 바른 몸이 되면 바른 걷기는 그냥 되게 되어 있다. 마사이족이 걷기운동을 따로 배우지 않았던 것처럼 직립보행하는 이상적인 몸이 되면 미끄러지듯 발이 자연스럽게 앞으로 나아가게 된다. 이러한 걷기는 근육이 뭉치지도 않고 잘 지치지도 않고 다음 날 피로하지도 않는다. 느리게 걷게 되면 팔을 내려 천천히 흔들며 가는 것이고, 빠르게 걷게 되면 팔의 각도는 점점 좁아져서 힘차게 흔들게 되어 있다. 맵시 자세가 되면 걸음걸이가 얼마나 자연스럽고 편안한 것인지 알게 된다. 이 운동은 가급적이면 30분 이상 지속했을 때 제대로 된 걷기운동의 효과를

볼 수 있다.

▶ 효과 : 바람직한 걷기운동은 인체의 모든 기능을 정상화시키고 발달시키는 만병통치약이다. 걷기운동을 하면 혈액순환을 향상시켜서 세포 안으로 산소공급이 증가될 뿐만 아니라 근육 및 관절의 긴장이 완화되기 때문에 활력이 증가되는데 이 효과는 일반적으로 우울증과 치매의 예방과 치료에도 탁월한 것으로 알려져 있다. 또한 엔돌핀 생성을 도와 스트레스와 불안감소에 효과적이다. 특히 낮에 야외에서 걷기운동을 하면 뼈 건강에 필수적인 비타민D 생성이 늘어나므로 골밀도 증가를 통해 골다공증 예방이 가능하다.

매일 30분 이상의 걷기운동은 몸에 좋은 HDL 콜레스테롤을 증가시키고 몸에 나쁜 LDL 콜레스테롤을 감소시킬 뿐만 아니라 혈압도 떨어뜨려 심장질환과 뇌졸중의 위험률을 30% 가량 줄여준다. 당뇨와 대장암, 유방암, 그리고 자궁암 예방에 도움이 될 뿐만 아니라 근육량이 증가하고 기초대사량 증가를 통한 체중 조절효과로 건강하고 아름다운 맵시 있는 몸을 만들어 준다.

chapter

4

가족건강
지킴이
'맵시 도움주기'

1962년 의료법 개정과 동시에 한의사제도가 생기면서 '구사(뜸 놓는 사람)'나 '침사'와 같은 자격이 폐지되었으나 법개정 이전에 자격을 취득한 자에 한해서는 그 자격을 인정하고 있다. 하지만 필자가 어린 시절에는 의료법이 지금과 같이 엄격하게 지켜지지 않아 침방이나 한약방에서 의료행위가 이루어졌고, 무도를 수련했던 사람들이나 기술이 있는 사람들은 접골원이라는 간판을 걸고 지금의 카이로프랙틱 같은 교정과 '깁스' 같은 기초적인 의료행위를 해왔다. 하지만 지금은 유사 의료행위 및 의약품에 대한 처벌이 매우 엄격하게 적용되고 있는 관계로 예전과 같은 유사 의료행위는 법적으로 철저히 제한을 받아오고 있다.

　이로 인하여 무자격자에 의한 국민건강을 위해하는 불법행위가 방지되고 의사와 한의사라는 전문 의료인에 의한 효과적인 의료행위가 이뤄지는 긍정적인 면도 있지만, 전통적으로 내려오던 일반적 건강법까지 잊혀지면서 사람들은 스스로 낫는 방법에 대해 점점 그 능력을 잃고 있다. 또한 의료인에만 전적으로 자신의 건강을 의지함으로써 오히려 건강하지 못한 삶을 살고 국가적으로도 의료비가 증가되어 국민부담이 늘어나는 것도 현실이다. 여기에는 잘 보장되어 있는 우리나라 의료보험제도도 한몫했다고 생각한다.

예전 같으면 집에서 간단하게 해결하던 것들도 병원비가 싸다보니 굳이 스스로 알아서 할 필요를 느끼지 못하고 조금만 다치거나 아파도 병원에 간다. 의사에 대한 의존성이 더욱 높아지게 되고 거기에 강력한 의료법으로 인해 의사들의 사회적 권력화 현상이 두드러지게 나타나 의사협회는 정치권도 함부로 못하는 거대 이권단체로 자리를 잡게 됐다.

현대는 정보의 홍수 속에 살고 있다. 과거에 비해 현대인들은 의학지식이 매우 풍부한 것처럼 보인다. 하지만 그 대부분의 정보는 비전문가의 잘못된 것이거나 의사협회의 입장을 대변하는 것으로, 결국은 병원으로 오라는 얘기로 정리되는 경우가 대부분이다. 그러면 병원을 자주 가면 병이 해결되는가? 대부분의 잔병들은 운명처럼 안고 살아가거나 당장은 좋아지지만 또다시 재발하는 경우도 많다.

그럼에도 불구하고 우리는 정기적으로 병원을 찾아다닌다. 직업이 더욱 전문화된 현대사회에서 어쩔 수 없는 현상이긴 하지만 그 잘못된 굴레에서 벗어나 심각한 질병이 아니라면 스스로 자신의 질병을 예방하고 해결하여 건강하고 행복한 삶을 살 수 없을까에 대한 고민에서 맵시진단법, 어깨중심 신체이론, 맵시운동법, 맵시 도움주기를 연구해 왔다.

01 맵시 도움주기란?

의학기술의 눈부신 발전은 인류에게 분명 축복이다. 과거에는 고치지 못했던 질병들이 완쾌되는 경우가 점점 늘어가고 있다. 그러나 이에 못지않게 원인을 알 수 없는 통증에 시달리는 환자들도 많아지고 있다. 그중 상당수는 오염된 환경, 직무 스트레스, 잘못된 생활습관 등이 원인이며 약물이나 병원치료 등으로 해결하기 어려운 측면이 있고 이런 치료만으로는 통증이 계속 악화될 수 있다는 점에서 문제가 된다.

맵시운동은 원인을 명백히 알 수 없는, 즉 스트레스나 잘못된 생활습관이 원인으로 추정되는 통증을 해결하기 위해 잘못된 습관의 굴레에서 벗어나 모든 사람들이 스스로 자신의 몸을 건강하게 변화시켜 질병을 예방하고 궁극적으로는 건강하고 행복한 삶을 살 수 있기를 꿈꾼다. 앞서 소개한 맵시진단법과 운동을 생활화한다면 상습적인 통증으로부터 벗어나서 궁극적으로 삶의 질이 향상될 수 있다. 그런데 운동도 최소한의 체력이 있어야 가능하고, 체력이 있어도 혼자서는 하지 못하는 것들이 있다. 이러한 문제점을 서로 해결시키기 위해 맵시 도움주기가 개발되었다.

맵시 도움주기는 맵시운동과 마찬가지로 통증해결은 따라 오는 결과이고 몸의 정렬이 목표다. 스스로 진단이나 운동을 할 여건이 안 되는 사람들에게 도움을 주어서 몸을 정렬시켜 주는 과정이다. 이렇게 도움주기로 몸이 정렬되면, 젊은 사람이나 부정렬된 기간이 짧았던 사람들은 바로 통증이 해결되고 몸이 가벼워지는 것을 느낄 수 있다. 하지만 부정렬과 경직이 오랫동안 지속됐던 사람들이나 만성의 고령자들에게는 명현현상으로 오히려 더 다양한 통증과 여러 증상들이 나타나기도 한다. 하지만 도움주기를 통해 몸이 정렬된 상태가 일정 기간 유지되면 모든 경직됐던 근육이 부드러워지고 대사기능이 좋아지면서 통증이 해결되고 면역력이 점차 좋아진다.

하지만 도움주기가 아무리 잘 되어도 스스로 자세가 무너진다면 도움주기는 진통제 수준에서 벗어나지 못하는 것이니 도움주기에만 의지하는 것은 옳지 못하다. 지금부터 소개할 '맵시 도움주기'는 다른 사람의 도움을 받아 몸의 부정렬을 해결하는 방법으로, 전문가가 아닌 일반인 누구라도 기본원리만 알면 충분히 해 볼 수 있는 수준이다. 가족, 부부, 연인, 친구 간에 함께 하면 좋다. 도움을 주는 사람과 도움을 받는 사람 모두 몸을 바르게 정렬하는 데 도움이 된다. 도움을 받는 사람은 '피도움자', 도움을 주는 사람은 '돕는자'로 표현하였다.

02 도움주기의 기본자세

1 마음

- 사람에 대한 애정과 올바른 마음이 기본이다.

- 배움은 특혜이나 나눔에 대한 의식을 갖도록 하자.

- 진단이 먼저고 도움주기는 그 다음이니 진단법을 잘 익혀야 한다.

- 상대를 인정할 줄 알아야 한다. 스스로 자만하여 쉽게 판단하면 사고
  로 이어진다.

- 권위적인 태도와 일방적인 도움주기는 피도움자에게 폭력이 될 수
  있음을 명심해야 한다.

아무리 효과에 대한 자신이 있어도 피도움자가 원치 않거나 심하게 아파하면 적당한 선에서 시행해야 한다. 과하면 모자람만 못하다. 맵시는 시간과의 싸움이고 기다림의 미학이고, 소통의 예술이다.

2 몸

일반적으로 마사지사나 도수치료를 전문으로 하는 직업군의 사람들을 보면 특별히 스스로 철저히 관리하는 사람들 외에는 대부분 그들 스스로가 심각한 치료 대상인 경우가 많다. 그 원인은 치료용 침대에 사람을 눕혀놓고 시행하는 치료행위 자세가 허리를 숙이고, 어깨가 안으로 굽은 상태에서 이뤄지다 보니 이들의 직업이야말로 질병발생에 최악의 직업군인 셈이다. 거기에 손, 팔, 어깨 등 특정 부위에 집중적으로 힘을 쓰는 일이 지속되다 보니 그 부위의 만성질환들은 더욱 심각하다. 그렇게 불편한 자세로 하는 직업은 나이를 먹으면 계속하여 건강하게 일을 하기가 어렵다. 그래서 환자에게 기를 많이 빼앗긴다는 말로 자신의 질병을 변명하는 일이 많다.

• 내 몸도 살리고 상대의 몸도 살리는 애기자세를 기본으로 한다.

맵시 도움주기는 팔의 힘이나 특별한 기술로 하는 것이 아니라 도움받는 사람의 굽은 어깨와 몸을 수평의 방바닥에 착 달라붙게 하는 것이 대부분이고, 중력에 내 체중을 조금만 더 보태는 형식이므로 힘이 필요한 것이 아니다. 내 힘으로 하려하지 말고 중력의 힘을 이용해서 힘들지 않게 도움을 주며, 나도 바른 자세를 잡는 기회로 삼는다. 이렇게 했을 때 직업적으로 이러한 일을 하는 전문인도 평생 건강한 직업인으로 살아갈 수 있다. 자신의 체중을 이용한 누르기 중심의 맵시 도움주기는 초보자들도 배워서 시행해 보면 바로 효과를 느낄 수 있는 쉽고 효과적인 방법이다.

• 몸을 청결히 하여 서로에게 좋은 느낌을 줘야 한다.

냄새는 가급적 무향무취가 좋다. 도움을 받는 사람은 면역력이 떨어져 있어서 냄새에 민감하고, 자칫 알레르기 반응으로 몸에 부담을 받을 수 있다.

• 고개를 서로 피하고 시행해라.

서로 마주 보면서 도움주기를 하게 되면 호흡을 나누게 되니 서로의 건강에 해롭다. 특히 평소에 구취가 없다가 흉곽이 풀리게 되면 숨이 깊어지면서 폐에 깊이 잠겨 있던 지독한 구취가 쏟아져 올라오게 되는데 이것은 도움주기하는 사람에게 매우 좋지 않다. 또한 대화를 할 때도 잘못하면 아래에 있는 사람에게 침이 튈 수 있으니 고개는 서로 돌리고 하는 것이 좋다.

• 끊임없이 소통하라.

아무리 좋은 것이어도 상대가 받아들이는데 어려움이 있을 수 있다. 도움주기에서도 역시 과유불급이다. 또한 도움주기에 앞서 진행되는 진단에 오류가 있을 수 있음을 늘 염두에 둬야 한다. 소통은 오류를 줄이고 만족스런 결과를 가져오는데 가장 중요한 수단 중 하나이다.

03 맵시 도움주기의 실제

[표14] 맵시 도움주기

영역	동 작	영역	동 작
1 어깨· 팔 도움 주기	01 양팔 당기기	**3** 허리· 골반 도움 주기	01 베개 단전 골반 당겨 허리 밀기
	02 팔 내려 어깨 누르기		02 베개 단전 엉덩뼈, 엉치뼈 누르기
	03 팔 올려 겨드랑이 누르기		03 베개 허리 무릎 모아 비틀기
	04 팔 만세 겨드랑이, 팔 누르기		04 베개 허리 한 무릎 눌러주기
	05 세로 베개 팔 내려 어깨 누르기		05 베개 허리 양 무릎 눌러주기
	06 세로 베개 팔 올려 어깨 누르기		
2 척추 도움 주기	01 발 잡아 척추 말아주기	**4** 다리 도움 주기	01 넙다리 뒤 부위 밟기
	02 등 가로 베개 양 어깨 누르기 1, 2		02 종아리 뒤 부위 눌러주기
	03 등 가로 베개 양 어깨 잡고 무릎 밀기		03 손목 대고 오금 누르기
	04 목 떨구기, 손 잡아주기		04 오금 접어 넙다리 앞 부위 눌러주기
	05 베개 대각선 양 어깨 눌러주기		05 베개 대고 정강근, 긴 종아리근 눌러주기
	06 등 가로 베개 무릎 모아 비틀기 1, 2		

01 ｜ 양팔 당기기

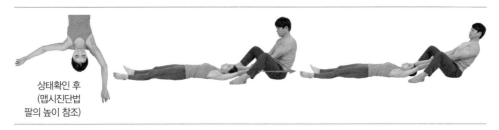

상태확인 후
(맵시진단법
팔의 높이 참조)

[사진127] 양팔 당기기

▶ 도움주기 방법 : 피도움자가 바르게 누운 상태에서 도움자는 피도움자의
양팔을 가볍게 당겨서 바닥에 내려놓는다. 팔의 높이와 가슴의 높이를 먼
저 확인한다. 팔이 더 내려간 쪽의 가슴이 더 높게 나타나고, 가슴 아래
갈비뼈(늑골)를 눌러보면 팔이 올라간 쪽에 비해서 더 경직되었음을 확인
할 수 있다. 팔이 내려가거나 가슴이 높은 쪽으로 등뼈가 휘어져 있다고
보면 된다(맵시진단법 참조). 물론 나이에 따라 반대편으로 휘어진 경우
모양과 관계없이 경직성과 통증 정도는 달라질 수 있다. 하지만 몸을 바
르게 맞추고 시간이 지속되면 자연스럽게 양쪽 모두 좋아지게 되어 있다.

　도움자는 피도움자의 손을 잡아 양팔을 당기기 위해 팔을 들어올릴
때 몸 앞으로 해서 팔을 들어올려야 한다. 옆으로 들어올리면 혹시 피도
움자가 오십견이 심한 경우 어깨에 심한 통증을 호소할 수 있다. 심각한
통증이 발견되지 않을 시 내려간 쪽의 팔을 지긋이 당겨주면 그쪽 어깨

의 통증을 해소시키는 데 도움이 된다. 피도움자의 몸 상태에 따라 다르나 한 번 당길 때마다 3~5초 동안 지그시 당긴 상태에서 3회 반동을 주어 당기고 풀기를 반복하여 2~3분 정도 해주는데, 어깨가 더 **뻑뻑한** 쪽에 많이 집중한다.

02 | 팔 내려 어깨 누르기

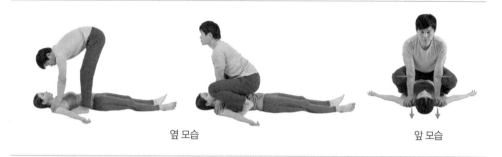

옆 모습   앞 모습

[사진128] 팔 내려 어깨 누르기

▶ **도움주기 방법 :** 피도움자를 눕힌 상태에서 도움자는 피도움자의 양 어깨를 감싸잡고 뒤꿈치를 들며 무릎을 앞으로 내밀면서 곧게 편 팔에 체중을 이동하여 지그시 눌러준다. 피도움자의 어깨가 안으로 몰려 있다면 누웠을 때 어깨가 바닥에서 떠 있게 되는데, 도움자가 피도움자의 떠 있는 어깨를 수평의 바닥에 꾹꾹 눌러주면 가슴과 어깨 주변 근육이 풀리게 된다. 힘의 방향은 명치에서 좌우 어깨로 각각 45도 바깥 방향으로 어깨를 벌리듯이 누른다. 좌우 번갈아가며 눌러주는 것도 좋은 방법인데, 어깨의 높이가 더 들린 쪽에 더 많은 시간을 집중하는 것이 좋다. 피도움자의 몸 상

태에 따라 다르나 한 번 누를 때마다 2~3초 정도 지그시 눌렀다가 풀기를 반복하여 2~3분 정도 해주는데 어깨가 더 올라간 쪽에 많이 집중한다.

03 | 팔 올려 겨드랑이 누르기

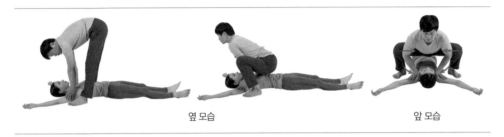

옆 모습   앞 모습

[사진129] 팔 올려 겨드랑이 누르기

▶ 도움주기 방법 : 피도움자를 눕힌 상태에서 도움자는 손 짚고 앉기 자세로 가슴과 어깨, 겨드랑이를 피도움자 미간(두 눈썹의 사이) 방향으로 모으듯이 압박한다. 피도움자의 어깨가 안으로 몰려 있다면 누웠을 때 어깨가 바닥에서 떠 있고, 팔이 45도로 유지가 되지 않게 된다. 도움자는 피도움자의 떠 있는 어깨를 수평의 바닥에 꾹꾹 눌러주거나 안쪽 무릎에 밀착된 팔꿈치를 넙다리의 힘으로 모아 미간 방향으로 조이면서 겨드랑이와 어깨를 풀어준다. 좌우 번갈아가며 눌러주는 것도 좋은 방법인데, 어깨가 바닥에서 더 들린 쪽에 더 많은 시간을 집중하는 것이 좋다. 피도움자의 몸 상태에 따라 다르나 한 번 누를 때마다 2~3초 정도 지그시 눌렀다가 풀기를 반복해서 2~3분 정도 해주는데 어깨가 더 떠 있는 쪽에 많이 집중한다.

04 | 팔 만세 겨드랑이, 팔 누르기

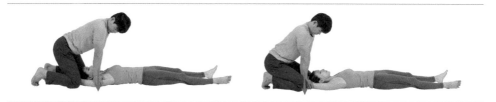

[사진130] 팔 만세 겨드랑이, 팔 누르기

▶ 도움주기 방법 : 피도움자의 양팔을 만세 자세로 놓은 뒤 도움자는 피도움
자의 머리 위쪽에서 피도움자 발쪽으로 바라보며 애기자세로 엎드린다.
도움자는 두 무릎으로 피도움자의 양팔을 모아서 두 무릎으로 고정시키
고, 겨드랑이부터 팔꿈치까지 압박하고 비벼 주면서 경직된 부위를 풀어
준다.

05 | 세로 베개 팔 내려 어깨 누르기(맵시 베개 1개 필요)

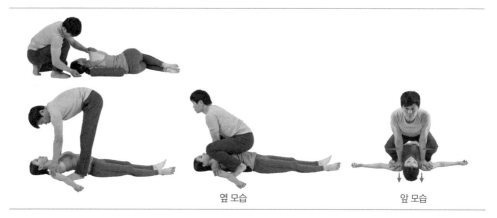

옆 모습　　　　　앞 모습

[사진131] 세로 베개 팔 내려 어깨 누르기

▶ 도움주기 방법 : 베개 끝이 피도움자의 대추에 얹히도록 세로로 놓고 눕게 한다. 도움자는 피도움자와 마주 본 상태에서 손 짚고 앉기 자세로 앉아 양 어깨를 짚고 체중을 실어서 가슴을 벌리듯 누른다. 수직으로 지그시 누르기도 하고 누른 상태에서 좌우로 비벼 주기도 한다. 피도움자의 어깨와 가슴이 부드럽게 풀리면 베개를 2~3cm 정도 내리고 다시 누르고 비벼 주기를 반복한다. 이렇게 등뼈 7번까지 내려가면서 반복 시행한다. 피도움자의 몸 상태에 따라 다르나 2~3초 정도 지그시 눌렀다가 풀기를 반복하여 2~3분 정도 해주는데 어깨가 더 들려 있는 쪽에 많이 집중한다.

06 ┊ 세로 베개 팔 올려 어깨 누르기(맵시 베개 1개 필요)

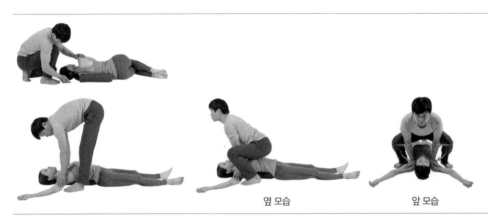

옆 모습 　　　　 앞 모습

[사진132] 세로 베개 팔 올려 어깨 누르기

▶ 도움주기 방법 : 피도움자의 팔을 든 상태에서 시행하는데 위 '05 세로 베개 팔 내려 어깨 누르기'와 같은 방법으로 실시한다.

② 척추 도움주기

순환·정렬 7영역 23종 77동작이 몸을 풀어주고 정렬시키는 과정이었다면 맵시 도움주기에서 척추 영역은 맵시운동의 최종 목적인 척추정렬 과정이라고 보면 된다. 물론 앞의 과정만으로도 스스로 정렬이 가능하지만 도움주기를 하게 되면 풀리지 않은 응어리를 좀 더 꼼꼼하게 풀어주고, 정밀한 정렬 효과를 얻을 수 있다.

01 | 발 잡아 척추 말아주기

피도움자는 누운 상태에서 두 다리를 살짝 벌린 상태로 접어 올리면, 도움자는 사진과 같이 한 무릎 앉은 상태에서 피도움자의 발뒤꿈치를 한 손으로 잡고, 발을 밀어준다. 밀어주는 각도가 커지면 커질수록 허리에서부터 목뼈까지의 자극이 높아진다.

밀어주는 방법에는 두 가지가 있다. 첫째는 피도움자가 호흡을 깊이 들이마셨다가 내뱉을 때 두 다리를 깊게 밀어주는 것으로서 허리나 등의 경직이 너무 심하고 통증을 호소하는 사람에게 하는 방법이다. 둘째는 구르기하듯이 반동을 주어 밀었다 풀어주기를 반복해 주는 것으로서 첫 번째 방법으로 허리나 등이 적당히 풀린 상태에서 시행한다. 피도움자의 몸 상태에 따라 다르나 2~3초 정도 적당한 저항감을 느낄 정도로 말았다 풀기를 반복하여 7~10회 2~3세트를 해준다. 특히 척추 전만 환자들은 허리와 등 말아주기에 더욱 집중해 줘야 한다.

〈참고사항〉

본 과정은 척추가 너무 경직되거나 통증이 심해서 순환·정렬 7영역 23종 77동작 중에서 '척추 말기' 과정을 수행하지 못하는 피도움자를 도와서 스스로 운동을 할 수 있는 몸을 만들어 주는 데 꼭 필요한 과정이다. 예를 들어서 '오금 잡고 허리 말기'가 되지 않는 사람에게는 '발 잡아 척추 말아주기'를 도움주면 '척추 말기' 운동과 동일한 효과를 볼 수 있다.

1) 허리 말아주기(맵시운동 : 오금 잡고 허리 말기 효과)

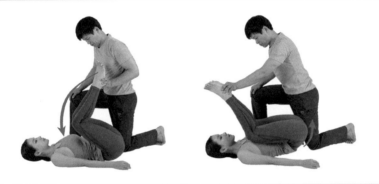

[사진133] 허리 말아주기

▶ 도움주기 방법 : 피도움자의 유연성에 따라 달라지지만 발을 위에서 가슴 방향으로 밀듯이 눌러주면 허리가 말리는 효과가 나타난다. 특히 허리 전만 환자들에게 많이 필요한 운동이다.

2) 등뼈 말아주기(맵시운동 : 발 잡고 등 말기 효과)

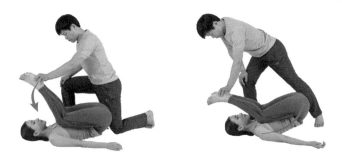

[사진134] 등뼈 말아주기

▶ 도움주기 방법 : 피도움자의 유연성에 따라 달라지지만 위에서 발을 어깨 너머로 밀듯이 눌러주면 등뼈가 말리는 효과가 나타난다. 모든 척추질환 자들에게 많이 필요한 운동이다.

3) 허리뼈~목뼈까지 말아주기(맵시운동 : 양 무릎 잡고 뒤 구르기 효과)

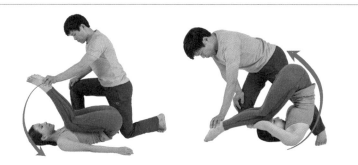

[사진135] 허리뼈~목뼈까지 말아주기

▶ 도움주기 방법 : 피도움자의 유연성에 따라 달라지지만 위에서 발을 머리 너머로 밀듯이 깊이 눌러주면 목뼈가 말리는 효과가 나타난다. 모든 척추 질환자들에게 필요한 운동이다.

02 | 등 가로 베개 양 어깨 누르기 1, 2(맵시 베개 1개 필요)

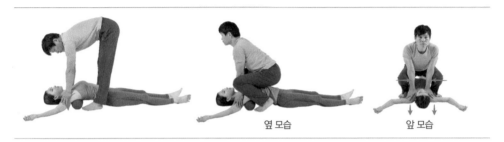

옆 모습   앞 모습

[사진136] 등 가로 베개 양 어깨 누르기 1, 2

▶ 도움주기 방법 : 앞서 '발 잡아 척추 말아주기'를 했다면 이번에는 굽은 척추를 펴주는 과정이다. 처음에는 피도움자가 만세 상태로 누워서 어깨뼈 밑에 베개를 가로로 놓고 시작해서 등뼈 7번까지 조금씩 베개를 내려가면서 시행한다. 도움자는 손 짚고 앉기 자세에서 피도움자의 양 어깨와 가슴 일부를 손바닥과 손가락 전체로 감싸고 무릎으로 양 팔꿈치를 안으로 조여주면서, 손바닥과 손가락 전체에 힘을 주어 한 부위에 체중이 실리지 않도록 주의하면서 눌러준다. 만약 한 부위에 체중이 실리게 되면 갈비뼈가 부러질 수도 있기 때문에 주의한다.

호흡은 피도움자가 숨을 가슴으로 크게 들이마셨다가 다 내뱉고 나서 온몸에 힘이 빠진 것으로 판단되면 도움자가 조금 더 체중을 실어서 압박감을 높여 준다. 너무 세게 누를 필요가 전혀 없다. 오히려 세게 누르면 피도움자가 호흡곤란과 긴장고조로 몸에 더 큰 경직을 가져올 수 있으니 주의한다. 피도움자의 몸 상태에 따라 다르나 2~3초 정도 지그시 누르고 풀기를 반복하여 1~2분 정도 해주는데 어깨가 더 들린 쪽에 많이 집중한다.

03 │ 등 가로 베개 양 어깨 잡고 무릎 밀기(맵시 베개 1개 필요)

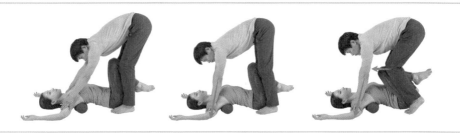

[사진137] 등 가로 베개 양 어깨 잡고 무릎 밀기

▶ 도움주기 방법 : 지금까지 척추를 말아서 전만 환자는 펴주고, 후만 환자는 부드럽게 늘려주는 '발 잡고 척추 말아주기'와 그와 반대로 굽은 등을 펴주는 도움주기를 해줬다면 이번에는 척추를 늘려주는 운동이다. 처음에는 피도움자가 만세상태로 누워서 어깨뼈 밑에 베개를 가로로 놓고 시작해서 등뼈 7번까지 조금씩 베개를 내려가면서 시행한다. 베개를 등에 놓고 누운 피도움자는 무릎을 접어 올린다. 피도움자와 마주선 도움자는 양 어깨를 두 손으로 살짝 눌러 고정시킨 상태에서 두 무릎으로 피도움자가 접어올린 두 다리의 정강이근 부위에 무릎을 걸쳐서 다리를 밀어준다.

이때 호흡은 피도움자가 숨을 가슴으로 크게 들이마셨다가 다 내뱉고 나서 온몸에 힘이 빠진 것으로 판단되면 도움자가 두 손으로 어깨를 가볍게 고정시킨 후 무릎을 밀어주게 되면 베개를 받친 척추 부위에 대한 강력한 견인효과가 나타난다. 피도움자의 몸 상태에 따라 다르나 어깨를 누르고 무릎을 밀어줄 때마다 2~3회 반동을 주며 7~10회 반복해 준다.

04 ┃ 목 떨구기, 손 잡아주기(맵시 베개 1개 필요)

척추 도움주기 01~03까지는 척추를 풀어주고 굽은 척추를 펴주는 목적이었다. 이제부터는 측만에 대한 정렬을 시켜 주는 과정이다. 먼저 목뼈 측만과 튀어나온 대추에 대한 정렬이다. 이것은 베개 영역 운동 중 '베개 대각선 목 떨구기'의 운동 효과와 같다.

▶ 손 잡아주기 방법 : 다음은 예를 들어 목뼈와 등뼈가 왼쪽으로 기울어져 있을 때의 도움주기 방법이다. 이런 경우 왼쪽은 눌러서 뭉친 것이고, 오른쪽도 뭉쳤다면 오른쪽은 목뼈가 굽거나 근육을 많이 써서 뭉쳐 있는 경우가 대부분이다. 피도움자는 누운 상태에서 [사진 138] 뼈 A와 같이 대추(大椎-한의학에서 목뼈 7번과 등뼈 1번 사이에 있는 혈자리)와 등뼈 3번에 베개의 끝이 걸리도록 누워서 대각선으로 베개를 걸치고 팔을 펴고 손바닥이 하늘을 본 상태로 대각선 위로 올린다. 이때 도움자는 피도움자의 올린 손을 잡아당기듯 잡아주고, 피도움자는 고개를 오른쪽으로 돌리고 가슴호흡을 깊게 들이마시고 내뱉는 것을 10~20회 정도 반복한다. 그러

면 운동 부위뿐만 아니라 팔, 어깨, 가슴 부위까지 자극이 크게 오면서 풀리게 된다. 손 잡아주기를 한 후 베개 대각선 목 떨구기 운동을 한다.

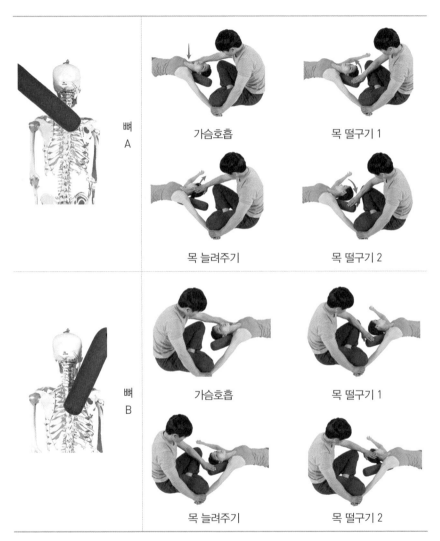

뼈
A

가슴호흡

목 떨구기 1

목 늘려주기

목 떨구기 2

뼈
B

가슴호흡

목 떨구기 1

목 늘려주기

목 떨구기 2

[사진138] 목 떨구기, 손 잡아주기

▶ 베개 대각선 목 떨구기 방법 : 먼저 [사진 138] 뼈A와 같이 대추와 등뼈 3번의 오른쪽에 베개의 끝이 걸리도록 누워서 베개를 댄 쪽의 팔을 뻗어준 상태에서 흉식 호흡을 15회 시행한다. 다음은 도리도리하듯이 목 떨구기를 하면 오른쪽으로 돌출된 뼈가 제자리로 돌아가게 된다. 몸 상태에 따라 다르나 2~3분 정도 시행하는데, 목 떨구기가 어지러우면 왼쪽 사진처럼 목 늘려주기로 대신하기를 반복하는 것도 좋은 방법이다. 다음은 [사진 138] 뼈B와 같이 등뼈와 어깨뼈 사이에 베개 끝을 놓고 누워서 흉식 호흡과 목 떨구기를 한다. 그러면 어깨 위쪽, 어깨 사이, 목빗근(흉쇄유돌근) 등이 풀리면서 통증이 해결된다. 그리고 마지막으로 처음 했던 [사진 138] 뼈A와 같이 베개를 놓고 재차 흉식 호흡과 10회 정도 목 떨구기를 하고 마친다. 순서가 이러한 이유는 처음 왼쪽으로 기운 등과 목뼈를 오른쪽으로 펴놓았으나, [사진 138] 뼈B 운동을 할 때 또다시 목뼈가 왼쪽으로 다시 기울어졌을 가능성이 높기 때문에 마무리를 왼쪽에서 하게 되면 목운동이 마무리되는 셈이다.

05 │ 베개 대각선 양 어깨 눌러주기(맵시 베개 1개 필요)

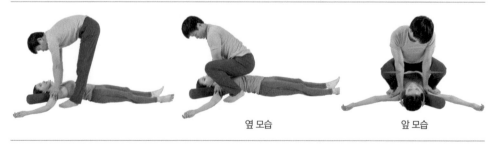

옆 모습   앞 모습

[사진139] 베개 대각선 양 어깨 눌러주기

▶ 도움주기 방법 : 위 사진처럼 베개를 대각선으로 대추에 대고 양 어깨를 눌러주면 대추에 대한 자극이 매우 강하게 이뤄진다. 당연히 스스로 목 떨구기를 하는 것보다 측만에 대한 정렬효과와 그 주변 근육에 대한 이완효과가 매우 탁월하다. 베개를 대는 방법은 [사진138]의 뼈A, B와 동일하다. 피도움자의 몸 상태에 따라 다르나 2~3초 정도 지그시 눌렀다가 풀기를 1~2분 정도 반복해 준다.

06 | 등 가로 베개 무릎 모아 비틀기 1, 2(맵시 베개 1개 필요)

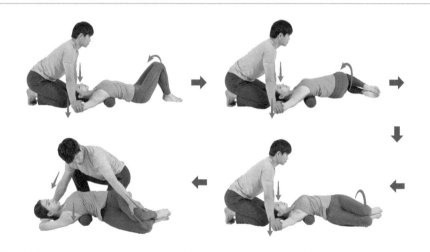

[사진140] 등 가로 베개 무릎 모아 비틀기 1, 2

▶ 도움주기 방법 : 굽은 대추와 등을 충분히 풀고 폈다면, 이제는 등뼈 측만을 정렬하는 단계이다. 피도움자의 팔이 더 내려가거나 가슴의 높이가 더 높은 쪽으로 등뼈가 휘어 있는 것이니 사진과 같이 등뼈 4번 위치(어깨뼈

가운데 부분)에 베개를 가로로 받치고, 휘어 있는 반대 방향으로 무릎 모아 비틀기를 하도록 한다. 도움주기 방법은 소극적인 방법과 적극적인 방법 두 가지가 있다.

첫째, 소극적인 방법은 도움자가 피도움자의 팔꿈치만 잡아주고 피도움자 스스로 호흡에 맞춰 무릎 모아 비틀기를 한다. 도움자가 누른 피도움자의 팔꿈치가 고정된 상태에서 두 발과 무릎은 접착제로 붙여 놓은 듯이 하고, 한쪽 발의 측면만 바닥에 붙이고 양발 사이는 떨어지지 않도록 주의하면서 가슴으로 숨을 크게 들이마셨다가 내뱉으면서 좌우로 무릎을 모아 비틀어 본다. 무릎을 세울 때는 들이마시고, 내뱉으면서 비틀기를 한다. 이렇게 되면 등뼈 측만이 정렬된다.

둘째, 적극적인 방법은 도움자가 피도움자의 팔꿈치를 눌러서 고정시킨 후 넘어가지 않는 무릎을 피도움자의 호흡에 따라 점점 더 눌러주는 방식이다. 피도움자가 호흡을 크게 들이마셨다가 내뱉을 때 무릎을 조금만 살짝 더 눌러주고 고정된 상태에서, 재차 호흡을 크게 들이마셨다가 내뱉을 때 점점 더 조금씩 위쪽 무릎이 아래에 놓인 무릎과 포개지도록 눌러준다. 피도움자의 몸 상태에 따라 다르나 2~3초 정도 지그시 눌렀다가 풀기를 1~2분 정도 반복해 준다.

3 허리·골반 도움주기

허리·골반 영역에서의 도움주기도 바닥의 수평에 골반을 맞추는 매우 단순한 원리로 되어 있다. 높은 기술이 필요한 것이 아니라 초보자들도 그냥 바닥인 수평에 눌러서 맞춰 보면 놀랍게 효과적으로 몸을 정렬시킬 수 있다.

01 | 베개 단전 골반 당겨 허리 밀기(맵시 베개 3개 필요)

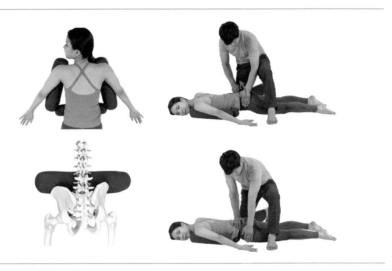

[사진141] 베개 단전 골반 당겨 허리 밀기

▶ 도움주기 방법 : 피도움자는 양 어깨에 베개를 각각 받치고 엎드려서 갈비뼈와 골반에 걸리지 않도록 배꼽 높이에 베개를 가로로 받친다. 도움자는 한 손으로는 피도움자의 고관절을 당겼다 놓으면서 다른 한 손은 피도움자의 허리뼈나 척추기립근을 밀어주며 휘어진 척추를 밀어서 펴주기를 반복한다. 이 과정은 허리뼈 측만에 대한 정렬효과도 있지만, 배에 받친 베개에 큰허리근(대요근)이 눌리고 풀리는 반복동작을 통해 큰허리근의 경직을 풀어주는데 특별한 효과가 있다. 이렇게 되면 허리통증에 대한 정

렬과 완화효과가 있다. 피도움자의 몸 상태에 따라 다르나 누르고 밀기를
2~3분 정도 반복해 준다.

02 | 베개 단전 엉덩뼈, 엉치뼈 누르기(맵시 베개 3개 필요)

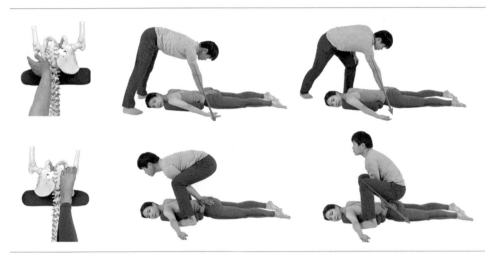

[사진142] 베개 단전 엉덩뼈, 엉치뼈 누르기

▶ 도움주기 방법 : 피도움자는 양 어깨에 베개를 각각 받치고, 엎드려서 엉
덩뼈에 바짝 베개를 가로로 받친다. 양 엉덩뼈에 손을 얹어 보면 높이 솟
아 있는 엉덩뼈가 짝다리를 짚는 쪽이다. 도움자가 피도움자의 엉덩뼈가
베개에서 미끄러지듯 아래 대각선 방향으로 꾹꾹 눌러주면 양 엉덩뼈 앞
부위가 바닥에 달라붙고 엉덩뼈의 높이가 같아진다. 양 엉덩뼈 앞 부위가
같이 바닥에 닿더라도 골반의 측만이 안 잡혀 있을 수도 있으니, 엉덩뼈
의 높이를 맞추는 것이 중요하다.

골반 후방의 경우 엉덩뼈 앞 부위가 닿지 못하는 경우가 있다. 이때는 측만은 없을 가능성이 높으니, 양 엉덩뼈 앞 부위가 수평인 바닥에 똑같은 높이로 닿도록 눌러주면 골반 후방이 정렬된다. 피도움자의 몸 상태에 따라 다르나 2~3초 정도 지그시 누르고 반동을 주며 풀기를 2~3분 정도 반복해 준다. 특히 더 많이 튀어나온 엉덩뼈에 자극을 더 많이 주고, 가능하다면 양 엉덩뼈의 높이가 같도록 맞춰질 때까지 눌러주는 것이 좋다. 혹시 손목이 불편할 경우 발로 체중을 실어서 해줘도 좋다.

03 │ 베개 허리 무릎 모아 비틀기(맵시 베개 1개 필요)

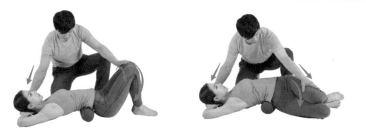

[사진143] 베개 허리 무릎 모아 비틀기

▶ 도움주기 방법 : 도움자는 갈비뼈나 무릎의 높이를 통해 진단을 선행하는데 높은 쪽으로 허리뼈가 휘어 있다. 피도움자는 엉치뼈에 베개를 가로로 받치고 손베개를 하고 눕는다. 이때 엉치뼈에 베개가 받쳐져 있기 때문에 엉덩이는 떠 있게 되는데, 허리 넣기 방법으로 엉덩이를 바닥에 닿도록 내린 상태에서 무릎 모아 비틀기를 하도록 도와준다. 도움주기 방법은 소

극적인 방법과 적극적인 방법 두 가지가 있다.

　먼저 소극적인 방법은 도움자가 피도움자의 팔꿈치만 잡아주고 피도움자 스스로 호흡에 맞춰 무릎 모아 비틀기를 해주도록 한다. 눌린 팔꿈치가 고정된 상태에서 두 발과 무릎은 접착제로 붙여 놓은 듯이 하고, 한 발의 바깥 측면이 바닥에서 뜨지 않도록 주의하면서 가슴으로 숨을 크게 들이마셨다가 내뱉으면서 좌우로 무릎을 비틀어 본다. 무릎을 세울 때는 들이마시고, 내뱉으면서 비틀기를 한다. 이렇게 했을 때 잘 안 되는 방향으로 집중해서 더 많이 시행하다 보면 좌우의 무릎이 넘어가는 각도나 편안하기가 같은 수준이 되는데 이렇게 되면 허리뼈 측만이 정렬된다.

　적극적인 방법은 도움자가 피도움자의 팔꿈치를 눌러서 고정시킨 후 넘어가지 않는 무릎을 피도움자의 호흡에 따라 점점 더 눌러주는 방식이다. 피도움자가 호흡을 크게 들이마셨다가 내뱉을 때 위쪽 무릎을 조금만 살짝 더 눌러주고 고정된 상태에서 재차 호흡을 크게 들이마셨다가 내뱉을 때 점점 더 위쪽 무릎이 밑으로 내려가 아래 무릎과 포개지도록 눌러준다. 피도움자의 몸 상태에 따라 다르나 2~3초 정도 지그시 누르고 반동을 주며 풀기를 2~3분 정도 반복해 준다. 특히 '무릎 모아 비틀기'가 안 되는 쪽으로 많이 해주고, 가능하다면 '무릎 모아 비틀기'가 좌우로 똑같이 자연스럽게 될 때까지 해주는 것이 좋다.

04 | 베개 허리 한 무릎 눌러주기(맵시 베개 1개 필요)

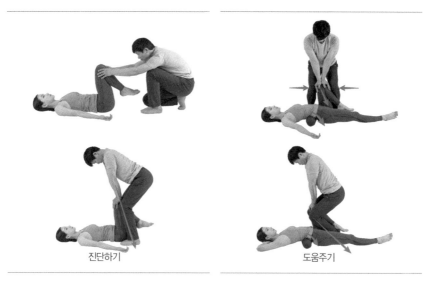

진단하기　　　　　　　　도움주기

[사진144] 베개 허리 한 무릎 눌러주기

▶ 도움주기 방법 : 피도움자가 엉치뼈에 베개를 가로로 받치고 누워서 두 무릎을 나란히 접어 올려보면 무릎의 높이가 다른 경우가 있다. 눈으로 구분이 안 될 때는 두 무릎을 나란히 눌러보면 그 차이를 알 수 있다. 이때 높은 쪽이 짝다리인 경우가 대부분이고 이 다리를 펴서 봤을 때 길이가 더 짧다. 아직도 허리 측만 교정과 골반의 정렬이 이뤄지지 않았다는 반증이다. 짝다리를 짚은 지 오래된 다리의 고관절은 골반과 넙다리뼈가 바짝 끼어 있고, 더불어 샅골 부위(서혜부)와 넓적다리 두갈래근(대퇴이두근)의 근육이 경직되어 강하게 잡고 있어서 유연성이 떨어진다.

　이러한 경우 사진과 같이 피도움자가 베개를 허리에 받치고 누운 상태에서 도움자가 체중을 실어 높은 쪽의 무릎을 꾹꾹 눌러주면 허리만곡 교정과 골반 정렬이 동시에 일어난다. 다리 길이는 허리 측만과 골반 부정렬을 정확히 잡은 뒤에야 같아진다. 피도움자의 몸 상태에 따라 다르나 2~3초 정도 지그시 누르면서 반동을 주고 풀기를 2~3분 정도 반복해 준다. 특히 무릎 높이가 높은 쪽으로 집중해 주고, 가능하다면 양 무릎의 높이가 맞을 때까지 해주는 것이 좋다.

05 │ 베개 허리 양 무릎 눌러주기(맵시 베개 1개 필요)

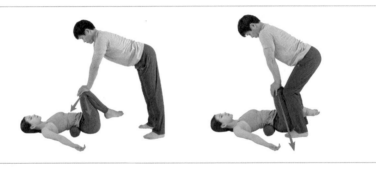

[사진145] 베개 허리 양 무릎 눌러주기

▶ 도움주기 방법 : 앞서 운동을 통해 허리 측만과 골반 부정렬을 잡았다면, 이 도움주기는 마지막 점검과 허리후만을 정상만곡으로 만들어 주는 과정이다. 피도움자가 엉치뼈에 베개를 가로로 대고 허리 넣기로 허리를 살짝 꺾어준 상태에서 도움자가 피도움자의 두 무릎을 가볍게 눌러주어 허리 견인과 만곡을 완성한다. 피도움자의 몸 상태에 따라 다르나 2~3초 정도 지그시 누르고 반동을 주며 풀기를 1~2분 정도 반복해 준다. 단, 허리 전만자에게는 위험할 수 있는 동작이므로 실시하지 않는 것을 원칙으로 한다.

4 다리 도움주기

골반의 변형 형태에 따라 다리 근육은 다르게 경직되게 된다. '다리 도움주기'는 골반을 맞춘 뒤 다리 앞 부위와 뒤 부위를 풀어주는 과정이다.

01 | 넙다리 뒤 부위 밟기(맵시 베개 2개 필요)

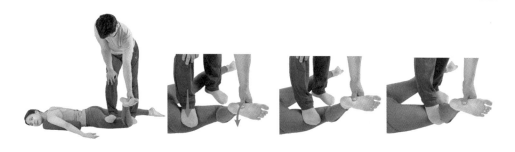

[사진146] 넙다리 뒤 부위 밟기

▶ 도움주기 방법 : 피도움자는 양 어깨에 베개를 각각 받쳐 엎드린 후 다리를 접어올리면, 도움자는 피도움자의 발을 잡고 다리를 바깥으로 밀어주면서 넙다리두갈래근(대퇴이두근)을 지그시 밟아준다.

넙다리두갈래근이 경직되면 아래 무릎이 시큰거리고, 계단이나 언덕을 내려갈 때 통증이 유발된다. 스쿼트 동작에도 어려움이 있고 종아리가 뭉치면서 바깥 복사뼈 주변으로 발목의 유연성이 떨어지고 자주 삐기도 한다. 발뒤꿈치가 갈라지고 하지정맥류, 하지불안증, 족저근막염, 무지외반증의 원인이 된다. 이 운동으로 넙다리 뒤 부위가 풀리게 되면

이와 같은 증상에 대해 자연치유 효과를 얻을 수 있다. 피도움자의 몸 상태에 따라 다르나 뭉친 근육을 2~3초 정도 지그시 밟았다가 풀기를 2~3분 정도 반복해 준다.

02 | 종아리 뒤 부위 눌러주기(맵시 베개 3개 필요)

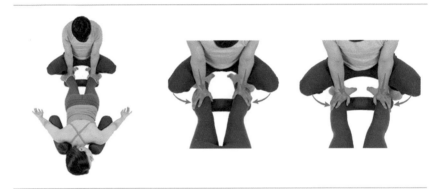

[사진147] 종아리 뒤 부위 눌러주기

▶ 도움주기 방법 : 넙다리 뒤 부위에 이어 종아리 뒤 부위와 발뒤꿈치, 발바닥은 같은 연장선에 있는 근육들이다. 넙다리 뒤 부위에 이어 종아리 뒤까지 풀어주고, 베개 밟고 서는 맵시자세까지 해주면 다리 뒤 부위는 거의 완벽하게 풀리게 된다.

피도움자가 양 어깨에 베개를 각각 받쳐 엎드린 후 발 모양을 안짱으로 놓으면, 도움자는 정강이뼈 위에서부터 아래까지 내려오면서 종아리 뒤 부위를 눌러주거나 발로 밟아서 풀어준다. 이때 반드시 피도움자의 다리 아래에 베개를 받친 후 눌러줘야 효과가 높게 나타난다. 특히 베개를 발목에 놓고 아킬레스건을 충분히 풀어주면 발뒤꿈치, 발바닥에 오는 통증 해결에 큰 효과가 있다. 피도움자의 몸 상태에 따라 다르나 뭉친 근육을 2~3초 정도 지그시 눌렀다가 풀기를 2~3분 정도 반복해 준다.

03 │ 손목 대고 오금 누르기(맵시 베개 2개 필요)

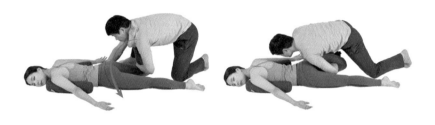

[사진148] 손목 대고 오금 누르기

▶ 도움주기 방법 : 이 운동은 다리 뒤 부위뿐만 아니라 앞 부위까지 풀어주는 효과가 있다. 거기에 무릎, 발목을 늘려주는 효과가 있어서 다리 도움주기 영역 마지막 단계에 해주면 좋다.

피도움자의 양 어깨에 각각 베개를 받쳐 엎드리게 하고 도움자는 자신의 손목을 피도움자의 다리 오금에 깊숙이 넣고, 어깨나 가슴 바깥 부분에 발목을 걸고 깊게 눌러준다. 이때에도 호흡이 매우 중요한데, 피도움자가 숨을 깊게 들이마셨다가 완전히 내뱉고 나서 적당한 자극이 느낄 정도로 깊게 눌러준다. 이때 '단전에 베개를 가로로 넣고 오금 눌러주기(베개 3개 필요)'를 하면 엉덩허리근(장요근)까지 풀어주는 종합적인 효과가 나타난다. 피도움자의 몸 상태에 따라 다르나 도움자의 어깨에 댄 발등을 저항감이 느끼도록 2~3초 정도 누른 상태에서 압박감이 더 강하게 느껴지도록 3~4초간 더 꾹 눌러주면 된다.

04 ┃ 오금 접어 넙다리 앞 부위 눌러주기(맵시 베개 1개 필요)

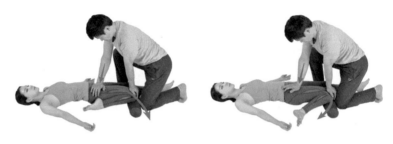

1방 : 넙다리 네갈래근(대퇴사두근)　　　2방 : 넙다리 빗근(봉공근)

[사진149] 오금 접어 넙다리 앞 부위 눌러주기

▶ 도움주기 방법 : 이 운동은 발등부터 다리 앞 부위에 대한 늘리기 운동법으로 두 가지 동작으로 나눌 수 있다.

1방 : 피도움자는 누운 상태에서 발등이 바닥에 닿도록 오금을 완전히 접는다. 도움자는 한 손으로 피도움자의 무릎을 눌러 고정시키고, 나머지 한 손은 늘어난 넙다리 앞 부위 근육을 누르며 자극을 높여 준다. 발등부터 다리 앞 부위 전체에 대한 자극이 매우 높은데 발등, 정강이근, 넙다리 네갈래근 등을 푸는 데 효과가 있다.

2방 : 피도움자는 누운 상태에서 오금과 발목을 접어 발목의 안쪽 복사뼈(복숭아뼈)가 바닥에 닿도록 한다. 도움자는 한 손으로 피도움자의 무릎을 눌러 고정시키고 나머지 한 손은 늘어난 넙다리 앞 부위 근육을 누르며 자극을 높여 준다. 접은 발의 엄지발가락부터 안쪽 복사뼈 · 무릎 안쪽 · 넙다리빗근까지 자극이 매우 높은데, 가자미근 · 장딴지근 · 넙다리빗근 등에 자극을 주어 풀어주는 효과가 있다.

이때 피도움자의 유연성이 너무 안 좋아서 무릎 닿는 것 자체가 불가능하다면 무릎 밑에 베개를 받쳐놓고 진행하면 더욱 안정적인 도움주기를 할 수 있다. 피도움자의 몸 상태에 따라 다르나 뭉친 근육을 2~3초 정도 지그시 눌렀다가 풀기를 2~3분 정도 반복해 준다.

05 | 베개 대고 앞 정강근(전경골근), 긴 종아리근(장비골근) 눌러 주기(맵시 베개 1개 필요)

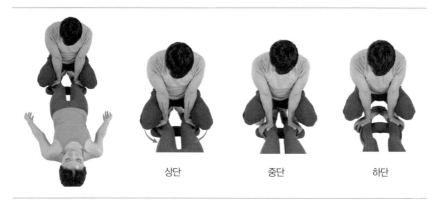

상단   중단   하단

[사진150] 베개 대고 정강근, 긴 종아리근 눌러주기

▶ 도움주기 방법 : 이 운동은 정강이근의 뭉침을 풀어주는 동작이다. 정강이근이 뭉치면 다리와 발등이 뻣뻣하고 무릎을 꿇고 앉는 동작이 어렵고 하지불안으로 다리가 무겁고 답답하게 된다. 피도움자는 바르게 눕고 도움자는 피도움자의 오금 아래 부위부터 발목까지 베개를 조금씩 아래로 이동하면서 손장심으로 체중을 실어서 정강이근육을 압박하고 비비기를 반복한다. 반드시 베개가 받쳐진 부위에서 압박해야 효과가 높게 나타난다.

이렇게 다리 영역 도움주기를 모두 마치면 피도움자는 엎드려서 애기자세로 몸을 풀고, 한 무릎을 세워 수직으로 일어난다. 그리고 마지막으로 '베개 밟고 맵시자세'로 마무리 운동을 하면 다리가 가볍고 온몸이 정렬된 것을 느낄 수 있다. 피도움자의 몸 상태에 따라 다르나 뭉친 근육을 2~3초 정도 지그시 눌렀다가 풀기를 2~3분 정도 반복해 준다.

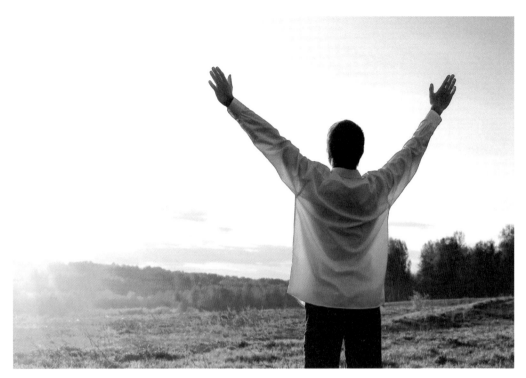

어깨 펴고 100세까지 건강하게!

chapter

5

여보!
이건 꼭
읽어 봐야 해요

01 인체 성장발달 '10·10·10 이론'

인체 성장발달 이론 '10·10·10 이론'은 인간의 성장발달 과정에 대한 다양한 접근을 통해 직립보행하는 인간의 정체성을 이해하는데 새로운 기준을 제시해 준다. 이 내용은 자녀를 건강하게 키울 수 있는 기초지식을 제공하고 그러한 지식은 결국 자녀를 부양하는 부모의 삶을 건강하게 만들며, 나아가서 건강하게 늙어가는 방법을 이해할 수 있게 된다.

사람의 신체발달 과정을 보면 산모의 뱃속에서 약 10개월, 태어난 후 걸음마까지 약 10개월, 직립보행을 하는 인간의 이상적인 자세가 확립되는 데에 대략 10여 년이 걸린다. 1년은 12달이고 바른 자세가 확립되는 10년을 곱하면 120년이 된다. 인간이 건강한 환경과 바른 자세로 생활하면 120년은 건강하게 살 수 있다는 것이 '10·10·10 이론'이다. 억지로 끼워 맞

춘 듯 보이지만 내용을 살펴보면 전혀 근거가 없는 얘기가 아니라는 것을
알 수 있다.

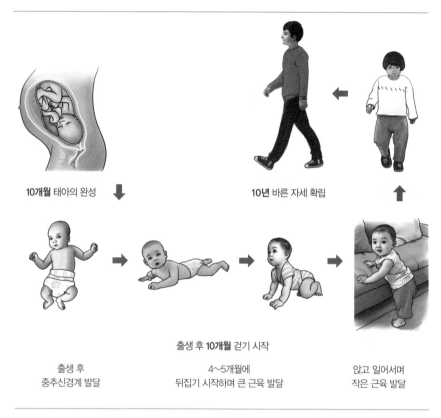

10개월 태아의 완성

10년 바른 자세 확립

출생 후 10개월 걷기 시작

출생 후
중추신경계 발달

4~5개월에
뒤집기 시작하며 큰 근육 발달

앉고 일어서며
작은 근육 발달

[그림13] 인간의 성장발달 단계별 과정

1 태아의 구조와 생명유지(10개월)

인간은 태아로 있는 출생 전과 출생 후는 인격체로서의 존재는 같지만
그 생존 방식과 기능은 완전히 달라진다. 태아가 자궁 안에서 성장하는 동

안 자신의 운명을 위해서 스스로 할 수 있는 일은 거의 없다. 오직 탯줄을 통해서만 생명유지에 필요한 모든 요소들을 공급받고 생명을 유지한다. 하지만 출생 후에는 스스로 먹고 호흡하고 다 자라서는 스스로 노력하고 일하지 않으면 자신의 생명을 지켜 나갈 수 없는 것이 사람의 운명이다.

자궁 안의 태아는 생명유지에 필요한 영양분과 산소를 탯줄을 통해 공급받기 때문에 소화를 시키거나 폐로 호흡을 하지는 않는다. 이는 웅크린 자세로 인해 모든 장기가 눌려 있는 피할 수 없는 환경과 구조에 기인한다. 물론 갓 태어난 아기도 쑥색의 태변을 보는 것으로 보아 미약하지만 소화활동을 하고 있다. 태변은 자궁 안에서 태아가 성장하면서 떨어져 나오는 표피와 배설물이 양수에 섞여 떠다니게 되는데 이것을 입으로 마시면서 소화기능을 향상시키는 과정에서 나오는 것으로 본다. 하지만 사실상 소화기능은 거의 없는 것으로 보는 것이 맞다.

태아는 폐호흡을 하지 않고 오직 산모의 탯줄을 통해서만 산소를 공급받아 생명을 유지한다. 그래서 태아의 순환은 우심방 혈액의 절반은 난원공(태생기 좌우심방 사이에 서로 통하는 구멍)을 통해 직접 좌심방으로 들어가고 좌심실을 거쳐 대동맥으로 전신을 순환한다. 나머지 반은 우심방에서 우심실을 거쳐 폐동맥으로 들어가는데, 대동맥과의 사이에 있는 보탈로관으로부터 대동맥으로 흘러 들어가고 폐에는 혈액이 거의 가지 않을 뿐만 아니라 심장의 좌우 모두 거의 같은 양의 혈액이 흐르도록 되어 있다. 출생 후에는 코로 폐호흡을 하기 시작하면 몇 분 안에 난원공은 유착되어 막히고 보탈로관은 수축하여 혈류는 성인과 마찬가지로 급격히 우심방 → 우심실 → 폐 → 좌심방 → 좌심실 → 대동맥 순으로 혈액순환이 이루어진다. 호흡의 횟수는 1분 동안에 갓난아기는 약 40회, 어른은 20여 회로 폐활량이 약한 아기들은 많은 횟수의 호흡을 통해 몸에 산소를 공급한다. 태아의 심장박동도 마찬가지이다. 웅크린 자세로 인해서 심장기능도 약하기 때문에 1분에 심장박동수도 어른의 2배인 120~160회의 심장박동이 이루어진다.

태아는 수중생활을 한다. 양막으로 둘러싸인 양수 안에서 생활하므로 중력의 영향을 받지 않는다. 그래서 아기가 산모의 뱃속에서 발길질을 하거나 운동을 하여도 육상생활에서 만큼 근육과 뼈가 튼튼하게 발달하지 않는다. 중력의 영향을 받지 않는다는 것은 아기가 웅크려 있어도 근육이 뭉치는 일이 없다는 것이고, 또한 통증이나 질병으로부터 자유로운 공간에서 보호를 받는다는 것을 의미한다. 피부 또한 양막에 둘러싸여 보호를 받기 때문에 피부트러블이 생기지 않는다. 특히 물속에 살면서도 '태지'가 있어서 물로부터 피부를 보호받는다.

태아의 뼈는 다 자란 성인의 뼈 206개보다 훨씬 많은 350여 개의 뼈마디로 구성되어 있다. 또한 성인은 강골구조로 인체의 기둥역할을 하지만, 아기의 뼈는 연골구조로 매우 부드러운 상태이다. 이렇게 많은 뼈가 연골구조라는 사실이 태아가 좁은 자궁 안에서 웅크리고 성장하는 것이 가능하게 만드는 중요한 내용이기도 하다. 태아의 뼈는 출생 후 여러 뼈가 점차 합체되면서 성장을 하게 되고 나중에 다 자라면 206개의 뼈마디를 형성하게 된다.

정리하면 태아는 자궁 안에서 웅크린 자세로 성장하므로 모든 장기가 눌려 있고, 그 기능을 다 하지 못하기 때문에 스스로 생명유지 활동을 할 수 있는 일이 거의 없다. 오직 어머니 탯줄을 통해서만 생명을 유지한다. 연골구조 350여 개 뼈마디는 출생 후 강골구조의 206개로 합체되는 성장과정을 겪는데 성장기 아기들의 올바른 자세와 운동이 얼마나 중요한 것인지를 알려주는 대목이다.

2 아기의 근골격 발달 과정(10개월)

01 │ 중추신경계의 발달

아기의 신체발달 과정은 굳이 어느 한 곳부터 발달한다고 보기 어렵다. 모든 근육과 뼈, 장기와 신경 등이 균형감 있게 발달해 가는 데 성장과정을 크게 보면 제일 먼저 중추신경계가 발달을 하고, 점차 대근육에서 소근육으로 발달한다.

갓 태어나서부터 등이 펴지고 팔 다리가 쭉 펴진 아기는 없다. 약 10개월간 좁은 자궁에서 웅크린 상태에서 성장한 아기의 몸은 태어난 후 바닥에 등을 대고 누우면서 중력의 힘으로 척추가 펴지는 것을 처음 경험하게 된다. 이렇게 굽은 척추와 웅크린 어깨가 펴지면서 흉곽이 넓어지고 몸 안에 있는 장기들이 공간을 확보하여 내부 장기들의 발달과 활발한 운동을 가능케 한다. 이렇듯 인간은 출생 후 제일 먼저 중추신경계가 발달하면서 모든 신체의 구성요소들이 각 기능을 향상시켜 간다. 이렇게 척추와 팔다리가 펴지고 약 4~5개월이 지나면서 아기의 허리가 어느 정도 펴지면서 뒤집기가 가능해진다.

02 | 큰 근육의 발달

이렇게 뒤집기가 가능해지면서 아기는 팔과 다리, 가슴 등 큰 근육이 발달하기 시작한다. 바닥을 기어 다니면서 큰 근육의 발달은 물론이거니와 350여 개의 연골구조의 뼈도 점차 합체가 진행되면서 강골구조로 발달하게 된다. 가슴은 더욱 넓어지고 허리는 점차 들어가며 목은 C자의 모양으로 바뀐다. 가슴이 넓어지는 것은 폐활량을 확대시키고 본격적으로 소화 기능을 강화시키며 오장육부가 더욱 발달되어 가는 조건을 형성시킨다. 아기의 분유도 그 농도를 뒤집기 전과 후는 큰 차이가 나게 해야 하는 이유가 여기에 있다.

그런 면에서 볼 때 현재 시중에서 판매되는 분유의 경우 무조건 개월 수에 맞춰 판매되고 그에 따라 아기들에게 먹이게 되는데 어머니들이 이러한 아기의 성장 발육과정의 특징을 알고 먹이면 더 좋을 것으로 본다.

이러한 원리는 이유식을 먹이는 것도 똑같이 적용된다. 그 구분은 걸음마의 시작 전과 후로 나누는 것이 더 적절하다. 아기의 굽은 목이 C자 목의 모양을 갖추게 되어 대추혈이 열리고, 몸에서 나타나는 여러 가지 현상들은 중추신경계를 통해 전달이 용이해진다. C자 목으로의 변형은 급격하게 시각, 청각, 후각, 미각, 촉각이 발달하게 만들면서 이러한 5가지 감각기관의 입력된 정보를 통해 마지막 '생각' 등 6감의 기능이 본격적으로 발달을 한다. 사실 뒤집기 전에 아기들은 감각기능들이 거의 발달되지 못한 상태이다. 이렇게 되면 비로소 목을 둘러싸고 있는 머리와 관련된 모든 신경이 풀리게 되고 이 모든 것을 더 가능케 한다.

03 | 작은 근육의 발달

큰 근육의 발달은 아기를 안정적으로 앉거나 설 수 있게 함으로써 손을 자유롭게 움직일 수 있게 만든다. 손의 사용은 작은 근육을 많이 사용하게 한다. 어릴 때 작은 근육을 많이 쓰면 지능이 발달한다는 연구 결과도 있다. 우리 민족이 머리와 손재주가 좋은 이유 중에 하나로 꼽는 것이 작은 근육을 많이 쓰는 젓가락질에 있다고 주장하는 이유가 그것이다. 뒤집기 후 기어서 다니는 것이 가능하면 엉덩이로 주저앉으며 자유로워진 손을 본격적으로 많이 사용하게 된다. 닥치는 대로 손으로 움켜쥐고 입으로 넣어 느끼는가 하면, 종이 같은 것을 찢으며 신기해하고 즐거워한다. 어떤 때는 자기가 배설한 대변을 주물주물하는 경우가 있지만 문제가 있는 것은 아니다. 이렇듯 손이 자유로워지는 것은 뼈와 근육이 균형감 있게 발달하기에 가능한 일이다.

3 자세의 완성(10년)

아기가 태어나서 10개월이면 당연히 걷는 것이었고, 만약 돌 때까지 못 걸으면 그 아이는 부모의 걱정거리가 되었는데 요즘은 돌 잔치에 가보면 돌맞이 애기가 왜 걷지 않고 어머니 품에서만 안겨 있는 걸까? 필자는 가장 큰 원인을 보행기와 과도한 유모차 사용에 있다고 보고 있다. 필자의 첫 아이도 처음에는 보행기를 탔었다. 그런데 그 아이가 기어 다닐 때쯤 보행기를 태웠는데, 멀리 바닥에 떨어져 있는 장난감을 주우러 갔다가 보행기 테이블에 갇혀서 그 장난감을 잡으려고 애를 쓰다가 포기하는 모습을 보고 그 다음부터는 보행기를 태우지 않았다. 왜냐하면 그 어린 것이 거기까지 가서 그걸 잡으려다 포기하는 모습을 보면서 아이의 노력이 헛되고 현실의 벽에 포기하는 것이 습관이 될 것 같아 보행기가 좋아 보이지 않았기 때문이다. 필자가 그 후 취한 조치는 바닥에 위험한 것들을 모두 치우고 아기가 가지고 놀 만한 장난감을 방바닥에 놓아두는 것이었다. 그 뒤 아이는 온 방바닥을 기어 다니며 장난감을 만지고 빨고 놀며 성장하였는데 정확히 10개월 되던 때쯤 걷기 시작했다. 둘째 아이도 마찬가지였다. 정확히 10개월에 서고 걷기 시작했다. 그러한 필자의 경험을 토대로 필자의 교육을 받은 사람들의 아기는 실제로 대부분 돌 전에 서고 걷는 것을 경험하였다.

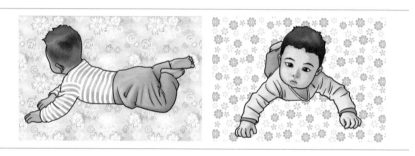

[그림14] 아기의 건강한 신체발달운동

그렇다면 왜 보행기를 태우면 제때에 걷지 못하는 것인가? [그림14]와 같이 뒤집기를 시작한 아기는 고개를 들면서 목은 C자 목이 되면서 6감이 본격적으로 발달한다. 굽은 등뼈는 펴지면서 오장육부가 발달하고 허리는 들어가며 팔을 디디게 되고 어깨뼈가 뒤로 젖혀지면서 흉곽이 넓어진다. 팔과 다리의 근육이 발달하게 되고 다리와 엉덩이 근육이 더 발달한다. 또한 연골구조의 뼈마디는 이때부터 합체가 더 본격적으로 이뤄지고 점점 강골구조로 변화하게 된다.

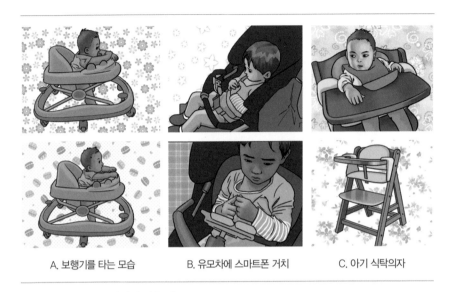

| A. 보행기를 타는 모습 | B. 유모차에 스마트폰 거치 | C. 아기 식탁의자 |

[그림15] 육아 보조 장비의 사용 예

하지만 [그림15]에서와 같이 보행기나 유모차를 타거나 아기용 식탁에 오래 앉게 되면 가슴이 넓어질 기회도 근육이 발달할 기회도 등이 펴질 기회도 목이 C자 목이 될 기회도 허리가 들어갈 기회도 팔다리와 가슴근육이 발달할 기회도 오장육부가 발달하는 기회도 미뤄지게 될 수가 있다. 아기는 바닥에 누워 자거나 쉬면서 척추와 팔다리가 펴지고, 기어 다니면서 직립보행을 하는 자세를 확립하게 되어야 한다. 특히나 앞에서도 언급했지만 아기의 뼈는 350여 개 마디의 연골구조로 되어 있어서 점차 뼈마디가 합체되어 직립보행을 할 수 있는 강골구조로 발달하게 된다. 이때 보행기를 태우는 것 자체가 아기의 성장발달에는 치명적인 상황이 될 수 있다. 최악의 상황은 유모차에 스마트폰 거치대를 설치해서 아이에게 영상을 보여주거나 아기용 식탁에 오래 앉혀 놓는 일이다. 아기는 방바닥에서 자유롭게 기어 다니며 물고 빨고 눕고 하면서 성장하다 보면 자연스럽게 서고 걷게 되어 있다.

걷기를 너무 싫어하고 짜증내고 자기 멋대로만 하면서 잘 넘어지고 부딪치는 이웃집 아이가 있었다. 물론 당연히 자라목에 어깨와 등이 굽어 있고 다리가 또래 아이들에 비해서 많이 휘어져 있던 아이였다. 아이의 자세에 대해서 설명해 주고 안과에 가보라는 필자의 적극적인 설득에 그 부모는 안과에 갔다 와서 깜짝 놀라 필자를 찾아왔다. 아이의 시력이 또래의 아이들에 비해 너무 나쁘다는 것이었다. 당연한 일이다. 그 아이는 태어나서 제대로 등을 펴본 일이 없고, C자 목이 되도록 머리를 들어본 적이 없으니 키도 작았지만 시력이 좋아질 수도 제대로 걸을 수도 없었다.

서너 살이 되었는데도 아이가 잘 부딪치고 다른 아이들보다 잘 넘어지거나 걷기 싫어하고 음식투정과 짜증을 부리고 가만히 앉아 있지 못하는 아이가 있다면 아이의 등과 목을 살펴봐야 한다. 이러한 아이들은 어릴 때 보행기와 유모차에 많이 노출됐을 가능성이 높다. 그러한 굽은 생활로 인해 아이들의 등과 어깨, 목이 제대로 펴지지 않아 제대로 설 수 없고 시력 등 감각기능과 소화기능이 발달하지 못했을 가능성이 높다. 이러한 아이들의 등과 목과 어깨를 펴주면 자연스럽게 다리에 힘이 생기고 소화가 잘 되며 시력과 모든 감각기능들이 좋아진다. 어린 나이에 과도한 영상물이나 너무 일찍 시작하는 공부가 한창 뛰어놀아야 할 아이들의 건강과 행복을 빼앗는 결과를 가져오는 일이 너무 많다. 필자가 택견전수관을 운영하던

15년 동안에 학부모님들은 아이에게 문제가 생기면 병원에 가기 전에 필자를 먼저 찾아왔다. 필자가 대단히 특별한 조치를 취한 것은 없다. 전수관 바닥에 눕게 하고 양 어깨를 바닥에 닿게 꾹꾹 눌러주고 굽은 등에는 공이나 베개를 놓고 누워 있게 한 것이 다였다. 그냥 굽은 몸과 다리를 바닥에 눌러 펴주면 되는 일이었다.

아이의 자세가 직립보행하는 인간의 자세로 확립되는 시기를 10년으로 잡은 이유는 별다른 이유가 없다. 필자가 오랫동안 아이들을 지도하면서 공통적으로 느낀 결과인데 p371 [그림13] 10년 부분 그림과 같이 유치원생들만 해도 오다리로 달리기를 한다. 그런데 10살쯤 되면 뛰는 모습이 어른들처럼 다리도 쭉 뻗어 있고 몸이 펴져서 달리는 모습을 봐왔기 때문이다. 실제로도 이때부터는 대부분의 뼈마디가 합체를 이룬 상태이고 성장판의 뼈만 분리되어 있는 상태가 시작되는 나이이다. 그리고 성장판이 마지막 합체를 마치고 닫혀서 성장이 완전히 멈춘 단계에서는 206개의 강골구조의 뼈마디로 고정되게 된다.

02 다시 생각해 보는 건강한 육아활동

1 영상물의 위험성과 유모차 스마트폰 거치대

현대사회에 아기의 성장발달 과정에서 중요하게 눈여겨봐야 할 문제가 있다. 바로 유모차의 스마트폰 거치대이다. 필자는 20여 년간 체육관에서 무도를 지도해온 교육자로 활동해 오면서 많은 유형의 아이들을 지도해 왔다. 그런 경험으로 게임 중독과 스크린 중독이 얼마나 아이의 인생을 힘들게 하고, 특히 유아기에 그러한 질병에 노출되었을 때 얼마나 치유가 어려운 치명적 상처로 평생 남는지를 알게 되었다.

애기 엄마들은 아기를 낳고 몸과 마음이 지쳐 있다. 특히나 자유롭게 살던 여성이 수개월간 집안에 갇혀 지내며 굽은 자세를 유발하는 육아활동과 가사노동, 산후조리로 익숙하지 않은 고된 시간들을 보내게 된다. 그래서 엄마들은 유모차에 아기를 태우고 바깥 바람을 쐬며 쇼핑도 하고, 또래 아이 엄마들과 친교 시간도 가지면서 스트레스를 풀기도 한다.

이때 문제는 아기들이다. 기어 다니며 놀면서 올바로 성장해야 할 아기가 굽은 유모차에 방치되어 있게 된다. 아기는 일정 시간 동안은 엄마 뱃속에 있는 태아 자세가 익숙하기 때문에 별 문제가 없는 것 같지만 실제로는 인체의 발달이 제대로 이뤄지지 않는다는 것이 문제다. 답답한 아기가 칭얼대면 안아주거나 몸을 펴고 눕거나 운동을 할 수 있도록 해줘야 하는데 유모차는 평평한 바닥이 없기 때문에 아무리 유모차를 바르게 펴도 중력의 영향을 받아 몸이 굽고 펼 수 없는 상황이다. 그래서 아기는 더 칭얼대는 것인데 엄마는 자기 시간을 위해 아기를 다른 상황으로 달래며 자신의 시간을 계속 가지려 한다. 그러한 용도로 쓰이는 것이 바로 스마트폰 거치대다.

스마트폰 거치대에서 나오는 영상물은 아기의 관심을 끌기에 충분하다. 그래서 아기는 그 영상에 빠져들고 눈과 영상물에 의해 뇌에 집중된 불균형된 발달을 가져오게 된다. 아기가 어머니의 등에 엎혀서 바깥 구경을 가게 되면 아기는 어머니와 일체감을 가지고 심리적으로나 육체적으로 안정감을 느끼며 세상을 향유하게 되어 있다. 하지만 유모차를 타고 바깥 구경을 가게 되면 아기는 엄마의 심장소리도 들을 수 없고, 심리적 안정감을 유지하기도 어렵다.

그런데도 아기가 별다르게 칭얼대지 않는 것은 유모차가 끊임없이 움직이며 자극을 주기에 그 자극에 빠져 가만히 있는 것이 크다. 만약 엄마의 컨디션이 유모차를 어쩔 수 없이 선택할 수밖에 없는 상황이라면 유모차는 피할 수 없는 문제가 된다. 그런데 유모차를 타고 다니더라도 아기는 바람의 저항감을 통해 유모차의 속도를 느껴야 한다. 또한 꽃집 옆을 지날 때는 꽃을 보고 아름다움과 향기를 느껴야 하고, 식당 옆을 지날 때면 음식 냄새를 맡고 식욕을 느껴야 한다.

사람들 속에서는 다양한 사람들의 모습, 그들의 목소리와 감정을 느껴야 하고 때론 그들의 향기와 스킨십에서 사람의 온기와 사랑을 느껴야 한다. 이렇게 아기는 모든 감각기능을 균형감 있게 발달시키면서 세상과 소통하고 세상을 이해하며 자신의 정신과 육체를 세상에서 살아갈 수 있도록 성장시켜 나간다.

하지만 스마트폰에서 나오는 영상과 소리로는 실제 세상의 소리와 냄새, 온기, 촉감을 느낄 수 없다. 아기들이 주로 보는 영상물속의 동물은 세상에 없는 상상의 동물들이며, 사람 또한 실제 사람들과 그 생김새와 모양이 전혀 다르다. 그들은 세상과 단절된 상상의 세계에서 현실과 다른 삶을 준비하고 있다.

필자의 경험을 일반화시키기는 어렵겠지만, 필자가 접한 스크린 중독의 아이들은 거의 대부분이 놀랍게도 어린이집에서 남의 손에 의해 키워진 아이들이 아니라 몸이 불편하고 힘든 할머니 할아버지 손에서 키워진 아이들이었다. 이분들은 몸이 힘드니 아이들과 하루 종일 놀아 줄 체력이 되지 못하는 경우가 많다. 그러다 보니 영어교육시킨다고 영어영상물이나 만화영화를 틀어주는 경우가 많다.

하지만 영어영상물에 나오는 사람은 한국 사람과 같은 피부와 머리색이 아니며, 엄마 아빠 할머니 할아버지가 쓰는 언어도 아니다. 아기들은 그 영상물의 자극에 중독되는 것이지 그 영상물을 통해 세상과 소통하고 배워가는 것이 아니다. 그러한 영상물에 노출되면 뇌와 신체가 전혀 다르게 적응하고 비정상적으로 발달하게 된다.

그래서 스크린 중독에 걸린 아이들의 특징을 보면 말하는 것이 다른 사람의 말을 듣고 자신의 생각을 이야기하는 것이 아니라 그들의 말과는 무관하게 그냥 아무 얘기나 쏟아내는 경우가 발생한다. 스크린은 쌍방향이 아닌 일방통행이고, 아기의 행동과 뜻이 스크린 상에 있는 인격체들에게 전달이 되지 않는다. 또한 스크린 상의 모든 움직임은 자연법칙적 운동과 거리가 멀다.

그래서 자신의 운동능력과 스크린 상의 운동능력의 차이로 인해 세상의 자연운동법칙을 이용하고 느끼고 생활하는 것을 제대로 할 수 없다. 그래서 스크린 중독에 걸린 아이들은 공을 던지면서 서로 주고받는 것이 안 되고, 높낮이를 이해 못하여 자주 넘어지고 주변 운동 상황과 다르게 행동을 한다. 옛말에 '세 살 적 버릇이 여든까지 간다'는 말이 있다. 그 말은 3살까지의 교육과 생활환경에 따른 그의 습관과 적응방법이 그 아이의 운명을 결정짓는다는 얘기로 바꿔 말할 수 있다.

아이들에게 과도한 영상물은 독이다. 어머니가 자신의 시간을 위해 아기에게 과도하게 영상물에 노출시킨다면 그건 3년의 편안함이 평생의 한으로 남을 수도 있는 일이다. 아이들은 놀면서 자연생태계에서 자연운동법칙을 이해하고, 사람들 속에서 대화하고 소통하며 사랑을 느끼면서 자라야 한다. 보고 듣고 만지고 들어보고 던지고 부딪치고 움직여보고 냄새도 느껴가며 성장을 해야 한다. 그래야 건강한 아이로 자랄 수 있다. 최근 숲

유치원이 유아교육의 대안으로 많이 떠오르고 있다. 여러 가지 좋은 유아교육 프로그램들이 많이 있지만 필자는 영상물만 아니라면 참 좋겠다는 생각을 해 본다. 정리하면 과도한 영상물은 아기들의 영혼과 육체를 빼앗는 독이다. 더구나 집에서 노출되는 영상물도 문제인데 밖으로 나와서까지 노출시킨다는 것은 상상하지 못한 큰 재앙이 아이에게 올 수 있음을 알아야 한다.

② '인터넷 과의존' 실태와 건강 문제

우리나라 청소년은 경제협력개발기구(OECD) 회원국과 비교하면 상대적으로 많은 시간을 학교와 학원에서 보내고 있고, 여가와 수면 시간조차 학업에 할애해야 하는 치열한 입시경쟁 환경에서 살아가고 있다. 이로 인해 청소년들은 체력 저하, 수면부족, 영양불균형, 비만, 우울 및 자살 등 신체적·정신적·사회적으로 복합적인 건강문제를 호소하고 있다. 청소년기의 부정적인 신체적·정신적 건강상태는 성인기의 건강문제로 이행될 수 있기 때문에 예방 측면에서 청소년을 대상으로 하는 건강증진 정책은 어느 연령층보다 중요하다고 할 수 있다.

이러한 문제에 있어서 최근 관심을 둬야 할 것은 전자기기의 대중화로 인한 성장기 청소년들의 전자기기 과의존(중독) 위험으로 인한 부정적 영향이다. 시장조사업체 TNS와 KT경제연구소가 발표한 자료에 따르면 지난 2016년 상반기 전 세계 스마트폰 보급률은 약 70%에 이르렀다. 특히 우리나라 스마트폰 보급률은 91%에 이르면서 스마트폰 사용인구 4,200만 명

시대를 열며 보급률 세계 1위를 자랑하고 있다. 여기에 우리나라는 청소년 스마트폰 보급률도 세계 1위에 이름을 올리면서 청소년은 물론 미취학 아동에 이르기까지 스마트폰을 즐기는 모습을 자주 볼 수 있다.

실제로 한국정보화진흥원의 '2017년 인터넷 과의존 실태조사' 결과에 따르면 7세 이하 미취학 유·아동의 '스마트폰 과의존' 위험군은 19.1%로, 성인 과의존 위험군 17.4%보다도 더 높게 나타났다. 여기에 국내 청소년들의 스마트폰 과의존 위험군 비율이 30%를 웃도는 것으로 조사돼 낮은 연령층의 스마트폰 사용에 대하여 올바른 교육의 필요성이 제기되고 있다. 이번 조사에서 유·아동 연령층의 과의존 위험 비율이 2015년 12.4%에서 2017년 19.1%로 가장 많이 증가한 것과 관련, "유·아동 중 저연령층인 3~5세군의 과의존 고위험군이 6~9세 연령군보다 더 높다."고 설명했다.

그 이유는 3~5세 저연령 유아동의 경우, 부모들이 동영상을 많이 보여주어서 생긴 결과로 분석하고 있다. 부모가 자녀에게서 스마트폰을 통제하지 않는 이유로는 가사 노동과 일을 하는 과정에서 아이들이 장시간 스마트폰을 보도록 방치하는 경우와 부모가 '스마트폰 과의존'자인 것으로 나타나면서 스마트폰 과의존의 대물림현상이 심각한 문제로 드러났다.

스마트폰 과의존 아이들의 경우 척추건강이 심각한 것으로 보고되고 있다. 장시간 컴퓨터 앞에 앉아 있거나 쭈그린 자세로 스마트폰을 오래 사용하게 되면 어깨나 뒷목 주변 근육이 뭉치는 증상과 허리통증이 쉽게 나타난다. 앉은 자세는 서 있거나 누운 자세보다 4배 이상의 압력이 척추에 가해지기 때문이다. 특히 운동부족으로 허리 근력이 약화된 상태에서 오랜 시간 잘못된 자세로 앉게 되면 허리통증은 물론 허리디스크나 목디스크,

척추가 휘는 척추측만증으로 발전할 위험이 있다. 또 운동량 부족으로 성장판을 자극시키지 못하게 되면서 성장에 방해요인이 되고, 신진대사 이상으로 골밀도가 낮아져 뼈 건강에 영향을 미칠 가능성이 높다. 목통증의 경우 오래 방치하게 되면 경직된 근육들이 뇌에 산소와 영양을 공급하는 혈관을 지속적으로 압박해 머리가 무거워지고 집중력 저하와 만성피로나 두통 등을 유발한다.

이러한 환경 속에 우리 아이들이 계속 노출된다면 건강한 성장에 중대한 위험을 가져다 줄 것이고, 가정과 사회도 질병에 시달리게 되는 결과가 만들어지는 셈이다. 이 문제는 가정의 부모로부터 시작하여 교육현장에 있는 학교 스스로 주체적인 관점에서 해결하는 것이 우선일 것이다. 따라서 부모교육과 학교 구성원에 대한 건강프로그램의 운영이 절실한 상황이다. 이에 맵시운동은 바른 정신, 바른 생활, 바른 습관 교육을 통해 자신의 건강을 지켜 나가는 지식을 전달하여, 건강의 사각지대인 가정과 학교를 더욱 밝고 건강하게 만드는 데 필수 과정이 될 것이라 확신한다.

※ 과의존 – 최근에 사용되기 시작한 용어로서 그전까지는 '인터넷 중독', '스마트폰 중독'으로 불리었는데 '중독'이라는 용어가 치유대상자인 청소년뿐만 아니라 성인들을 상담하고 교육하는 초기 과정에서 상당한 거부감을 불러일으킨다는 지적이 많아지면서 '중독' 대신 '과의존'으로 대체하게 되었다.

3 부모님의 걱정 키 크는 문제

키의 문제는 많은 사람들이 유전적인 문제로 어쩔 수 없다는 생각을 하는 경우가 많다. 하지만 연구결과에 의하면 키에 유전적인 영향은 약 23% 정도이고 후천적인 문제가 77%로 알려져 있다. 그래서 키가 크는 습관을 잘만 지킨다면 누구든지 키 작은 걱정으로부터 벗어날 수 있다. 아이들은 잘 먹고 잘 싸고 잘 자고 잘 놀면 부모로부터 물려받은 유전적 예상치 이상으로 클 수 있다. 사실 이것 이외에 다른 방법은 없는 것으로 봐야 한다. 다른 인공적 성장촉진 문제는 그 안전성에 대해서는 누구도 장담하지 못하는 것이 사실이다. 그래서 부모가 할 수 있는 일은 위에서 제시한 것을 잘 실천하는 방법이다. 그런데 이 문제는 장수의 비결이기도 하고 건강생활을 원하는 모든 사람들에게 적용되는 문제이니 관심 있게 보기를 권한다.

01 | 잘 먹고 잘 싸는 문제

필자가 사랑의 열매 공동모금회와 경기도청의 지원을 받아 진행하는 지역아동센터 경기남부지원단의 특기 적성 프로그램을 경기도 오산시 '푸른학교'에서 진행할 때 이야기이다. 아이들과 강의를 마치고 선생님과 같이 저녁식사를 하는 시간에 센터장님의 6살 난 딸이 유치원에서 돌아왔다. 센터장님이 딸의 밥을 가져와서 얼른 같이 밥을 먹자고 하는데 아이가 숟가락 투정을 하였다. 하트 모양의 숟가락을 달라는 것이었다. 엄마는 "ㅇㅇ아! 여기는 별 숟가락밖에 없어. 너도 보면 알잖아. 하트숟가락은 집에 있지. 지금은 별 숟가락밖에 없으니까 오늘은 이걸로 먹자."라고 했다. 하지만 아이는 평소와는 다르게 생떼를 부리며 하트숟가락을 요구하였다. 아무리 어르고 달래도 트집과 울음은 멈출 줄을 몰랐다. 이것을 지켜보던 필자는 아이가 들어오면서부터 답을 알고 있었다. 아이는 하루가 지쳤는지 어깨가 축 처지고 등이 심하게 굽어 있는 상태로 센터로 들어오고 있었다. 등은 굽고 목은 자라목이니 온몸의 장기와 근육이 굳어서 피로도가 높아 밥이 당길 리가 없었다. 그 아이는 평소에 필자를 잘 따랐기 때문에 필자가 그 아이를 가볍게 안아서 굽은 등을 펴주었다. 그러고 나니 울음을 그치고 얼굴색이 좋아진 그 아이는 밥 한 공기 반을 먹어치웠다.

결국 잘 먹고 잘 싸는 문제는 몸 속 장기와 연결된 척추의 건강 정도가 소화능력을 결정짓고, 척추 건강에 의해서 먹을 수 있는 양과 음식을 가리지 않고 골고루 먹을 수 있는 몸을 만들어 줘야 한다. 참고로 아무리 잘 먹어도 변이 질거나 변비에 시달리면 제대로 된 소화를 못하는 것이기 때문에 먹은 만큼 키와 기타 성장으로 이어지지 못한다.

02 | 잘 자는 문제

사람은 잠을 잘 자야 키가 잘 큰다. 왜냐하면 밤 11시부터 새벽 1시 사이에 성장호르몬이 가장 왕성하게 분비되기 때문이다. 그래서 밤 10시부터는 수면에 드는 습관을 들이는 것이 키가 크는데 도움이 된다. 하지만 그 시간대에 잠을 잔다고 해서 다 성장이 잘 되는 것은 아니다. 숙면을 취해야 키가 잘 큰다. 그런데 그 숙면의 문제도 결국 자세에 따라 완전히 달라진다.

흔히들 수면 중 과도하게 뒤척이거나 발길질을 하는 아이들을 보면 '아이가 건강해서 그렇다'는 말들을 한다. 하지만 그것은 잘못 알고 있는 내용이다. 그런 아이들의 근육을 보면 어린아이인데도 근육이 육체미하는 어른들처럼 딴딴하게 뭉쳐 있는 경우가 많다. 이런 아이들은 바르게 잠을 잘 수 없다. 왜냐하면 등이 굽었기 때문에 해부학적 자세로 바르게 못 자고 엎어져 자거나 옆으로 누워야만 잠을 잘 수 있는 몸이다. 이러한 경직된 근육은 혈액순환 장애로 온몸이 답답하고 짜증이 나기 때문에 발을 이리저리 올려놓기도 하고, 이불을 발로 걷어차기도 한다. 밤새 이렇게 뒤척이다 보면 숙면은 남의 얘기고 밤새 나쁜 꿈에 시달리는 경우가 많다. 그러니 자도 자는 것이 아니고 근육의 경직으로 인한 이런 불면은 대사기능을 떨어뜨려 몸을 피로하게 만들고 정상적인 성장에 악영향을 미친다.

필자의 경우가 이런 경우였다. 우리 어머니의 연세가 현재 81세신데 젊으셨을 때 키가 170cm의 늘씬한 미인이셨다. 그 연세에 그런 키는 흔치 않은 경우였다. 아버님도 173cm이셨으니 필자는 당연히 키가 180cm는 될 것으로 생각했었다. 필자의 현재 키가 166cm인데 그래도 어릴 때는 늘 큰 편이었다. 하지만 키 성장은 중학교 1학년이 끝이었다. 더 이상 자라지 않았다. 필자는 어릴 때부터 힘과 순발력은 좋았지만 유연성, 지구력, 협응력 등이 부족하였다. 근육은 이소룡 만큼 잘 발달되어 있었지만, 늘 피곤하고 배앓이와 잦은 잔병치레를 했어야 했다. 필자가 이렇게 키가 작고 잔병치레를 많이 한 원인은 늘 구부정하고 부정렬된 자세에 있었다고 필자는 확신한다. 그런 필자의 경험 때문에라도 요즘 성장기 아이들이 잘못된 자세로 생활하여 굽은 모습들을 보면 안타깝다.

바른 잠자리는 바르게 자고 싶다고 잘 수 있는 것이 아니다. 몸이 바르게 펴지고 근육이 부드럽게 풀려 있어야 바른 잠을 잘 수 있다. 그래서 잠자리에 들기 전에 등을 펴고 다리근육을 풀어주면 숙면을 취할 수 있게 된다.

03 | 잘 노는 문제

잘 논다는 것은 잘 뛰어 논다는 것을 의미한다. 뛰고 던지고 만지고 오르고 밀고 당기고 등 다양한 신체 활동은 신체를 자연스럽게 정렬시키고 뼈와 근육을 발달시킨다. 그래서 특별한 운동을 하는 것도 좋지만 사실 아이들은 자연 속에서 뛰어 노는 것만큼 좋은 운동은 없다. 일부 학부모님들은 자녀가 운동능력이 좋으면 스포츠영재에 대한 꿈을 키우고 특정 종목에 몰두하는 경향이 있다. 하지만 이러한 체육 활동은 편중된 신체 활동으로 인해 올바른 성장과 발달에 걸림돌이 되고 잘 되더라도 반짝 선수로 끝날 가능성이 높아진다. 특히나 우리나라와 같이 아이들의 미래보다 당장의 실적을 우선시하는 실적 중심의 스포츠 문화에서는 아이들은 성적을 내야 하고 감독은 그것을 자신의 고과성적을 올리는 수단으로 사용되는 경우가 많다.

선진 체육문화를 가진 나라에서는 3개월 또는 한 학기마다 의무적으로 다른 운동종목을 선택하게 하여 다양한 경험과 신체 활동으로 아이들이 건강하게 성장하도록 교육하고 있다. 과도한 경쟁이나 실적이 아닌 아이들의 미래를 위한 전인교육의 일환이다. 그리고 전문종목은 청소년기에 들어서서 선택하도록 하고 있는데 이러한 문화는 우리나라에도 빨리 도입되어야 할 것으로 생각된다.

03 아이들과 함께하는 맵시운동

다음은 사랑의 열매 공동모금회와 경기도청 지원으로 이루어진 지역아동센터 경기남부지원단 특기적성 프로그램을 진행한 결과에 대한 분석 보고이다.

1 아이들의 관심사 외모

2012년 '강남스타일'로 세계적 인기가수가 된 싸이 씨가 모 예능프로그램에서 자신이 어릴 적부터 지금까지 일관되게 가져온 관심사는 "이성으로부터 잘 보이고 싶고, 인기가 많았으면 좋겠다.", "남다른 외모 때문에 이성으로부터 관심을 받지 못하는 것이 속상했고, 이성으로부터 잘 보일 수 있는 방법에 대해서 끊임없이 공부하고 연구해 왔다."라고 했다. 그는 이어서

"나는 지금껏 내가 하고 싶은 노래보다는 어떤 노래를 하면 이성으로부터 관심을 받을까?라는 고민으로 노래를 만들고 불러왔다."라고 했다.

그렇다면 외모는 어떻게 결정되는가? 사람을 보면 제일 먼저 몸매가 보이고 그 다음이 피부, 얼굴 생김새가 보인다. 마음씨는 알다가도 모르는 게 사람의 마음이니 제대로 보기는 쉽지 않다. 그렇다면 외모의 결정요인부터 짚어보도록 하자.

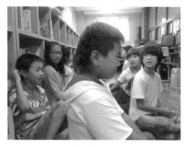 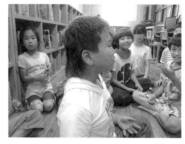

교정 전   교정 후

※ 위 사진은 학생에게 본인이 생각하는 바른 자세를 해 보라고 시킨 뒤 촬영한 사진이다. 맵시운동을 통해서 등이 펴지고 목이 제자리를 찾아 들어갔을 때 그 차이는 외모부터 사람에 대한 이미지까지 바꿔 준다는 것을 현장에서 확인할 수 있었다. 운동 전 사진에서 주변 친구들이 안타깝게 바라보다가 몸이 펴진 모습을 좋아해 주는 모습이 잘 나타나 있다.

[사진151] 맵시운동을 통해 신체교정 전·후 비교사진

첫째, 몸매이다. 몸매는 [사진151]를 보면 알겠지만 골격구조로 결정이 된다. [사진151]를 보면 누가 보더라도 호감이 가는 자세는 우측 사진일 것이다. 지금 자신의 자세를 되돌아보거나 측면 사진을 찍어서 그림과 함께 비교하면 더욱 확실히 알 수 있다.

둘째, 피부이다. 피부의 질을 결정하는 요인은 여러 가지가 있지만 결정적인 요인은 오장육부의 기능과 혈액순환 여부로 귀결될 수 있다. 이는 다시 말하면 골격구조가 올바르게 정렬되지 않으면 피부가 좋아질 수 없다는 이야기로 풀이된다. 뼈가 틀어지면 오장육부도 굳고 근육도 굳으니 당연히 혈액순환에 문제가 생기기 마련이다. 그러면 피부미용에 필요한 산소, 수분, 영양 등이 공급되지 않으면서 탄력이 떨어지고 각종 피부트러블이 생기게 된다. 실제로 피부트러블이 생긴 곳을 보면 근육이 뭉치고 눌려 있는 것을 확인할 수 있다.

셋째, 얼굴 생김새다. 얼굴은 사람마다 다르게 생겼다. 얼굴이 좀 이상하게 생겼다 싶으면 어깨가 기울어지고 목이 잘못되어 있는 경우가 대부분이다. 목이 틀어지면 턱관절이 돌아가고, 치아가 잘 맞지 않으며 턱 근육이 비대칭적으로 발달한다. 턱관절이 좋지 않은 경우 목뼈를 정렬시키면 턱 아픈 것이 씻은 듯이 낫는 일은 흔한 일이다. 뿐만 아니라 전체적으로 균형과 조화로움이 무너지면서 이상하게 보이기도 한다. 20세에 뇌출혈로 쓰러진 뒤로 한쪽 마비가 온 여대생을 지도한 경우가 있다. 입과 턱이 어릴 때부터 돌아가 있었다고 한다. 그런 잘못된 습관이 오래 지속되면서 목뼈(경추) 6, 7번~등뼈(흉추) 1, 2, 3번이 심하게 굽고 굳은 경우였다. 뇌출혈은 언제 오느냐의 문제이지 구조적으로 볼 때는 필연적일 수밖에 없는 상황으로 볼 수 있다. 굽은 등과 어깨균형을 바로잡고 경추를 견인해서 바르게 잡으면서 턱이 정상으로 돌아왔고, 아주 예쁜 본인의 얼굴을 찾을 수가 있었다. 그 여대생은 "자신의 턱이 이렇게 돌아올 줄은 몰랐다."면서 매우 기뻐했다.

넷째, 마음씨를 살펴보자. 일반적으로 '가슴이 넓다'는 표현은 '마음이 넓다'는 표현으로도 쓰인다. 어깨가 뒤로 젖혀져 있고 가슴이 넓다는 것인데 이는 심폐기능과 오장육부의 기능이 원활하다는 뜻이다. 따라서 근육의 상태도 부드럽고 운동능력도 좋아지는 것은 당연한 결과이다. 체력이 좋아 아픈 곳이 없으면 사람이 관대해진다. 웬만한 스트레스가 와도 힘들어하지 않는다. 당연히 스트레스에 의한 여러 가지 질병에 대한 예방효과도 있게 마련이다. 반대로 '새가슴이다'라는 말이 있다. 새가슴은 어깨가 가슴 안쪽으로 몰려 있고, 가슴이 새가슴처럼 앞으로 튀어나와 있다. 이 새가슴은 심장과 폐, 오장육부가 전체적으로 눌려져 있고 그 기능이 떨어질 수밖에 없다. 이런 경우는 등 근육이 항상 굳어 있어서 짜증이 몸에 배어 있고, 심폐 능력과 체력이 떨어지기 때문에 관대함이 사라진다. 새로운 관계를 맺는 것도 어렵고 귀찮아한다. 지구력이 떨어져서 끝까지 참고 견디는 힘이 부족하다. 공부는 새로운 만남이다. 체력이 떨어지면 새로운 만남에 관심 갖기가 쉽지 않다. 가슴만 펴도 체력이 좋아지고 공부를 잘 할 수 있으며, 호감 가는 성격의 소유자가 될 수 있다. 결국 몸매와 피부, 얼굴 생김새, 마음씨는 바른 자세의 영향을 많이 받음을 알 수 있다.

2 맵시운동과 체력측정 변화

맵시운동과 체력과의 상관관계를 살펴보기 위하여 유연성(체전굴), 순발력(50m달리기), 근력(팔굽혀펴기)테스트를 실행했다. 정확한 테스트를 위하여 맵시운동을 하기 전과 맵시운동을 30분간 수행한 후 평균휴식 5분 이내에 철저한 통제 아래 정확한 테스트를 진행한 결과 아래 [표15]과 같은 결과를 확인할 수 있었다. (단, 여기 맵시운동 후 체력측정 결과는 다른 종류의 준비운동 후 체력측정 결과와 비교 차이를 나타내지 않는다.)

[표15] 오산푸른학교 맵시운동 참여자 체력측정 결과

번호	이름	나이	체전굴		50m 달리기		팔굽혀펴기	
			(전)	(후)	(전)	(후)	(전)	(후)
1	윤○○	16	−7	−2	11	10.37	0	2
2	방○○	14	5	7	9.4	9.22	8	25
3	손○○	14	5	8.5	10.29	10	0	2
4	민○○	15	−7.5	−2	9.1	8.7	3	9
5	손○○	15	5.7	7.8	10.8	10.15	0	5
6	이○○	14	7	8	7.75	7.7	13	29
7	김○○	13	15	15.5			0	2
8	이○○	13	15.5	16.5	10.14		0	7
9	김○○	12	10	12	9.67	8.91	10	16
10	강○○	12	17	18	11.2	10.9	0	6
11	주○○	11	6	7.5	12.57	12.35	0	6
12	최○○	11	2	5	12.91	12.85	0	0
13	신○○	10	6	7.5	9.97	9.08	14	21
14	장○○	10	5.5	8	13.11	13.1	0	2
15	장○○	8	13	13.5	12.71	12.72	2	3
16	민○○	13	0	6.5	9.22	9.21	8	10
평 균		12.6	6.1	8.6	10.7	10.4	3.6	9.1
표준편차		2.2	7.1	5.7	1.6	1.8	5.1	8.9

맵시운동 수행 30분 전과 후를 비교한 측정 결과를 정리하면 다음과 같다.

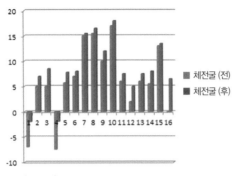

[그래프1] 체전굴 테스트 개인별 결과 그래프

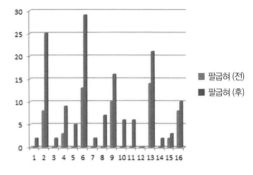

[그래프2] 팔굽혀펴기 테스트 개인별 결과 그래프

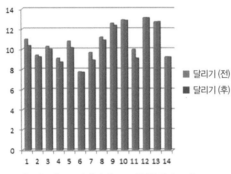

[그래프3] 50m달리기 테스트 개인별 결과 그래프

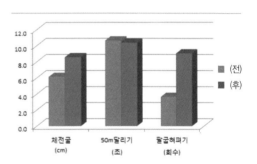

[그래프4] 유연성(체전굴), 순발력(50m달리기), 근력(팔굽혀펴기) 테스트 전체 결과 그래프

❶ 유연성의 척도 중 하나인 체전굴의 경우 16명 중 16명 모두 향상되었고, 전체 평균도 6.1cm에서 8.6cm로 증가했다.

❷ 순발력의 척도 중 하나인 50m 달리기의 경우 14명 중 14명 모두 시간이 단축되었고, 전체 평균도 10.7초에서 10.4초로 단축되었다.

❸ 근력(근지구력)의 척도 중 하나인 팔굽혀펴기의 경우 16명 중 15명

모두 향상되었고, 전체 평균도 3.6회에서 9.1회로 증가했다.

이러한 결과를 토대로 맵시운동은 유연성, 순발력, 근지구력을 향상시킨다고 결론지을 수 있었다.

위 측정 결과를 수치적으로 나타나는 결과로 볼 때 매우 큰 체력 향상효과를 확인할 수 있다. 타 운동과 비교해 보지는 못했지만 오랜 수련지도를 해온 필자가 판단할 때 이러한 결과는 흔치 않은 결과이므로 추후 연구과제로 시사하는 바가 크다 할 수 있다.

특히 평균 253%의 높은 근력 증가가 나타난 팔굽혀펴기에서 중요한 교육적 효용을 확인하였다. 이 결과가 놀라운 것은 근력훈련을 별도로 하지 않았는데, 단 30분 만에 그렇게 높은 수치상 향상을 가져왔다는 점이다. 이는 맵시운동이 운동 참여자의 근력을 향상시킨 것이 아니라 원래 가지고 있던 자신의 능력을 되찾았다고밖에 별도로 설명할 길이 없다고 판단한다. 이러한 결과로 필자는 아이들에게 다음과 같은 지도를 했다. "△△야! ㅁㅁ야! 너는 네 근력이 0개인 줄 알고 살아왔지만, 실제 너희들의 능력은 6개의 능력을 가지고 있었다. ○○야! 너는 팔굽혀펴기 13개로 전체 2위를 한 것에 만족했지만, 실제로는 29개라는 엄청난 능력을 가지고 있었음이 확인됐다. 여러분들은 오늘 이 시간을 통해서 여러분들이 얼마나 강한 사람인지 알 수 있는 소중한 시간이었다고 선생님은 생각한다. 여러분들은 자신들이 알고 있는 것보다 훨씬 강하고 똑똑하고 잘생겼고 매력이 있는 사람들이다. 선생님은 이 맵시운동 시간을 통해서 여러분들의 숨겨진 참모습을 발견하고 여러분들의 진정한 모습으로 살아가게 하는데 교육 목적이 있다. 바른 자세를 통해서 멋진 몸매와 외모를 찾게 하고, 자신감 있는 신체 활동력을 되찾게 할 계획이다. 여러분들은 여러분들이 알고 있는 것보다 훨씬 강하다. 참 나를 발견하는 소중한 시간으로 이 시간을 활용하기 바란다."라는 요지의 지도를 하였다. 아이들도 좋아하고 필자도 만족스러운 시간이었다.

이렇듯 맵시운동은 몸을 정렬시켜 줌으로써 경직된 근육을 부드럽게 만들어 최상의 신체조건을 만드는 데 탁월한 효과를 보여주고 있다. 이와 비슷한 경우를 엘리트 체육현장에서 찾아보면 2017년 11월 잠실 올림픽공원 SK핸드볼경기장에서 전 세계 600여 명이 참가한 가운데 열린 IUKL Ket-tlebell Lifting World Championship 24kg급 부문 −95kg급 '바이애슬론 저크+스내치'에 국가대표로 참가한 현성은 선수의 경우를 볼 수 있다. 현성은 선수는 전년도 챔피언으로서 두 번째 우승에 도전하는 경기였다. 세계적인 수준의 선수들은 경기력이 평준화되어 있는 상태이기에 당일 컨디션이 경기 결과에 매우 중요한 영향을 미친다. 현성은 선수는 대회 마지막 준비를 맵시이론과 운동법으로 필자의 지도를 받으면서 경기력 향상보다는 몸을 정렬시키고 컨디션 조절에 많은 시간을 투자하여 경기에 참가했다. 결과는 놀라웠다. 전년도 대회 우승 기록보다 25% 이상의 경기력 향상을 보이며 2위와의 격차를 30% 이상을 벌려 대회 2연패를 달성했다. 기록은 여기서 끝나지 않았다. 다음 날 바로 출전한 종목인 '롱싸이클' 경기에서도 자신의 주종목이 아님에도 불구하고 우승을 하면서 대회 관계자와 선수들 사이에서 화제의 선수가 되었다. 기존 스트레칭이나 소도구를 이용한 몸풀기 운동법에서 맵시운동으로 준비운동을 바꾼 뒤 달라지고 있던 그의 경기력 향상을 통해서 선수와 필자는 대회 2관왕을 충분히 예상할 수 있었다.

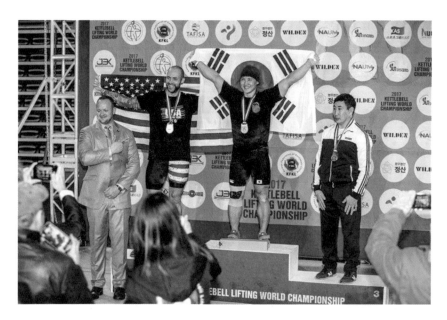

[사진152] 2017년 IUKL Kettlebell Lifting World Championship 대회 2관왕 현성은 선수

이상의 결과를 통해 볼 수 있듯이 맵시운동은 일반인들의 건강증진 목적부터 엘리트 체육인들의 부상 예방과 경기력 향상에 큰 도움을 줄 수 있는 내용으로 모든 신체 활동에 기초운동으로 매우 높은 가치를 지니고 있음을 확인할 수 있다.

3 자녀와 함께하는 맵시운동

필자는 그동안 건강교육 경험을 통해 자신의 잘못된 생활 태도가 병을 만들었고, 그런 부모의 태도를 자연스럽게 따라 하는 습관을 배운 자녀는 부모와 같은 질병에 시달린다는 것을 알 수 있었다. 그래서 이들의 부정렬된 몸을 바른 자세로 만들고 바르게 생활하는 습관이 축적되도록 지도해 보면 특별한 경우를 제외하고는 대부분 부모나 자녀 모두의 건강이 회복되는 것을 확인할 수 있었다.

하지만 보통 사람들은 부모와 자녀가 같은 질병에 걸리는 현상을 보면서 병이 유전된 것으로 보는 경향이 많다. 그런데 만약 어쩔 수 없는 유전적 질병이었다면 아무리 바른 자세를 꾸준히 실천해도 병원치료 외에는 병이 해결되지 않는다. 그래서 필자는 의뢰인으로부터 자녀 건강 상담 요청이 있을 때 부모가 함께 참여할 것을 요구한다. 왜냐하면 자녀의 질병은 그 부모님의 생활태도와 습관에서 나왔을 가능성이 클 뿐만 아니라 부모가 바뀌지 않으면 자녀도 바뀔 가능성이 낮기 때문이다. 또한 부모님 자신은 구부정하게 생활하면서 자녀에게만 바른 자세를 요구한다면 부모님에 대한 불만이 커지고 오히려 가족의 화목에 장애가 되기도 한다.

살아가면서 아프지 않은 사람은 없다. 맵시운동센터에 찾아오는 의뢰인이 아니더라도 학교 현장에서 교사나 학생들을 지도해 보면 정상적인 체형을 가진 사람을 거의 볼 수가 없다. 물론 평균 체력도 예전만 못하다. 다만 치료를 해도 그때뿐이고 재발되는 통증에 체념하고 살아가고 있을 뿐이다. 질병에 대한 이러한 태도의 문제는 병을 키우면서 살아가는 것이며 큰 병이 오고 나서야 나중에 후회를 하게 된다는 점이다. 앞서 언급했지만 컴퓨터와 스마트폰의 대중적인 보급과 잘못된 사용문화도 크게 한몫을 하고 있다. 우리의 미래인 학생들의 건강이 이 정도 상황이라면 나라에 재앙이 내렸다고 볼 수밖에 없는 상황으로 필자는 인식하고 있다. 아무리 세금을 많이 걷어도 사회적 의료비 부담은 계속 커질 것이며 삶의 질은 낮아질 수밖에 없다. 그러나 가족단위에서부터 맵시운동을 배우고 실천하는 문화가 사회에 정착되면 이 모든 상황이 해결되는데 큰 도움이 될 것으로 판단된다.

현대의 사회구조와 생활환경은 점차 부모와 자식 간에 공통의 관심사가 사라지고 부족한 대화와 스킨십은 건강한 가족공동체 형성에 큰 장애가 되고 있다. 하지만 '맵시진단법'을 배워서 가족 간에 서로 진단해 주고 '맵시도움주기'로 해결해 주면 자연스런 스킨십과 신뢰가 만들어져서 서로 더 의지하게 만들어주고 집안에서 같이 운동을 하다 보면 대화도 많아져서 가족 간에 건강한 관계로 성장하는데 큰 도움을 줄 수 있다. 거기에 맵시 있고 건강한 몸과 의료비 절감효과는 덤으로 따라온다. 부모님의 건강은 자녀의 건강으로 이어진다. 맵시를 통해 활력 있고 건강한 가족문화가 만들어지기를 기대한다.

나오며

지금까지 이 책에서는 다음과 같은 다섯 가지 내용으로 통증과 질병의 원인과 해결방법을 제시하였다.

첫째, "사람은 왜 아픈가?"에 대한 질문에서 '통증과 질병은 근육의 경직으로부터 시작된다.'는 것을 확인했다. 그리고 근육은 신경계로 나누면 중추신경의 지배를 받아 내 의지대로 움직이면서 의식주와 안전의 문제를 해결하는 수의근(골격근 · 표정근)과 자율신경의 지배를 받아 몸의 대사기능을 통해 항상성을 유지시켜 주는 불수의근(내장근) 등 두 종류가 있다고 했다. 그리고 두 근육은 몸이 부정렬되면 동시다발적으로 경직되지만 노동과 투쟁기능을 담당하면서 강한 힘을 써야 하는 수의근이 불수의근에 비해서 더 빠른 경직과 통증이 먼저 진행되고, 몸의 항상성을 유지시켜 주면서 쉼없이 부드럽게 운동을 수행하는 불수의근에 통증은 나중에 찾아온다고 했다. 그래서 일상생활에서 불편과 통증은 수의근의 경직에 의한 질병이 주를 이루지만 결국 생명을 단절시켜 주는 근육의 질병은 소리 없이 찾아오는 불수의근의 질병이라는 것을 확인했다. 그래서 수의근의 통증을 방치하거나 신경을 차단하여 통증을 느끼지 못하게 하는 것은 스스로 생명을 단축시키는 일이며, 질병의 원인인 몸의 부정렬을 정렬된 몸으로 만들고 생활하는 태도와 습관이 최고의 건강법이라는 것을 확인하였다.

둘재, 맵시진단법을 통해 병은 하루아침에 갑자기 찾아오는 것이 아니라 부정렬된 몸으로 생활하는 습관이 축적되면 기울어진 곳, 즉 눌려서 뭉친 근육에서 통증과 질병이 시작된다고 했다. 그래서 부정렬되어 눌려진 근육을 펴주고 바르게 생활하는 습관이 축적되면 혈액순환이 잘 되고 몸이 따뜻해지면서 면역력이 증강되어 몸이 자연치유된다는 것을 설명하였다. 하지만 바르게 생활하는 습관은 하고 싶다고 해서 되는 것이 아니라 운동을 통해 바른 몸을 만들었을 때 바르게 생활하는 것이 불편하지 않고 바른 생활을 지속시킬 수 있다고 했다.

여기에 기존 의학계에서 골반이 바로 잡히면 척추가 바르게 정렬된다는 이론에 이의를 제기하며 골반은 아무리 교정해도 어깨뼈가 부정렬되면 골반은 필연적으로 부정렬되어 척추질환이 왜 계속 재발되는지를 밝혀냈다. 이렇듯 맵시운동은 척추건강의 핵심은 골반이 아니라 어깨의 정렬임을 주장하여 척추질환이 재발되지 않게 몸을 관리할 수 있는 새로운 이론을 제시했다.

셋째, 첫 번째 두 번째 단원의 내용을 통해 부정렬된 몸으로 생활하는 습관이 병을 만든다는 것을 확인했다면 셋째 단원에서는 수직의 벽과 수평의 방바닥을 통해 부정렬된 몸을 스스로 진단하고 바르게 정렬시켜 몸의 자연치유력을 높이는 운동법을 제시하였다. 특히 '순환·정렬 7영역 23종 77동작'은 동양적 신체관이 반영된 체조의 새로운 형식을 제시했으며 누구나 쉽게 스스로 몸을 정렬시킬 수 있도록 구성하였다. 그뿐만 아니라 '맵시 생활운동'을 통하여 맵시운동으로 만든 바른 몸을 일상생활에서도 바르게 생활하여 질병을 예방하도록 생활실천 방안까지 제시하였다. 여기에 '맵시 걷기'를 통해 직립보행하는 인간의 정체성에 대하여 새롭게 짚어주고, 기존 걷기운동에 대한 오류와 한계를 지적하고 "바른 몸이 바른 걷기를 만든다."는 걷기운동의 새로운 기준과 대안을 제시하였다.

넷째, 초보자가 흉내만 내더라도 바로 효과가 나타날 뿐만 아니라 누구나 따라할 수 있는 쉬운 '맵시 도움주기'를 제시함으로써 스스로 운동을 하기 어려운 사람들도 맵시를 통해 건강을 회복할 수 있는 방법을 제시하였다. 이는 배워 두면 가족과 이웃을 위해 건강을 나눌 수 있고 보편적 지식이 됐을 때는 막대한 사회적 의료비절감의 효과까지 기대할 수 있도록 만들어졌다.

다섯째, 인체 성장발달 이론 '10, 10, 10 이론'을 제시함으로써 인간의 성장발달 과정에 대한 다양한 접근을 통해 직립보행하는 인간의 정체성을 이해하는데 새로운 기준을 제시해 주었다. 이 내용은 자녀를 건강하게 키울 수 있는 기초지식을 제공하고 그러한 지식은 결국 자녀를 부양하는 부모의 삶을 건강하게 만들며, 나아가서 건강하게 늙어가는 방법을 이해할 수 있게 된다.

자녀는 독립된 개체로써 자주적 삶을 살아가야 하지만 성장기에는 부모와 사회의 보호가 필요하며 부모의 영향으로부터 자유롭지 못하다. 즉, 부모의 건강한 지식과 실천이 자녀의 건강으로 이어질 수밖에 없다는 점이다. 모든 가정이 건강생활에 대한 올바른 지식을 습득하고 실천한다면 이는 한 가정을 넘어 사회구성원인 모든 사람들이 건강해진다는 것을 의미한다. 맵시운동에서 제안하는 건강지식과 운동법, 생활습관이 각 학교와 직장에서 생활문화운동으로 전개되어 모두가 건강하고 행복한 삶을 살아갔으면 좋겠다.

아프지 않은 사람은 없다. 하지만 지금까지 사람이 왜 아픈지 제대로 논리적으로 쉽게 그 원인과 해결방법을 제시한 내용이나 해결방법을 제시하는 교육 컨텐츠가 부족했다. 이 책에 나온 내용을 제대로 습득하면 다양한 근골격계 질환의 예방과 치료는 물론이고, 중대질병 예방과 치유에 도움이 될 수 있다. 자신의 몸은 자신만이 고칠 수 있다. 다만 알아야 가능하다. 이 책을 통해 세상 사람들이 아프지 않고 행복하게 살아가길 희망한다.

　먼저 이 긴 글을 끝까지 읽어 주신 독자 여러분께 감사의 마음을 전합니다. 맵시는 저 혼자만의 노력으로 탄생한 것이 아니었습니다. 지난 30여 년간 저를 믿고 몸을 맡겨온 모든 분들이 저의 스승이었고 그 덕분에 많은 경험이 축적되어 맵시운동이 탄생됐습니다. 저의 재주를 귀하게 봐주고 맵시운동협회와 아카데미의 시작을 함께 해주신 용인대학교 은사 유성희 교수님과 '맵시'라는 이름과 '어깨중심 신체이론'을 이해하여 멋진 로고를 만들어 준 임동수 대표가 있었기에 가능한 일이었습니다.

　지난 6년간 우리 협회의 살림살이를 이끌어가면서 맵시운동의 이론과 체계를 정립하는데 핵심역할을 해주신 최기철 총괄이사님의 노고를 생각하면 가슴이 뜨거워집니다. 맵시공과 베개 그리고 특허출원 중인 맵시밴드의 개발과 투자에 고등학교 동기 (주)신현오앤에치 유재석 대표와 호주 시드니 스트라스필드 빨간고추 강평근 대표가 적극적으로 협조해 주었습니다. 또한 맵시운동의 비전을 믿고 함께 해온 전국의 맵시 지도사님들이 응원하고 기다려주셨기에 출판에 이르렀습니다. 이 모든 분들께 깊은 감사의 마음을 전해드립니다.

감수와 추천의 글을 보내주신 세 분 선생님께 감사드립니다. 감수를 해주실 분을 만나지 못해서 애태우던 저에게 이재태 덕화한의원 원장님과의 만남은 마무리의 결정적 계기가 되었습니다. 치료와 건강증진을 위해서라면 배움의 경계를 가리지 않으셨던 원장님은 높은 학식과 인품으로 맵시의 가치를 알아봐 주셨습니다. 멀리 호주의 연세척추병원 김연식 원장님과 트레이닝론 권위자인 용인대학교 체육학과 이한경 교수님은 꾸준한 관심과 한결같은 마음으로 맵시운동을 응원해 주셨습니다. 저도 조건 없이 나눠주신 선생님들의 정신을 본받아 맵시봉사단을 통해 많은 이들의 건강과 행복을 위해 노력하겠습니다.

삽화를 그려주신 만화계 거장 조운학 선생님, 촬영을 담당해주신 허진 작가님과 맵시모델 천지혜님, 그리고 사진과 그림편집을 맡아준 김미선 작가님의 수고에 감사의 마음을 전합니다. 더불어 출판계약 후 마무리가 부족했던 저를 끝까지 믿어준 출판 에이전시 엔터스코리아 양원근 대표님과 도서출판 아마존북스 유창언 대표님께도 감사의 마음을 드립니다.

집필의 용기와 응원을 주신 3P자기경영연구소·독서포럼나비의 강규형 대표님께 감사의 마음을 전합니다. 대표님이 계셨기에 글쓰기가 시작됐습니다. 대표님의 기대에 힘입어 세상에 선한 영향력으로 함께 하겠습니다. 더불어 오랜 시간을 기다려준 가족에게 미안함과 고마움을 전하며, 마지막으로 이 모든 귀한 만남과 천직을 주신 하나님께 감사드립니다.

2019년 2월의 어느날, 박희준

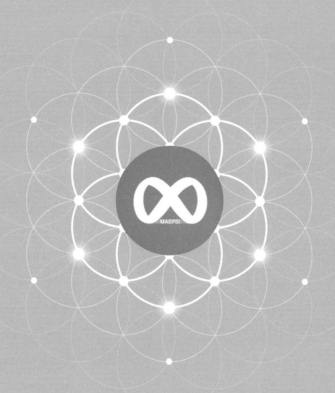

부 록

인체의 명칭

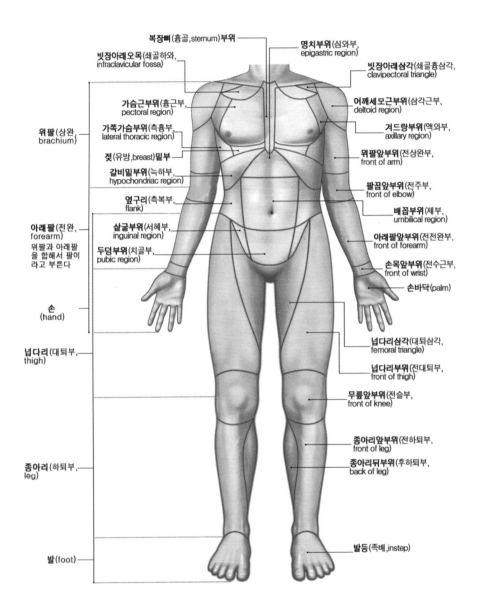

복장뼈(흉골,sternum)부위

명치부위(심와부, epigastric region)

빗장아래오목(쇄골하와, infraclavicular fossa)

빗장아래삼각(쇄골흉삼각, clavipectoral triangle)

가슴근부위(흉근부, pectoral region)

어깨세모근부위(삼각근부, deltoid region)

가쪽가슴부위(측흉부, lateral thoracic region)

겨드랑부위(액와부, axillary region)

젖(유방,breast)밑부

위팔앞부위(전상완부, front of arm)

위팔(상완, brachium)

갈비밑부위(늑하부, hypochondriac region)

팔꿉앞부위(전주부, front of elbow)

옆구리(측복부, flank)

배꼽부위(제부, umbilical region)

아래팔(전완, forearm) 위팔과 아래팔을 합해서 팔이라고 부른다

살굴부위(서혜부, inguinal region)

아래팔앞부위(전전완부, front of forearm)

두덩부위(치골부, pubic region)

손목앞부위(전수근부, front of wrist)

손바닥(palm)

손 (hand)

넙다리삼각(대퇴삼각, femoral triangle)

넙다리(대퇴부, thigh)

넙다리부위(전대퇴부, front of thigh)

무릎앞부위(전슬부, front of knee)

종아리앞부위(전하퇴부, front of leg)

종아리(하퇴부, leg)

종아리뒤부위(후하퇴부, back of leg)

발(foot)

발등(족배,instep)

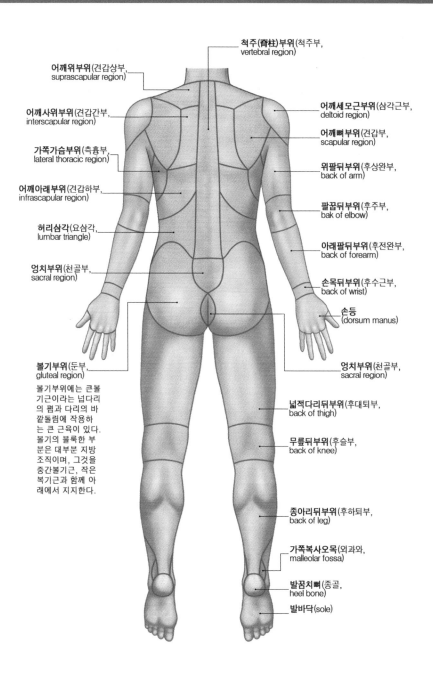

척주(脊柱)부위(척주부, vertebral region)

어깨위부위(견갑상부, suprascapular region)

어깨사위부위(견갑간부, interscapular region)

가쪽가슴부위(측흉부, lateral thoracic region)

어깨아래부위(견갑하부, infrascapular region)

허리삼각(요삼각, lumbar triangle)

엉치부위(천골부, sacral region)

볼기부위(둔부, gluteal region)

볼기부위에는 큰볼기근이라는 넙다리의 폄과 다리의 바깥돌림에 작용하는 큰 근육이 있다. 볼기의 블록한 부분은 대부분 지방조직이며, 그것을 중간볼기근, 작은볼기근과 함께 아래에서 지지한다.

어깨세모근부위(삼각근부, deltoid region)

어깨뼈부위(견갑부, scapular region)

위팔뒤부위(후상완부, back of arm)

팔꿈뒤부위(후주부, bak of elbow)

아래팔뒤부위(후전완부, back of forearm)

손목뒤부위(후수근부, back of wrist)

손등(dorsum manus)

엉치부위(천골부, sacral region)

넙적다리뒤부위(후대퇴부, back of thigh)

무릎뒤부위(후슬부, back of knee)

종아리뒤부위(후하퇴부, back of leg)

가쪽복사오목(외과와, malleolar fossa)

발꿈치뼈(종골, heel bone)

발바닥(sole)

인체 전면 근육 이름

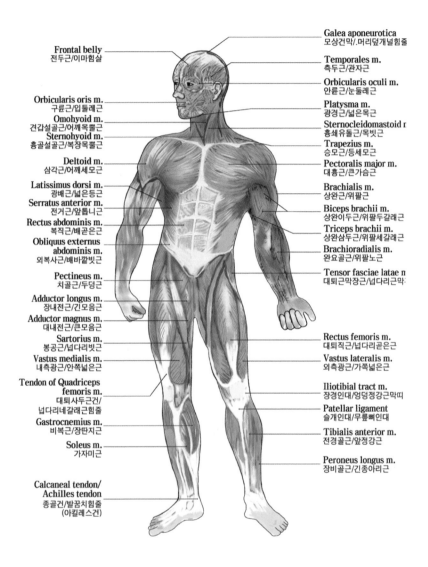

Galea aponeurotica
모상건막/.머리덮개널힘줄

Frontal belly
전두근/이마힘살

Temporales m.
측두근/관자근

Orbicularis oculi m.
안륜근/눈둘레근

Orbicularis oris m.
구륜근/입둘레근

Platysma m.
광경근/넓은목근

Omohyoid m.
견갑설골근/어깨목뿔근

Sternocleidomastoid m
흉쇄유돌근/목빗근

Sternohyoid m.
흉골설골근/복장목뿔근

Trapezius m.
승모근/등세모근

Deltoid m.
삼각근/어깨세모근

Pectoralis major m.
대흉근/큰가슴근

Latissimus dorsi m.
광배근/넓은등근

Brachialis m.
상완근/위팔근

Serratus anterior m.
전거근/앞톱니근

Biceps brachii m.
상완이두근/위팔두갈래근

Rectus abdominis m.
복직근/배곧은근

Triceps brachii m.
상완삼두근/위팔세갈래근

Obliquus externus
abdominis m.
외복사근/배바깥빗근

Brachioradialis m.
완요골근/위팔노근

Pectineus m.
치골근/두덩근

Tensor fasciae latae n
대퇴근막장근/넙다리근막:

Adductor longus m.
장내전근/긴모음근

Adductor magnus m.
대내전근/큰모음근

Sartorius m.
봉공근/넙다리빗근

Rectus femoris m.
대퇴직근/넙다리곧은근

Vastus medialis m.
내측광근/안쪽넓은근

Vastus lateralis m.
외측광근/가쪽넓은근

Tendon of Quadriceps
femoris m.
대퇴사두근건/
넙다리네갈래근힘줄

Iliotibial tract m.
장경인대/엉덩정강근막띠

Patellar ligament
슬개인대/무릎뼈인대

Gastrocnemius m.
비복근/장딴지근

Tibialis anterior m.
전경골근/앞정강근

Soleus m.
가자미근

Peroneus longus m.
장비골근/긴종아리근

Calcaneal tendon/
Achilles tendon
종골건/발꿈치힘줄
(아킬레스건)

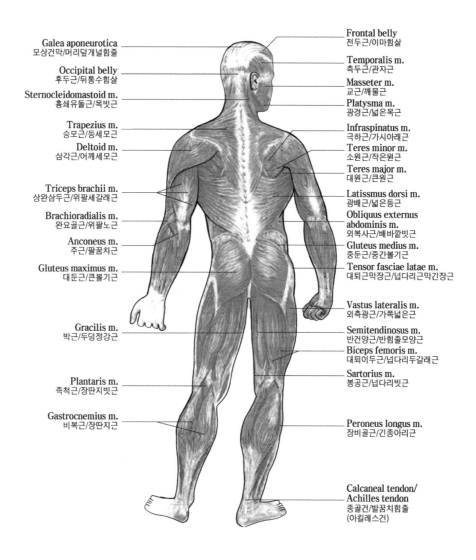

Galea aponeurotica
모상건막/머리덮개널힘줄

Occipital belly
후두근/뒤통수힘살

Sternocleidomastoid m.
흉쇄유돌근/목빗근

Trapezius m.
승모근/등세모근

Deltoid m.
삼각근/어깨세모근

Triceps brachii m.
상완삼두근/위팔세갈래근

Brachioradialis m.
완요골근/위팔노근

Anconeus m.
주근/팔꿈치근

Gluteus maximus m.
대둔근/큰볼기근

Gracilis m.
박근/두덩정강근

Plantaris m.
족척근/장딴지빗근

Gastrocnemius m.
비복근/장딴지근

Frontal belly
전두근/이마힘살

Temporalis m.
측두근/관자근

Masseter m.
교근/깨물근

Platysma m.
광경근/넓은목근

Infraspinatus m.
극하근/가시아래근

Teres minor m.
소원근/작은원근

Teres major m.
대원근/큰원근

Latissmus dorsi m.
광배근/넓은등근

Obliquus externus
abdominis m.
외복사근/배바깥빗근

Gluteus medius m.
중둔근/중간볼기근

Tensor fasciae latae m.
대퇴근막장근/넙다리근막긴장근

Vastus lateralis m.
외측광근/가쪽넓은근

Semitendinosus m.
반건양근/반힘줄모양근

Biceps femoris m.
대퇴이두근/넙다리두갈래근

Sartorius m.
봉공근/넙다리빗근

Peroneus longus m.
장비골근/긴종아리근

Calcaneal tendon/
Achilles tendon
종골건/발꿈치힘줄
(아킬레스건)

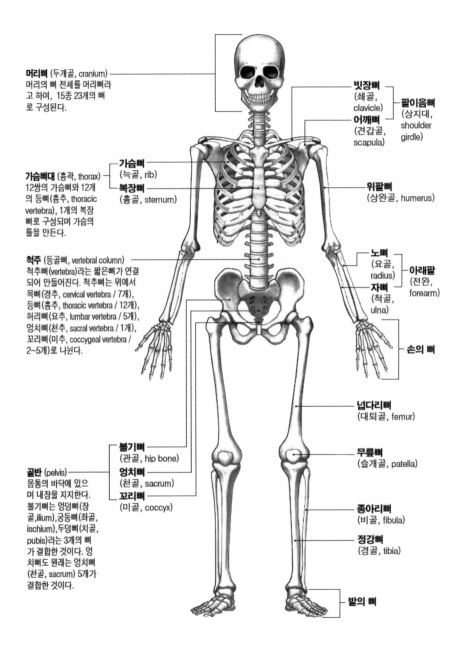

머리뼈 (두개골, cranium)
머리의 뼈 전체를 머리뼈라
고 하며, 15종 23개의 뼈
로 구성된다.

빗장뼈
(쇄골,
clavicle)
어깨뼈
(견갑골,
scapula)

팔이음뼈
(상지대,
shoulder
girdle)

가슴뼈 ─
(늑골, rib)
복장뼈
(흉골, sternum)

가슴뼈대 (흉곽, thorax)
12쌍의 가슴뼈와 12개
의 등뼈(흉추, thoracic
vertebra), 1개의 복장
뼈로 구성되며 가슴의
틀을 만든다.

위팔뼈
(상완골, humerus)

척주 (등골뼈, vertebral column)
척추뼈(vertebra)라는 짧은뼈가 연결
되어 만들어진다. 척추뼈는 위에서
목뼈(경추, cervical vertebra / 7개),
등뼈(흉추, thoracic vertebra / 12개),
허리뼈(요추, lumbar vertebra / 5개),
엉치뼈(천추, sacral vertebra / 1개),
꼬리뼈(미추, coccygeal vertebra /
2~5개)로 나뉜다.

노뼈
(요골,
radius)
자뼈
(척골,
ulna)

아래팔
(전완,
forearm)

손의 뼈

넙다리뼈
(대퇴골, femur)

볼기뼈
(관골, hip bone)
엉치뼈
(천골, sacrum)
꼬리뼈
(미골, coccyx)

무릎뼈
(슬개골, patella)

골반 (pelvis)
몸통의 바닥에 있으
며 내장을 지지한다.
볼기뼈는 엉덩뼈(장
골,ilium),궁둥뼈(좌골,
ischium),두덩뼈(치골,
pubis)라는 3개의 뼈
가 결합한 것이다. 엉
치뼈도 원래는 엉치뼈
(천골, sacrum) 5개가
결합한 것이다.

종아리뼈
(비골, fibula)

정강뼈
(경골, tibia)

발의 뼈

인체 후면 뼈 이름

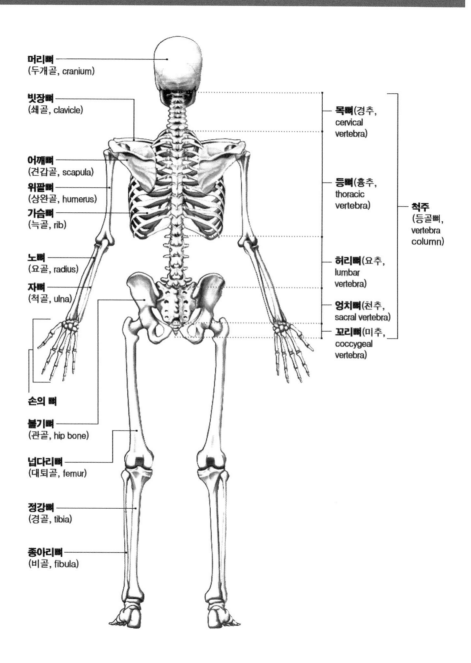

머리뼈
(두개골, cranium)

빗장뼈
(쇄골, clavicle)

어깨뼈
(견갑골, scapula)

위팔뼈
(상완골, humerus)

가슴뼈
(늑골, rib)

노뼈
(요골, radius)

자뼈
(척골, ulna)

손의 뼈

볼기뼈
(관골, hip bone)

넙다리뼈
(대퇴골, femur)

정강뼈
(경골, tibia)

종아리뼈
(비골, fibula)

목뼈(경추,
cervical
vertebra)

등뼈(흉추,
thoracic
vertebra)

허리뼈(요추,
lumbar
vertebra)

엉치뼈(천추,
sacral vertebra)

꼬리뼈(미추,
coccygeal
vertebra)

척주
(등골뼈,
vertebra
column)

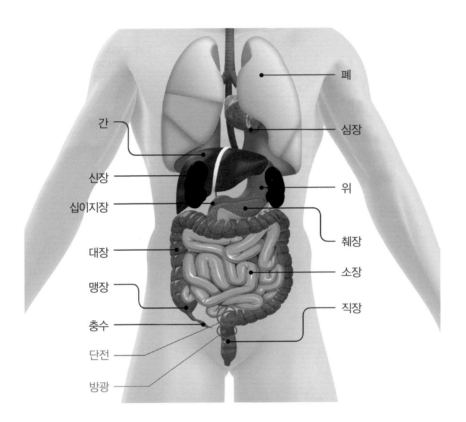

폐

간

심장

신장

위

십이지장

췌장

대장

소장

맹장

직장

충수

단전

방광